누구나 쉽게
즐길 수 있는
벌침이야기
②

누구나 쉽게 즐길 수 있는
벌침이야기 2

초판 1쇄 발행 2009년 5월 10일
초판 7쇄 발행 2018년 5월 25일

지은이 양광환

펴낸이 모드공짜출판사(대표 양광환)
주소 충북 청주시 서원구 사창동 129-7번지
전화 (043) 276-2366
이메일 kwanghwany@naver.com

ⓒ2009, 양광환
ISBN 978-89-962425-2-9 04510
ISBN 978-89-962425-0-5 04510(세트)

파본은 구입하신 서점에서 교환해 드립니다.
이 책은 저작권법에 의하여 보호를 받는 저작물이므로 무단 전재와 복제를 금합니다.

누구나 쉽게
즐길 수 있는
벌침이야기

②

· 양광환 지음 ·

모드공짜출판사

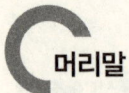
머리말

    길은 반드시 있다고 합니다. 다만 그 길을 찾지 못하고 헤매고 있는 사람들이 길은 없다고 말을 할 뿐입니다. 세상을 살다보면 누구나 길을 잘 찾지 못하고 허우적거릴 수 있습니다. 옛날에 젊은 새댁이 살았는데 반드시 회음혈에 침을 맞아야지만 살 수 있는 질병에 걸렸습니다. 마을에 침을 놓는 사람은 중년 남성밖에 없었습니다. 회음혈이라는 혈자리가 항문과 질 사이의 중간 부위인 관계로 남녀칠세부동석이 정의이던 시절에 양가집 규수가 회음혈에 침을 맞는다는 것은 불가능한 일이었습니다. 맥을 짚을 때도 실을 이용하여 문 밖에서 하던 시절이었으니까요. 모두가 길을 찾지 못하고 헤맬 때 젊은 새댁이 드디어 길을 찾았습니다.

    "저를 수양딸로 받아주십시오."

    젊은 새댁의 갑작스런 제안에 침을 놓는 중년의 남성은 얼떨결에 승낙을 했습니다. 젊은 새댁은 정성을 다해 수양아버지에게 딸 노릇을 열심히 했습니다.

"아버님, 제가 몹쓸 병에 걸려서 회음혈에 침을 맞아야지만 살 수 있다고 합니다. 침을 놓아주세요."

당연히 수양아버지는 수양딸의 회음혈에 침을 놓아주었고 죽을병에 걸렸던 젊은 새댁은 살아나게 되었습니다. 이렇게 길은 아무 곳에서나 어느 때나 누구나 쉽게 찾을 수 있는 것입니다. 벌침이야기도 길을 찾았습니다. 사람은 누구나 태어나서 죽을 때까지 질병의 공포로부터 자유로울 수 없습니다. 벌침이야기가 찾은 길은 질병의 공포로부터 자유로울 수 없는 사람들에게 지름길이 될 것입니다. 누구나 돈 들이지 않고 갈 수 있는 길입니다. 인간은 꿀을 채취하면서 꿀벌에게 늘 쏘였습니다. 수천 년 전부터 그랬습니다. 그런데 꿀벌에게 쏘이면서 생활한 사람들이 이상하게 아프지 않고 장수했습니다. 꿀을 많이 먹어서 그런 줄 알았습니다. 벌독의 성분분석이 이루어지면서 벌독을 늘 섭취한 사람들이 그렇지 않은 사람들보다 성인병, 노인병 등에 잘 걸리지 않는 이유는 바로 벌독영향이 크게 작용한 결과라는 것을 알아냈습니다. 벌침이야기는 세상 사람들 모두 꿀벌에 늘 쏘이면서 생활을 한다면 성인병, 노인병 등에 걸리는 것을 확 줄일 수 있다고 봅니다. 물론 돈이 들어가면 그림의 떡이겠지만 벌침이야기가 찾은 길은 돈이 거의 들어가지 않고도 갈 수 있는 길입니다. 통행료가 없는 길입니다. 현대의학이 질병과의 전쟁을 벌이면서 완벽하게 승리할 수 없는 요인은 돈이라는 것입니다. 돈이 있어야지만 질병과의 전쟁을 수행할 수 있는데, 그것도 싸워봐야 결과를 알 수 있는 전쟁입니다. 돈이 없는 사람은 전쟁에 나가 총 한 번 쏘아보지도 못하고 질병에게 항복하고 말 것입니다. '천하는 어느 누구의 것도 아니고 천하인의 것' 이라는 말이 있습니다. 벌침은 신이, 자연이 인간에게 내린 소중한 선물입니다. 그러므로 누구나 자유롭게 스스로 즐길 수 있는 것입니다. 길 중에서 가장 찾기 어려운 길이 건강하게 아프지 않고 살 수 있는 길이라고 합니다. 아직도 그 길을 찾지 못하고 고통 속에서 헤매는 사람들이 있다면 그냥 잠자리채 하나 들고 자연에 넘치는 꿀벌을 잡아 벌침을 즐기시기 바랍니다. 그러면 됩니다.
'벌침이야기' 가 벌침 적응 요령에 중점을 두었다면 '벌침이야기2' 에서는 보다 현실 위주로 내용을 담았습니다. 물론 여성 성기에 벌침 적응 요령도 공개하여 벌침이 남성들만의 전유물이 아니라는 사실도 밝혔습니다. 벌침은 고지식하여 회음혈에 침을 맞지 못하게 하여 젊은 새댁이 죽을 수 있는 상황을 만드는 사람들을 싫어합니다. 그 어떤 것보다도 앞서는 것은 사람의 생명입니다. 사람의 생명을 지키기 위한 것이라면 모두가 함께 누려야 합니다. 누구는 죽고 누구는 살고 하는 세상은 나쁜 세상입니다. 누구나 함께 살 수 있는 세상이 벌침이야기가 만들려는 세상입니다. 벌침에 대하여 손톱만한 의심이라도 있는 사람이라면 어리석은 사람입니다. 사람들이 꿀벌을 키우면서 완벽하게 임상실험을 한 것이 벌침입니다. 일반인들이 생활 속에서 꿀벌에게 쏘인 것입니다. 종종 벌침에 대하여 공포심을 심어주는 것 같은 말들이 들리기도 합니다. 거꾸로 생각하면 그 만큼 벌침이 인간에게 이롭다는 것을 반증하는 것이라고 보면 틀리지 않습니다. 벌침을 사람들이 즐겨서 아프지 않은 세상이 만들어지는 것을 가장 싫어하는 사람들이 그런 말을 할 것입니다. 물론 벌침의 효능을 너무 잘 이해하고 있는 사람들 중에 그런 말을 하는 이들이 있습니다. 그리고 벌침을 사람들이 공짜로 즐기는 것을 싫어하는 사람들이 또 있습니다. 벌침을 매우 어려운 것이라고 말하는 사람들입니다. 벌침은 가장 쉬운 것이라서 누구나 쉽게 공짜로 즐길 수 있는 것입니다. 벌침에 대하여 어려운 용어 같은 것을 사용하는 사람이 주위에 있다면 그를 멀리하시기 바랍니다. 왜냐하면 벌침으로 장난을 치려는 사람일 수 있으니까요. 모든 독자 분들께서 잠자리채 들고 벌침을 취미로 즐기는 세상이 오기를 기다립니다. 거기에 답이 있습니다. 벌침이야기가 잔소리 아닌 잔소리를 많이 늘어놓는 것은 일반인들에게 벌침이 쉽게 다가가지 못하고 있는 현실 때문입니다. 이유는 특정인들의 보이지 않는 음모와 벌침의 위대함에 대한 역차별일 수 있습니다. 벌침 마니아들의 책임이 크다고 생각합니다. 모두에게 보다 적극적으로 벌침을 가르쳐 준다면 정말로 살기 좋은 세상이 올 것입니다. 벌침이 어찌 할 수 없는 사람은 죽은 사람밖에 없다는 말을 벌침이야기는 믿고 있습니다. 그것은 아마도 벌침이야기가 벌침에게서 돌려받은 건강이라는 선물을 늘 가슴 속에 지니고 있기 때문입니다. 벌침을 경험해 보지 못한 사람들은 도전하시기 바랍니다. 질병의 종류를 벌침은 따지지 않습니다. 아픈 사람들만 반기지도 않습니다. 아프지 않은 사람도 벌침을 즐기는 것입니다. 벌침이야기와 함께 한다면 건강 하나만큼은 걱정하지 않아도 될 것입니다. 고맙습니다.

CONTENTS

머리말 · 4

1부 벌침이야기 2

1장 | 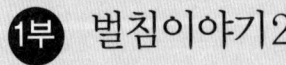모르면 억울한 벌침이야기

001_ 기적 · 15 | 002_ 총각객기 · 16
003_ 여성도 성기에 벌침을 맞는다 · 18 | 004_ 해면체와 발기력 · 21
005_ 허리와 거시기 · 22 | 006_ 문제의 본질 · 24 | 007_ 보물 · 25
008_ 수제자 중년여성 · 27 | 009_ 두 줄기 오줌 · 28
010_ 잠자리를 피하다 · 29 | 011_ 오줌과 거품 · 31 | 012_ 독립운동 · 32
013_ 유격훈련 · 34 | 014_ 눈을 감고 · 35 | 015_ 총싸움 · 36
016_ 여왕벌과 교미 · 38 | 017_ 용서받지 못할 자 · 39
018_ 검증 · 41 | 019_ 튀기 · 42 | 020_ 호박꽃 · 43 | 021_ 애기집 · 45
022_ 알코올중독과 첫사랑 · 46 | 023_ 개코 · 47 | 024_ 성공한 인생 · 49
025_ 샤워를 마치고 · 51 | 026_ 마이너 · 52 | 027_ 유황오리 · 54
028_ 도로변에서 마약 · 55 | 029_ 골치 아프다 · 56
030_ 첫날밤과 총각 · 58 | 031_ 동가홍상 · 60 | 032_ 노름판 · 61
033_ 모진 소리 · 63 | 034_ 등창과 욕창 · 64 | 035_ 전생과 바람둥이 · 65
036_ 구어체 · 67 | 037_ 위염과 피부미용 · 68 | 038_ 비염 · 71
039_ 추하다 · 73 | 040_ 라면철학 · 74 | 041_ 찌렁내 · 76
042_ 동물학대 · 77 | 043_ 구두딱기 · 78 | 044_ 곰발바닥 · 81
045_ 벌침촌놈 · 82 | 046_ 난치병과 인간극장 · 85 | 047_ 모두 옳다 · 87

048_ 비와 애완견 · 88 | 049_ 하다하다 안 되면 · 90 | 050_ 시계바늘 · 91
051_ 도우미 아줌마 · 93 | 052_ 나이 차이 · 95 | 053_ 거기까지 · 96
054_ 아무렇게나 · 98 | 055_ 자신감 · 100 | 056_ 등산 · 101
057_ 어버이날 · 103 | 058_ 마곡사에서 · 104 | 059_ 옻순 · 106
060_ 소갈머리와 주변머리 · 107 | 061_ 점도 · 108
062_ 요행수와 귀두 · 110 | 063_ 그렇게 살고 있다 · 111
064_ 명도의 꿈 · 113 | 065_ 도전하는 주부 · 115
066_ 세상을 다 가지다 · 116 | 067_ 서울이 고향이다 · 117
068_ 살구꽃 · 119 | 069_ 좋은 약 · 120 | 070_ 하모요 · 122
071_ 소담스럽다 · 124 | 072_ 마누라 도망가다 · 125 | 073_ 껍데기 · 126
074_ 굳은살 · 128 | 075_ 아파트 화단 · 129 | 076_ 그냥 좋아요 · 130
077_ 향기와 냄새 · 131 | 078_ 보톡스 · 133 | 079_ 하얼빈 아저씨 · 134
080_ 꿀벌이 사라지면 · 136 | 081_ 만져 봤어? · 137
082_ 거시기에 벌침을 · 138 | 083_ 마트의 아줌마들 · 140
084_ 풍차를 향하여 · 141 | 085_ 고드름과 굼벵이 · 142
086_ 그러면, 거시기에도 · 144 | 087_ 한방의 블루스 · 146
088_ 동아줄 · 148 | 089_ 맘모스 히프 · 150 | 090_ 어깨결림 · 151
091_ 숙면과 불면 · 153 | 092_ 신문광고 · 154
093_ 전쟁에서 이기려면 · 155 | 094_ 불합리 · 156 | 095_ 지엽적이다 · 157
096_ 고향 생각 · 159 | 097_ 측은지심 · 160 | 098_ 별명 · 161
099_ 기네스북과 성기벌침 · 163 | 100_ 시초 · 164 | 101_ 종말 · 166
102_ 팔반 · 167 | 103_ 정모 · 169 | 104_ 갱년기 · 170
105_ 명기와 발가락 춤 · 172 | 106_ 거절하다 · 173 | 107_ 택시 · 175
108_ 기본안주 · 177 | 109_ 느꼈어요 · 178 | 110_ 강직도 · 180
111_ 핑계 · 181 | 112_ 등장인물 · 182 | 113_ 내가 세상이다 · 185
114_ 오다리 할머니 · 186 | 115_ 기진맥진 · 188 | 116_ 소망 · 189
117_ 암과 보험료 · 191 | 118_ 벌침파티 · 193 | 119_ 수퍼마켓 아저씨 · 194
120_ 당뇨 · 196

2장 | 우리들의 벌침이야기

121_ 멍청이 서울에 가다 · 200 | 122_ 잡꽃을 찾다 · 201
123_ 양심의 가책 · 202 | 124_ 낌새 · 204 | 125_ 장님 코끼리 만지다 · 205
126_ 관상 · 207 | 127_ 유통기한 · 208 | 128_ 종합병원 · 209
129_ 서방 죽고 · 211 | 130_ 벌침이 뭐예요? · 213 | 131_ 형광등 · 215
132_ 풍이나 맞아라 · 216 | 133_ 주치의 · 217 | 134_ 떡두꺼비 · 219
135_ 귀농과 부가가치 · 220 | 136_ 세상에 알려지지 않은 · 223
137_ 지동설 · 224 | 138_ 피할 수 없는 현실 · 226 | 139_ 체머리 · 227
140_ 살았을 적에 · 229 | 141_ 권력 · 231 | 142_ 드디어 보였다 · 233
143_ 새털 · 234 | 144_ 스타 · 236 | 145_ 쪽 팔린 줄도 모르고 · 238
146_ 실버의 환희 · 239 | 147_ 독수리 · 241 | 148_ 기술 · 242
149_ 까놓고 얘기 합시다 · 244 | 150_ 폐암 말기 · 246
151_ 새빨간 거짓말 · 247 | 152_ 중독 · 250 | 153_ 당연한 것을 · 251
154_ 자꾸 어렵게 · 253 | 155_ 세력 · 255 | 156_ 교통사고 · 256
157_ 선작과 전립선염 · 257 | 158_ 노랭이 · 259 | 159_ 금 쪽 · 261
160_ 대체의학 · 263 | 161_ 벌침이야기방 · 264 | 162_ 궁합과 사주팔자 · 266
163_ 댓길이 · 268 | 164_ 뱀과 벌침 · 269 | 165_ 불확실성 · 270
166_ 남자가 생각나다 · 271 | 167_ 고수 · 273 | 168_ 선분홍색의 피 · 275
169_ 비밀장소 · 277 | 170_ 막걸리 · 278 | 171_ 물리 화학치료 · 280
172_ 고엽제 · 281 | 173_ 크로바꽃 · 282 | 174_ 손이 가요 · 283
175_ 기생 · 285 | 176_ 친구 거시기 · 286
177_ 엄마 옆에 오지 마세요 · 288 | 178_ 몸에 도배하다 · 289
179_ 과소평가 · 290 | 180_ 머리에 벌침 맞다 · 291 | 181_ 훈수불가 · 293
182_ 깽판 · 294 | 183_ 누가 더 무식한 것일까? · 295 | 184_ 살림살이 · 297
185_ 상식이 중요하다 · 298 | 186_ 낮잠 · 299 | 187_ 운전을 하지 마라 · 301
188_ 독한 여자가 좋다 · 302 | 189_ 후회와 벌침 · 304 | 190_ 밤에 · 305
191_ 카메라 앵글 · 306 | 192_ 짱돌 · 308 | 193_ 회양목꽃 · 309
194_ 엿듣기 · 310 | 195_ 오늘의 운수 · 312 | 196_ 기대심리 · 313
197_ 운칠기삼 · 315 | 198_ 욕심 · 316 | 199_ 조지려면 확실히 조져라 · 318

200_ 이웃사촌 · 320 | 201_ 바닥다지기 · 321 | 202_ 도전정신 · 322
203_ 카바레 · 323 | 204_ 비석 · 324 | 205_ 노부부 · 325
206_ 외간여자 · 326 | 207_ 제사음식 · 327 | 208_ 눈 침침 · 329
209_ 공동주택 · 330 | 210_ 월동준비 · 331
211_ 처녀가 애를 낳더라도 · 332 | 212_ 발기부전 · 333 | 213_ 납골당 · 334
214_ 경계인 · 336 | 215_ 감기와 조류독감 · 336 | 216_ 발목이 · 338
217_ 퇴행성관절염 · 339 | 218_ 간이 콩알만 한 · 340
219_ 아시혈과 통증 · 341 | 220_ 수지침 할아버지 · 343
221_ 엽기적인 사람들 · 344 | 222_ 후유증 · 345 | 223_ 아픈 다리 · 346
224_ 자유인 · 347 | 225_ 누구세요 · 348 | 226_ 배꼽 아래 · 349
227_ 불황과 의료비 · 351

 벌침 실전

1장 | 관절염 뿌리 뽑기 프로그램

   1. 지긋지긋한 관절염(퇴행성, 류머티스, 세균성, 외상성) · 355
   2. 관절염 뿌리 뽑기 프로그램 도전에 앞서 · 356
   3. 관절염 뿌리 뽑기 실전 · 356

2장 | 여성 성기에 벌침 적응 요령

   1. 여성도 성기에 벌침을 즐겨야한다 · 365
   2. 여성 성기에 벌침 적응 요령 실전 · 365
   3. 부수적인 것 · 368

3장 | 진정한 벌침 마니아 · 370

1부

벌침이야기 2

1장

모르면 억울한 벌침이야기

001 _ 기적

　사람들은 기적을 좋아한다. 아무도 믿지 못할 일이 일어나는 것을 기적이라고 한다. 사람들이 기적에 광분하는 것을 나쁜 것이라고 할 수 없다. 기적을 경험한 사람들은 축복 받은 사람일 것이다. 모든 사람들이 기적을 기대하는 것은 그 만큼 인간이 약하다는 존재를 반증하는 것이다. 기적이라도 기대하지 않으면 안 되는 불완전한 상태가 인간인 것이다. 하지만 절대로 기적에 의지해서는 안 되는 것이 건강문제이다. 건강문제를 제외한 모든 것은 기적에 기댈 수 있지만 사람의 건강만은 현실적으로 대처해야만 한다. 죽을병에 걸린 사람들 몇 백만 명 중의 한 명이 기적적으로 살아나는 것이다. 기적적으로 살아날 확률이 몇 백만 분의 일이다. 마치 로또 복권 당첨 확률과 같다고나 할까. 수학을 전공한 그래서 확률이론에 밝은 사람들은 로또 복권을 확률적 믿음으로 절대 사지 않는다. 다만, 꿈이나 운을 믿고 재미 삼아 사는 것이다. 건강문제는 재미 삼아 다루는 것이 아니다. 몹쓸 병에 걸려 기적적으로 살아날(살아난다고 해도 반신불수 상태로 평생 지내야 함) 확률이론을 믿는 것이나, 자신은 운이 좋아서 병을 극복하고 건강하게 다시 살아갈 수 있을 것이라며 태평하게 살아가는 사람이 있다면 멍청한 사람이라고 할 것이다. 벌침은 기적을 믿는 것이 아니다. 현실을 믿는 것이다. 인체공학적으로 벌침을 즐기면 무조건 면역력이 강하게 되어 온갖 잡병들의 접근을 근본적으로 막을 수 있는 것이다. 면역력이 세지는 이유는 벌독의 성분이 피를 맑게 해주고, 모세혈관을 비롯한 모든 혈관의 단면적을 넓게 하여(붓는 원리) 인체의 말단 세포까지 원활하게 싱싱한 혈액을 공급하게 되기 때문이다. 가장 무식한 질문을 하는 어리석은 사람을 가끔씩 만날 때가 있다.

"벌침이 만병통치약입니까?"

아마도 벌침이나 인체공학에 대한 상식이 없는 사람이 벌침을 폄하하려는 의도로 그런 질문을 하는 것이지만, 벌침 마니아들이 그런 사람을 볼 때 어리석음의 극치를 지니고 쌀만 축내는 사람으로 여긴다는 사실이다. 이런 어리석은 질문을 받으면

"맞습니다."

라고 대답해 준다.

"어째서 그렇습니까?"

"면역력이 세져서 온갖 잡병들의 발병을 근본적으로 억제시키는 것이 만병통치약이 아니고 무엇입니까. 모든 질병은 인체 면역력이 약할 때 찾아온다는 가장 초보적인 상식만 있어도 이해할 수 있는 것 아닙니까?"

벌침이야기는 지엽적인 질병을 처치하는 것이 아니라 모든 질병을 처치하는 것이 목적이다.

002 _ 총각 객기

"아니 어떻게 총각이 거시기에 실리콘 링을 삽입할 수 있습니까?"

"친구들과 객기로 그랬습니다. 실리콘 링 삽입 후에 실험한다고 문란한 성생활을 했습니다. 그래서인지 전립선염이 생겨 고통스럽습니다."

"아무리 객기를 부려도 그렇지 결혼도 하지 않은 총각이 거시기에 실

리콘 링을 삽입하다니요, 나중에 배우자가 보고 뭐라고 생각하겠습니까? 보나마나 발랑 까진 남자나 믿을 수 없는 남자라고 생각할 수 있잖습니까? 결혼생활을 하면서 그랬다면 모르겠지만요."

전립선염이 심하여 벌침을 가르쳐 달라고 조르던 총각과 나눈 대화였다. 성인이지만 젊은 관계로 앞 뒤 가리지 않고 일단 일을 저질러 보는 성향이 있던 총각이었다. 조금만 깊게 생각했다면 그런 행동을 하지 않았을 것이다. 벌침이야기 내용에 따라 훈련을 마치고 벌침을 공짜로 스스로 즐길 수 있는 벌침 마니아가 되었다. 아랫배 혈자리와 성기에 벌침을 즐겨서 전립선 수치가 많이 호전되었다고 좋아했다.

"실리콘 링을 삽입하니 이물감이 있고 여자 친구를 사귀는 것이 불편했습니다. 혹시 상대방이 싫어하면 어쩌나? 라는 걱정이 들어 떳떳하지 못한 기분도 들고요. 자격지심에서요."

"여성들 중에는 섹스를 할 때 상대방이 콘돔을 끼는 것조차 싫어하는 이들이 있습니다. 자신의 몸속에 이물질이 들어오는 것 같아서 싫어한다고 그럽니다. 물론 민감한 성격의 여자들이겠지만요. 벌침을 거시기에 즐기면 자연산 실리콘 링이 만들어 집니다. 이물질이 아닌 자신의 근육으로 말입니다. 상대방에게 혐오감을 주지 않습니다."

"거시기에 삽입된 실리콘 링을 제거하겠습니다. 그리고 벌침을 성기에 즐겨서 자연산 실리콘 링을 만들겠습니다. 이물감과 실리콘 링이 움직이니 기분이 좋지 않더라고요."

장가도 가지 않은 사람이 객기를 부렸던 것을 후회하는 것을 보았다. 모든 행동을 할 때는 전후좌우를 고려하여 신중하게 행하는 것임에도 불구하고 객기로 마구잡이로 행동을 하는 젊은이들이 있다. 그리고 후회를 한다. 그것이 인생인가 보다.

003 _ 여성도 성기에 벌침을 맞는다

　남성이나 여성이나 자신들의 신체가 벌침에 완전히 적응이 된 벌침 마니아가 된다면 성기에 벌침을 즐기는 것이다. 벌침이야기가 세상에 남성의 성기 벌침 적응 요령을 공개했더니 많은 여성들이 남성만 사람이냐! 여성은 사람이 아니냐! 면서 여성의 성기 벌침 적응 요령도 빨리 공개해야 한다고 강력하게 요구를 하여 가감 없이 공개하기로 결정을 했다. 벌침이야기는 페미니스트에 가까운 사람이다. 남성의 성기 벌침 적응 요령을 먼저 공개한 것을 두고 여성을 무시하려는 의도라든지, 남성 우월주의자라든지 하는 오해는 없어야 할 것이다. 단지 벌침이야기가 남성이기 때문에 남성에 관한 것을 먼저 공개한 것이다. 남성 여성 성기 벌침 적응 요령을 모두 공개하는 것은 어디까지나 질병예방이 첫째 목적이다. 부수적으로 성기보정이 효과를 볼 수도 있지만 그것은 말 그대로 부수적인 것이다. 여성이 성기에 벌침을 즐기는 것은 부인병이라고 불리는 각종 잡병들을 미리 예방하려는 의도이다.
　"여성들이 따가운 벌침을 성기에 즐기는 특별한 이유가 있습니까?"
　"남성보다 복잡하고 세균감염에 취약한 것이 여성의 생식기 구조입니다. 난소, 자궁, 질, 요도, 자궁경부, 음핵, 소음순, 대음순 등으로 구성되어 있으며 구조가 복잡한 만큼 발병하는 질병 또한 많이 있는 것이 현실입니다. 난소암, 자궁암, 자궁근종, 자궁내막염, 자궁경부암, 질염, 요도염, 방광염, 생리통, 생리불순, 냉대하, 요실금 등등 세균이나 바이러스성 질환은 물론 면역력 약화에 따른 질병의 발병이 많습니다. 이런 부인과 질환으로부터 여성이라면 누구나 자유로울 수 없을 것이라고 봅니다."

"여성도 성기에 벌침을 즐겨서 질병에 취약한 구조를 보완하자는 것이군요."

"그렇습니다. 벌침을 성기에 즐긴다면 혈액순환이 아주 활발해져 면역력이 강화되어 나쁜 질병 요인들이 발을 붙이지 못하게 될 것입니다. 물론 아주 강력한 천연 항균 물질인 벌독이 나쁜 잡균들을 몰아내기도 하겠지요."

"여성의 성기엔 어떻게 벌침을 즐겨야 합니까?"

"여성의 성기와 남성의 성기를 비교해 보면 쉽게 이해를 할 수 있습니다. 남성의 귀두에 상응하는 곳이 음핵(클리토리스)이라고 보면 틀리지 않습니다. 남성이 성기에 벌침을 즐길 때 절대로 귀두에 맞지 말라고 했습니다. 마찬가지로 여성도 절대로 음핵(클리토리스)에 벌침을 맞지 말아야 합니다. 음핵(클리토리스)을 덮고 있는 표피에 벌침을 즐기는 것입니다. 그리고 소음순(좌,우) 바깥쪽 중앙 부위 정도에 벌침을 맞아야 합니다. 남성 성기에 벌침 즐기는 요령을 참고하시면 이해가 빠를 것입니다. 물론 여성도 남성처럼 성기에 벌침을 즐기다보면 성기보정 효과를 얻을 수 있습니다. 주먹을 쥐고 나무을 치는 연습을 할 때처럼 굳은살이 특정 부위에 생기는 것과 같다고 보면 됩니다. 특히 음핵(클리토리스)을 덮고 있는 표피 부위에 벌침을 꾸준히 즐겨 성기보정이 되면 섹스할 때 그 부위가 압박을 받게 되고 음핵(클리토리스)을 마찰시켜 오르가슴에 쉽게 도달할 수 있습니다. 음핵(클리토리스) 표피의 근육이 뭉쳐서 굳은살 비슷한 것이 생기게 되고 그것이 불감중에 도움이 된다는 것입니다."

"그렇군요."

"하지만 세상 모든 일에는 절차가 있듯이 여성 성기에 벌침을 즐기려면 절차에 따라 성기 벌침 적응 훈련을 마친 후에 가능합니다. 아무리 신체를 벌침에 적응시키는 훈련을 마쳤다 해도 따가운 것은 따가운 것이니까요. 특히 임신부와 노약자, 중환자는 벌침을 금해야 합니다. 쇼크가 있을 수 있으니까요. 여성이 성기에 벌침을 즐기는 목적은 각종 잡병들을 예방하려는 것입니다."

"잘 알았습니다. 고맙습니다."

어느 40대 중년 여성과 전화통화를 마치면서 생각나는 것이 있었다. 심심하면 자궁을 들어내는 여성들이 많았었다. 출산을 마친 여성들에게 근본적으로 부인과 질환을 예방하기 위함이라고 했었다. 하지만 자궁을 들어낸 여성들을 보면 무거운 것을 들 수 없을 정도로 힘을 쓰지 못했고, 여성 호르몬인 에스트로겐이 부족한 탓인지 관절염, 류머티스 등 여성들에게 많이 걸리는 질병에 취약한 것처럼 보였다. 대부분의 여성들이 자궁을 들어내지 않고도 건강하게 살고 있다는 것이 의미하는 바가 크다. 남성들이 포경수술(귀두를 덮고 있는 표피를 잘라냄)을 하는 것과 마찬가지로 여성들도 음핵(클리토리스) 돌출수술(여성 포경수술)을 하는 경우도 있다. 그럴 경우 음핵(클리토리스)을 덮고 있는 표피를 잘라낸 부위 끝에서 배꼽 쪽으로 1센티 정도 떨어진 부위에 벌침을 즐기면 된다. 소음순 수술을 한 경우도 잘라낸 곳에서 몸 쪽으로 1센티 정도 떨어진 부위에 벌침을 맞는다.

004 _ 해면체와 발기력

물을 호스로 흘려보낼 때 호스의 직경이 클수록 많은 양의 물을 같은 시간에 보낼 수 있다. 호스 직경이 크다는 것은 물이 흘러가는 길이 넓어진다는 의미이다. 사람이 건강하게 살아가는 원리는 신체 구석구석까지 혈액순환이 활발하게 되어야지만 가능하다. 사람의 혈액순환 척도를 나타내는 것이 발기력이다. 남성 여성 모두에게 적용되는 것이 발기의 원리이다. 혈액순환이 원활하다면 발기하는데 무리가 없겠지만 혈액순환 장애가 있다면 발기력이 감소하게 된다. 벌침을 즐기면 벌독의 붓는 작용으로 인하여 모든 혈관의 직경이 커질 것이다. 수학적으로 직경증가에 대한 혈관 단면적 증가에 대하여 알아보자.

단위 시간(일정 시간)에 대하여 혈관을 통하여 흐르는 피의 양은

- 흐르는 피의 양 = 혈관에 흐르는 피의 속도 x 혈관 단면적

혈관에 흐르는 피의 속도는 변화가 없다고 가정하고(심장의 압력은 동일)

- 혈관 단면적 = 3.14 x (혈관 직경) x (혈관 직경) /4

혈관 직경이 10에서 20으로 커진다면(벌침의 붓는 효과) : 100% 혈관 직경 커짐

혈관 단면적은 커진 혈관 직경의 제곱으로 되어 : 400% 정도 넓어지게 됨

따라서 단위 시간에 흐르는 피의 양이 4배로 증가되어 발기력이 몰라보게 증가하게 된다. 이런 원리로 인하여 사람들이 벌침을 즐기면 각종

질병을 예방할 수 있는 것이다. 물론 성기에 벌침을 즐기면 효과를 스스로 확인할 수 있다. 성기 해면체는 혈관의 집합체라고 볼 수 있다. 해면체에 혈액순환이 활발하게 되면 발기력은 몰라보게 향상되는 것이다. 발기뿐만 아니라 나이가 들어가면서(요즘은 담배, 매연, 알콜, 스트레스 등으로 인하여 혈액순환이 원활치 않아서 비교적 젊은 나이에도 중풍에 걸림) 뇌혈관이 막혀서 중풍(뇌졸중)에 걸리는 사람들이 많다. 당뇨 합병증도 벌침 마니아가 되면 예방할 수 있다. 벌침 마니아가 되어 벌침을 공짜로 스스로 즐긴다면 혈액순환이 개선되어 만병을 예방할 수 있을 것이다. 만병의 근원은 혈액순환 장애로 인한 면역력 저하에서 오는 것이다. 각종 암이나 염증, 통증, 성인병, 부인병, 노인병 등의 질병을 벌침을 즐긴다면 예방이 가능하다는 것이다. 벌독이 혈관 단면적만 팽창시키는 것이 아니라 혈액의 점도(걸쭉함)도 낮추어 더욱 피가 잘 흐르게 만든다.

005 _ 허리와 거시기

벌침 마니아 아줌마가 꿀물로 꿀벌을 유인해서 벌침을 즐기는 현장을 방문했다. 벌침이야기가 꿀벌이 필요해서 그랬다. 늦가을로 접어든 요즘은 꽃들이 많이 시들어서 꿀벌을 잡기가 어려울 것이다. 시들어가는 국화꽃이나 정확한 이름은 알 수 없으나 도로변에 심어놓은 울긋불긋한 꽃이 아직 남아 있다. 물론 그런 꽃에는 한낮에 꿀벌이 날아들 것이다. 혼자서 맞을 벌침이라면 잠자리채로 잡아서 즐겨도 무리가 없겠으나 가족에게 벌침을 놓아주어야만 하는 사람들은 꿀벌이 부족할 것이다. 접시에 설탕물과 꿀물을 조금 담아 놓으니 꿀벌들이 날아들고 있었다. 열심히 먹이를 먹다가 꿀물에 빠져서 허우적거리는 꿀벌도 보였다. 지난 주에는 양봉(서양 꿀벌)만 모여 들더니 오늘은 토봉(토종 꿀벌)이 많이 보였다. 토봉이 양봉보다는 낮은 온도에 더 강하다는 것이다. 양봉이나 토봉이나 인간이 완벽하게 양봉(養蜂)을 하면서 수천 년 동안 벌침을 임상 실험했으므로 둘 다 벌침을 즐겨도 무리가 없다. 아줌마가 김치를 담그면서 무리를 하여 허리가 뻐근한 것이 좋지 않아 멀리 사는 딸을 불러서 허리에 벌침을 즐겼다고 했다. 양봉만 골라서 벌침을 놓아 주었다. 허리, 머리, 목, 어깨, 이마 등에 벌침을 몇 방 놓아주었다. 스스로 벌침 즐기기가 곤란한 혈자리에 18방정도 놓았다. 토봉으로 놓지 않은 것은 아줌마가 이제껏 양봉만으로 벌침을 즐겼기 때문이다. 짬뽕도 맛이 있지만 벌침 짬뽕은 혹시나 싫어하는 이도 있을 수 있다. 양봉과 토봉이 함께 어우러져 꿀물을 마시고 있기 때문에 자신의 취향에 따라 핀셋으로 양봉이든 토봉이든 골라서 맞으면 된다. 하지만 벌침이야기는 양봉과 토봉으로 반씩 벌침을 즐겼다. 벌침 맛을 눈을 감고도 구분하기 위해서 종종 그렇게 행동을 한다. 그 맛이 그 맛인데 토봉 벌침 맛이 조금 약하다는 기분이 들었다.

  가족들에게 놓아줄 꿀벌은 핀셋으로 양봉만을 잡아서 양파 포장용 망에 넣어가지고 돌아왔다.

  "꿀물을 접시에 타 놓았는데 꿀벌이 모이지 않더라고요. 이유가 뭔지요?"

  "꿀벌은 밀원(꿀벌이 좋아하는 꽃)이 풍성할 때는 꿀물을 마시러 오지 않는 것 같습니다. 꿀벌이 구하는 것은 꿀물도 있지만 꽃가루도 구해야만 됩니다. 따라서 주위에 밀원의 세력이 센 곳이 있다면 꿀물로 꿀벌을 유인해도 모이지 않겠죠. 물론 비 오고 난 후에 꽃들이 젖어있다면 모일 수도 있습니다."

보름 전에 울산의 한 벌침 마니아 아저씨와 전화로 나눈 대화이다. 꿀벌 잡는 것도 취미로 하면 골프 치는 것보다 더 많이 걷게 된다. 꿀벌 찾아 삼천리라고나 할까? 잠자리채로 꿀벌 잡는 것이 귀찮다면 벌침용 꿀벌을 파는 곳에서 사서 즐겨도 된다.

그런데 아쉬운 것은 거시기에 벌침을 맞고 싶었는데 맞지 못했다. 아줌마가 눈치도 없이 벌침 예찬만 늘어놓고 자리를 비켜주지 않았다.

006_ 문제의 본질

문제의 본질만 잘 파악하면 해답은 늘 있게 마련이다. 그 만큼 문제의 본질을 파악한다는 것이 중요함에도 불구하고 사람들은 문제의 본질을 잘 찾지 못하고 헤매다가 시간만 보내고 만다. 돈을 벌고 싶어 하는 사람이 있다. 문제의 본질은 현재 돈이 없으므로 돈을 벌 수 있는 아이디어를 짜내어 실행하는 것이다. 그런데 많은 사람들이 돈을 벌기 위한 아이디어 개발에 충실 하는 것보다는 돈을 벌었을 때 어디에 어떻게 쓸 것인지에 대하여 집중하는 경향이 있다. 문제의 본질이 마치 돈을 어디에 어떻게 쓸 것인지 라고 착각을 한다는 것이다. 문제 파악이 되지 않으므로 이런 사람들은 절대로 돈을 벌 수 없다고 한다. 조루가 심하든지 거시기 왜소 콤플렉스를 지니고 있는 남자들 중에도 문제의 본질을 파악하지 못해서 늘 기죽어 사는 남자들이 많다고 한다. 문제의 본질은 조루나 왜소 콤플렉스 그 자체이다. 그럼에도 불구하고 일부 사내들은 문제의 본질인 조루가 해결되면, 거시기를 크게 만들면 어떻게 인생을 즐길 것인가에 집중을 한 나머지 문제의 본질인 조루나 거시기 왜소한 것을 어떻게 고칠 것인가에 대해서는 등한시하여 늘 그 상태로 살아간다는 것이다. 문제의 본질은 내버려 두고 아무 상관이 없는 것에 집중하면서 시간만 허비하고 인생을 마감하게 되는 것이다. 벌침이야기는 문제의 본질에 충실하려고 한다. 조루나 작다고 느끼며 살고 있는 남자들이라면 벌침 마니아가 되라고 권하고 싶다. 돈이 없어서 창피해서 병원에 가지 못하는 남자라면 더욱 벌침 마니아가 되어야 한다. 벌침 마니아란 스스로 공짜로 직접 벌침을 즐기는 사람을 말한다. 돈 문제와 창피한 문제를 동시에 해결할 수 있다.

007 _ 보물

    영국인 소설가 스티븐슨이 쓴 보물섬이라는 소설을 초등학교 시절에 꽤 많이 읽었다. 태양이 지지 않는 나라답게 모험심, 호기심을 바탕으로 보물을 찾아 나서는 사람들의 이야기가 보물섬 줄거리다. 그 때까지 바다 한번 구경하지 못한 소년에게는 커다란 충격이었다. 보물이라는 것은 모든 사람들이 좋아하고 갖고 싶어 하지만 아무나 그것을 가질 수 없다는 것을 깨달았다. 오직 보물을 갈망하는 자라야만이 보물에 접근을 할 수 있는 것이다. 현실에 안주하거나 틀에 박힌 생활에 만족하는 삶이라면 절대로 보물을 손에 넣을 수 없는 것이다. 왜냐하면 보물이라는 것은 아주 귀한 것이라서 세상 모든 사람들이 갖고 싶어 하기 때문에 항상 아무도 모르는 장소에 감춰 놓아야 한다. 그리고 그 지도를 암호화된 기호나 그림으로 그려서 몰래 간직할 것이다. 보물을 찾으려면 먼저 보물이 숨겨진 장소가 그려진 지도를 구해서 판독해야 한다. 그리고 보물이 숨겨진 곳에 가서 보물을 찾으면 보물의 주인이 될 수 있다. 물론 너도 나도 개나 소나 보물에 관심이 많기 때문에 철저하게 비밀로 작업을 해야 한다. 잘못하면 목숨을 잃을 수 있는 것이 보물찾기이다. 이상한 보물이 있다. 누구나 쉽게 찾을 수 있는 보물이다. 관심만 있으면 공짜로 스스로 찾아서 즐길 수 있는 것이다. 바로 벌침이다. 벌침 보물을 찾을 수 있는 보물 지도를 세상에 공개했다. 벌침이야기가 그것이다. 한글만 깨우쳤다면 누구나 벌침이야기를 이해할 수 있다. 벌침은 세상 사람들이 맞아봐야지만 그 위대함을 느낄 수 있는 보물이다. 눈으로, 귀로 들어서는 벌침이 보물 중의 보물이라는 것을 알 수 없다. 그냥 한 종류의 곤충에 지나지 않는 꿀벌일 뿐이다. 찾기도 쉽고, 즐기기도 편리하고, 한번 몸에 익혀 놓으면 절대로 잊어버릴 수 없는 것이 벌침이다. 건강이 삶의 전부이다. 그 건강을 책임질 수 있는 것이 벌침이니 이보다 더 위대한 보물은 없을 것이다. 물론 거시기 보정하는 기술도 공개되어 있다. 럼주를 마셔대는 해적들과의 신나고 스릴 넘치는 영국 사람들의 보물찾기 이야기가 보물섬이라면 벌침이야기는 세상 사람들 모두가 다 가질 수 있고 즐길 수 있는 보물 중의 보물 이야기이다. 보물섬이라는 소설이 영국을 해양 대국으로 만드는데 도움을 줬다면 벌침이야기는 세상 사람들이 아프지 않게 살아가는 것에 도움을 줄 것이다. 200여 년 전에 보물섬이 그랬듯이 20여 년 후에는 아마도 세상 사람들이 벌침 보물을 전부 즐길 수 있을 것이다.

008 _ 수제자인 중년여성

"비가 그치면 찬바람이 불 것이라고 해서 꿀물을 많이 타 놓았더니 꿀벌이 많이 날아 왔습니다. 사부님도 꿀벌 좀 잡아 가세요."

"홀아비 심정 과부가 안다고 벌침 마니아가 되면 서로의 아쉬운 점을 도와주게 됩니다."

언젠가 집 앞 공터에 꽃을 심어 놓은 중년여성에게 벌침 마니아가 되는 것을 도와주었다. 손가락 관절염, 하지정맥류, 무릎 관절염, 어깨 결림, 요통, 이명, 눈 침침, 생리불순, 불면증 등으로 고생하고 있는 그녀였기에 벌침을 아주 긍정적으로 받아들여서 쉽게 벌침 마니아가 될 수 있었다. 병원비께나 썼다고 했었다. 화단의 꽃에 날아든 꿀벌을 잡으면서 꽃이 지면 꿀벌을 구하기가 어려울 것 같다고 걱정을 하여 장독대에 꿀물을 타서 접시에 담아 놓으면 꿀벌이 찾아올 것이라고 말해 주었는데, 실제로 행동으로 옮겨서 벌침을 즐기고 있는 아줌마이다. 양파 망과 철사옷걸이를 이용해서 아무렇게나 만든 잠자리채로 접시에 앉아서 정신없이 꿀물을 먹고 있는 꿀벌들을 잡았다. 잠자리채 입구를 꿀벌들이 많이 앉아 있는 것에 대고 잠자리채 끝 쪽을 왼손으로 잡아서 높게 드니 꿀벌들이 잠자리채 안으로 기어올랐다. 200여 마리(여러 명이 즐거야 하니까)를 잡아서 돌아왔다. 물론 그 아줌마가 혼자서 벌침을 즐길 수 없는 혈자리에 벌침을 놓아주었다. 백회혈, 천주혈, 어깨 아시혈, 허리 아시혈, 풍지혈 등에 벌침을 놓아 주었다.

"남자는 성기에 벌침을 즐기면 좋다고 하고 여자는 머리에 벌침을 즐기면 좋다고 벌침이야기 내용에 있던데 맞습니까?"

"맞습니다. 벌침 마니아가 되어 그렇게 하면 좋습니다."

꿀물을 탄 접시 위에 날아든 꿀벌을 그냥 핀셋으로 잡아서 벌침을 20여 방 즐겼다. 싱싱한 꿀벌의 벌침 맛이 참 좋았다. 물론 그 아줌마가 없는 틈을 타서 거시기에도 7방 벌침을 즐겼다. 벌침을 모르는 사람들도 '벌침 마니아들이 왜 따가울 것 같은 벌침을 맞는 것일까?' 라는 호기심만 가지면 벌침을 공짜로 스스로 즐기는 벌침 마니아가 쉽게 될 것이다. 다만 이런 호기심도 없는 사람은 벌침의 위대함을 이 세상에서 모르고 끙끙거리다가 저 세상으로 갈 확률이 매우 높다. 벌침 마니아들이 따가울 것 같은 벌침을 스스로 즐기는 이유는 간단하다. 아픈 것이 사라지고 기분이 좋아지고 질병에 잘 걸리지 않는다는 것을 스스로 직접 느낄 수 있으니까.

009 _ 두 줄기 오줌

아침 등굣길에서 할아버지는 늘 오줌을 두 줄기로 누고 있었다. 언덕 위에서 아래로 누는 오줌발이 항상 두 갈래였다. 어린 시절엔 잘 몰라서 혹시 할아버지 고추가 두 개가 아닌지 의문도 가졌지만 성인이 되어보니 그 이치를 깨달을 수 있었다. 아침이면 남성들은 발기가 자연스레 된다. 방광에 오줌이 꽉 차서 그럴 수 있을 것이고 아니면 밤새 만들어진 정자의 작용이거나, 전립선 액이 충만하여 그럴 수도 있을 것이고, 아니면 피곤한 몸이 밤에 충분한 휴식(잠)을 취해서 성욕이 왕성해 진 결과일 수도 있다. 발기가 되면 성기의 요도구가 조여지게 된다. 요도구 양쪽 끝은 오줌을 눌 때 쉽게 개방이 되나 가운데 부위는 근육이 서로 연결되어 있지 않아서 잘 열리지 않는다. 물론 오줌을 누는 힘 즉 오줌발이 세다면 완전하게 요도구를 열 수 있어서 오줌이 한 줄기로 나가게 되지만 발기 따로 오줌발 따로 라면 두 줄기 오줌을 누게 되는 것이다. 두 줄기 오줌인 경우 전립선 쪽을 의심해보는 것이 좋다. 방광 밑에서 오줌을 내보내는 요도구를 둘러싸고 있는 전립선이 비대해 져서 오줌을 세게 밖으로 밀어내지 못해 오줌발이 약해질 수 있기 때문이다. 물 호스가 꺾여 있다면 물이 시원하게 흐르지 않는 원리와 같다. 아침이나 섹스 마친 후에 오줌을 눌 때 두 줄기 오줌이 종종 보이는 남성은 이것저것 따지지 말고 벌침 마니아가 되어 벌침을 공짜로 스스로 성기에 즐기면 좋다. 어린 시절 등굣길에서 본 할아버지도 아마도 전립선이 나빠서 오줌을 두 줄기로 누었을 것이다. 그것도 모르고 고추가 두 개인 줄 알았으니 사람은 역시 어른이 되어야 세상이치를 깨닫게 되는 가보다.

010 _ 잠자리를 피하다

결혼해서 주부로 살면서 말 못할 고민을 가지고 사는 여성분들이 많이 있다. 잠자리 문제이다. 유교적인 풍속이 아직 엄연히 존재하고 있는 상황이다 보니 내놓고 떠벌릴 수도 없어서 속으로 끙끙 앓을 수밖에 없다. 그런 여성들이 할 수 있는 것이라고는 몸에 좋다는 각종 음식을 해 먹이는 것이 고작이다. 그런다고 효과를 보는 것도 아니다. 사회생활하면서 쌓이는 스트레스가 남성들을 조기에 무기력하게 만들고 있다. 사람 얼마나 산다고 개운하게 살지 못하고 늘 불만 속에서 산단 말인가?
 '숙제하느라고 죽을 뻔 했다'
 '일수 찍느라고 허리가 부러질 것 같다'
 '의무 방어전 갖느라고 힘들다'
 이런 속말들이 남성들 사이에서 유행하고 있는 것이 현실이다. 심한 경우 30대 남성들도 아무런 문제의식 없이 이런 속말을 내뱉곤 한다. 갈라서는 부부 중의 상당수도 아마도 이 문제일 것이라고 믿고 있다. 성격 차이라는 말로 포장을 하고서 갈라서는 것이다. 여성들이 이런 불만을 들어내면 밝히는 여자로 취급당하기 때문에 그냥 성격차이로 둘러대는 것이다. 문제는 풀리기 위해 존재하는 것이다. 답이 없는 문제는 문제로서 존재할 수 없다. 말 못할 고민을 지니고 사는 여성이 있다면 남편에게 벌침을 가르쳐서 거시기에 벌침을 즐기게 하면 문제가 풀릴 것이다. 어떤 여성은 남성들 대부분이 자신의 남편처럼 무기력하게 변하는 것이 순리인 양 받아들이고 있지만 그것은 결코 아니다. 노력하면 늙어서도 즐길 수 있는 것이 그것이다.

011 _ 오줌과 거품

　오줌을 눌 때 거품이 많이 생기면 문제가 있다고 봐야 한다. 어린 시절 소년들이 오줌 멀리 보내기, 오줌으로 거품 많이 만들기 등의 내기를 하기도 했지만 나이가 들어서 거품이 많이 생기고 찌렁내가 심하게 나면 당뇨병을 의심해야 한다. 불과 1년 전까지만 하더라도 아파트 광고를 텔레비전에서 많이 볼 수 있었다. 수십억 원에 달하는 모델료를 지불하면서 아파트 거품을 만들었었다. 대부분의 아파트 이름은 영어로 바뀌었고 영어가 아니면 영어 사촌쯤 되는 이름으로 바뀌었다. 그러면서 아파트 가격에 거품을 만들었다. 그렇게 만드는 거품 비용은 어느 누구가 대신 부담하는 것이 아니라 오로지 아파트를 구입하는 소비자가 부담을 해야만 했다. 평생 한번 구입할까 말까 하는 민초들의 피땀 어린 돈을 끄집어내기 위한 거품이었다.
　아무도 거품을 막으려고 하지 않았다. 왜냐하면 거품이 만들어질 때면 모두가 이득을 보는 것 같은 착각을 하기 때문이다. 정부는 세금 많이 거두어서 좋고, 업자는 많이 남겨서 좋고, 집을 구입하는 사람은 집값이 한 없이 오를 것 같아서 좋고, 수억 원씩 모델료를 받는 어여쁜 아가씨들은 돈 벌어서 좋고, 방송사들은 광고수입이 늘어서 좋고, 술집들은 흥청망청 돈 쓰는 이들이 넘쳐나서 좋고. 아무튼 모두들 거품이 꺼질 때 참혹함보다는 우선 단 것이 곶감이라고 거품의 유혹을 뿌리치지 않았다. 정부에서 어설픈 거품 붕괴를 막기 위한 정책을 펴려고 하나 벌침 이야기가 볼 때는 아주 철저하게 거품을 빼야 경제가 다시 성장할 수 있다. 다시는 아파트 같은 것에 거품을 만들어도 아무도 대들지 않을 정도로 거품을 터트려야 투기꾼이나 사기꾼이 발원할 수 없고 불로소득을

용인하지 않게 되어 건전한 경제활동이 뿌리를 내리게 된다. 오줌을 누다가 변기통에 거품이 많이 일면 일단 벌침을 즐겨야 한다. 벌침을 취미 생활로 즐기면서 병원에 가서 혈당치, 신장, 간장 검사를 해 보는 것이 좋다. 미리 손을 쓰지 않으면 부동산 거품 폭탄 터지듯이 건강이 엉망이 될 수 있다. 건강이 엉망이 되면 모든 것을 잃게 되는 것이 인생이다. 벌침은 반드시 아픈 사람이 즐기는 것이 아니다. 아프지 않은 이도 공짜로 벌침을 즐기면 면역력이 강화되어 질병을 예방할 수 있기 때문이다. 벌침을 공짜로 스스로 즐기는 사람을 벌침 마니아라고 한다. 양봉을 하고 있지 않지만 양봉인처럼 늘 꿀벌에 쏘이면서 사는 사람이다.

012 _ 독립운동

일본인을 한 명이라도 더 죽여야 독립이 이루어질 것이라고 믿고 거침없이 행동에 옮긴 김구 선생의 철학이 틀리지 않았다고 국민들은 믿었다. 수많은 영웅들이 자신의 목숨을 국가와 민족을 위해 바쳤다. 무슨 일이든지 독립운동 하듯이 열심히 하는 사람들이 있다. 목숨 걸고 어떤 일을 처리하는 사람들이다. 우선은 그렇게 행동하는 것이 조직에 도움이 되는 것처럼 보이나 결국엔 조직에 누가 될 가능성이 크다. 정말로 독립운동을 할 것이라면 아주 좋은 성격의 사람들이지만 지금은 독립운동을 할 때가 아닌 것을 감안한다면 이런 성격의 사람들은 채용하지 않는 것이 조직에 도움이 될 것이다. 어느 고교에서 학생회장이 저 학년 생을 조회에 나가지 않는다고 때려서 죽게 했다. 폭행치사로 입건될 수밖에 없다. 자신의 신세도 망쳤을 뿐만 아니라 자신이 속한 조직에 크나큰 누를 끼치게 된 것이다. 적당히 타일러서 조회에 참석하라고 하든지 아니면 정당한 사유 없이 조회에 참석하지 않은 학생에게 다른 벌칙을 준다든지 하여 사람을 때려죽이는 사건을 사전에 봉쇄했어야 했다. 물론 이런 것보다 중요한 것은 정신교육이었을 것이다. '무슨 일이든 독립운동 하듯이 목숨 걸고 열심히 하는 것은 자기 자신과 조직에 손해만 끼치는 행위이다' 는 것을 학생들에게 주지시키는 것이다. 아침 조회 시간에 그 많은 교장선생님, 학생주임선생님, 담임선생님들로부터 훈시를 들었지만 이와 같은 정신교육을 받은 일은 결코 없었다. 다만 세상 살면서 스스로 깨우친 것인데, 벌침이야기만 깨우친 것은 아닐 것이다. 벌침이야기가 세상을 좀 원만하게 사는 비법을 가능하면 많은 민초들에게 전하려고 글로 쓸 뿐이다. 독립운동은 독립 국가를 만들려고 할 때나 하는 것이지 시도 때도 없이 하는 것은 아니다. 일본인들이 36년간 얼마나 우리 민족을 괴롭혔으면 아직도 독립 운동하던 기질이 남아있단 말인가? 부하직원 중에 이런 성격의 직원이 있다면 불안해서 일을 맡길 수 없다. 쉬운 말로 골치 덩어리인 직원이다. 독립운동 하듯이 해야 할 것이 있다. 벌침을 공짜로 스스로 즐기는 것이다. 벌침을 즐기면 아프게 살지 않게 될 것이다. 모든 병에 벌침이 좋다. 벌침 마니아는 벌침을 잠자리채로 꿀벌을 잡아서 스스로 즐기는 사람이다.

013 _ 유격훈련

인간의 한계를 느끼게 만드는 것이 유격훈련이다. 군대를 다녀오지 않은 사람들은 유격훈련에 대하여 군대 훈련 중의 하나쯤으로 알고 있겠지만, 군복을 입었던 사람들이나 현재 군복무 중인 군인들은 반드시 군대에 존재해야만 하는 훈련이라고 믿고 있지만 자신은 받고 싶지 않은 것이 유격훈련이다. 군대서 가장 재수 없는 일이라면 유격훈련을 3번 받는 것이었다. 보통 2번 받는 것이 일반적이지만 입대 날짜나 자대 배치 등이 잘못되어 3번 받을 수 있는 경우도 있었다. 올빼미(유격훈련 받으려고 계급과 성명이 없이 오직 번호만 있는 신분의 군인들)들에게 원망을 많이 받은 기억이 있다. 군대는 명령이 전부이기 때문에 원하지 않아도 명령을 수행해야만 했다. 유격훈련의 목적이 올빼미들을 극한 상태로 몰아넣고 코스요리 먹듯이 여러 가지 필요한 훈련을 하는 것이었다. 실전에서 패하든 승리하든 아주 혹독한 상황을 이겨내야만 하는 경우가 있을 것이다. 이런 혹독한 조건에서 살아남기 위해 미리 훈련을 하는 것이 유격훈련인 것이다. 유격훈련에서 가장 기본적인 것이 PT체조(피똥체조라고도 함, 피똥이 나오도록 힘들다는 의미, 마지막 구호는 생략하는 것이 기본이고 이것을 올빼미들 중에 단 한 명이라도 어기면 계속 배로 반복하게 함)이다. 정신을 차리지 않으면 항상 문제 올빼미들이(주로 졸병들이다, 군대 경험이 부족하니 마지막 구호 생략하는 것을 잘 잊음) 있게 마련이다. 그러면 PT체조를 곱빼기로 반복하게 했다. 일부 고참병들은 자대 가서 가만 두지 않을 것이라고 훈련 중에 졸병들에게 경고하지만 소귀에 경 읽기나 다름이 없었다. 가장 힘든 것은 어깨동무하고 쪼그려 뛰기 하는 것이었다. 50회에서 100회로 그리고 200회, 400회(요즘은 이런 일이 없다)까지 되면 올빼미들 눈에 눈물이 글썽거리기도 했다. 그런 다음 어깨동무하고 쪼그린 자세를 유지하게 한 후 조교가 천천히 연설을 하면 '울고 싶어라' 노래가 저절로 나오게 된다. 일어나고 싶어서 그러는 것이다. 무릎관절에 피가 통하지 않으니 고통이 심할 수밖에 없다. 군대를 경험한 이들은 무릎관절에 피가 통하지 않을 때 고통을 유격훈련에서 느꼈을 것이다. 유격훈련을 경험하지 않은 분들은 스스로 쪼그려 뛰기를 300회 정도만 해보면 그 위력을 알 수 있을 것이다. 무릎관절을 사람들은 혹사하게 된다, 비록 유격훈련 때문만은 아니겠지만 평생 상체를 지탱하고 살아야 하는 운명이 무릎관절인 것이다. 연골조직이 빨리 마모되지 않게 하려거든 벌침을 관절부위에 즐기면 좋다. 벌침이 혈액순환을 활발하게 해주기 때문이다.

014 _ 눈을 감고

가장 멀리 볼 수 있는 방법은 높은 산 위에 올라 눈을 크게 뜨고 손바닥으로 눈썹 부위에 챙을 만들어 보는 것이라고 사람들은 생각한다. 그것보다 더 멀리 보는 방법은 쌍안경으로 멀리 있는 사물을 살피는 것이라고 입에서 침이 튀어나오도록 주장하는 이도 있겠다. 인간이 가장 멀리 볼 수 있는 것은 눈을 감고 볼 때라고 벌침이야기는 주장한다. 아주 멀리 떨어진 가족이 보고 싶을 때 눈을 조용히 감으면 가족들의 모습이 선명하게 머리에 떠오를 것이다. 산 넘어 살고 있는 첫사랑이 보고 싶을 때도 눈을 감으면 그 모습이 다가온다. 절대로 눈을 뜨면 볼 수 없는 것들이다. 눈을 뜨고 보면 빛의 직진 특성상 직선거리에 있는 것만 볼 수 있지만, 눈을 감고 보면 '능경만리'가 가능한 것이다. 눈을 뜨고 보면 현재 시각에 맞는 장면만 볼 수 있지만, 눈을 감고 보면 과거, 현재, 미래의 장면도 볼 수 있다. 벌침이야기 내용을 접한 독자 분들이 자꾸만 눈을 뜨고 보는 훈련에만 비중을 두는 것 같아서 안타까울 때가 있다. 벌침이야기 내용을 보면 1부는 벌침이야기이고, 2부는 벌침입문으로 되어 있는데, 1부 벌침이야기의 내용보다는 벌침입문 2부에 중심을 두고 서두르는 분들이 많다. 타이핑 스피드가 분당 300타를 치는 중학생과 타이핑 속도가 고작 분당 100타 정도인 독수리 타법의 아저씨가 백지에 편지처럼 작문을 하라고 했을 때 독수리 타법의 아저씨가 중학생보다 빨리 작문을 할 것이다. 아저씨는 인생 짬밥을 많이 먹었기 때문에 작문할 소재가 풍부하지만, 중학생은 글자만 빨리 칠 실력만 있지 소재가 빈약하다. 우리나라 교육현실을 볼 때 타이핑 속도만 키우는 교육을 했지, 글로 표현할 정서나, 상상, 창조, 여행, 추억 만들기 같은 눈을 감고 세상을 보는 방법에 대해서는 등한시하고 있다. 벌침을 공짜로 자유롭게 즐기는 벌침 마니아가 되려는 사람들은 벌침에 대해 눈을 감고 보는 실력을 키우면 좋다. 그래야 벌침전문가가 되는 것이다.

015 _ 총싸움

어린 시절 장난감이 없어서였겠지만 동네 친구들과 총싸움을 많이 했다. 송판으로 총의 모형을 만들어서 손에 들고 총질은 입으로 하는 그런 싸움이었다.
"탕 탕 탕!"
언제나 총싸움은 뒷동산에 있는 무덤들이 그 무대였다. 대충 편을 나누고 상대방이 다 죽을 때까지 총질을 해서 입에 거품이 생길 때쯤이면 마무리가 되었다. 시골 아이들이라서 입으로 총질을 했지만 양심상 먼저 상대방에게 발견되어 총을 맞으면 죽은 것으로 받아들였다. 서부극을 많이 본 기억이 있다. 제임스 코번, 헨리 폰다, 찰슨 브론슨, 게리 쿠퍼, 클린트 이스트우드, 존 웨인 등 아직도 눈에 선한 그들의 모습을 다시 보고 싶다. 나이가 들어서도 총싸움을 가끔 했다. 서부극 영향으로 누가 총을 빨리 뽑느냐가 승부의 관건이었다.
'하나 둘 셋!' 과 함께 손가락 총을 뽑아서 상대를 죽이는 것이 나이가 들어서 하는 총 싸움이었다. 물론 송판으로 만든 총이 손가락 총(검지와 엄지손가락을 가위 바위 보할 때 가위처럼 해서)으로 대체되었지만 입으로 총소리를 내는 것은 변함이 없었다.
"탕!"
친구에게 손가락 총을 겨누고 입으로 총을 쏘았다. 손가락 총은 친구의 심장을 겨누었고 입으론 '탕' 이라는 소리를 냈다. 그런데 친구는 자신의 손가락 총을 자신의 입으로 가져가서 '후우' 하고 손가락 총 검지 끝을 불었다. 그 친구와의 총싸움은 아무리 빠른 사람들이라도 이길 수 없었다. 상대방이 아무리 빨리 총질을 해도 그 친구는 총구를 입으로 가져가서 총을 쏘고 난 후에 총구에서 나오는 연기를 불고 있으니 이길 수 없었다. 벌침 적응 훈련을 하면서도 빨리 해야만 하는 것이 있다. 벌침을 몸에 맞고 빨리(놓자마자) 몸에 박힌 침을 뽑아야 한다. 그렇지 않으면 벌침에 적응이 안 된 사람이 벌독이 몸에 과하게 들어가서 고생을 할 수도 있기 때문이다. 빨리 뽑는 방법은 오른손을 이용하여 핀셋으로 몸에 벌침을 놓고 왼손의 검지와 엄지손가락을 이용하여 뽑으면 된다. 이 방법이 벌침 고수들이 즐기는 비방이다.

016_ 여왕벌과 교미

"여왕벌은 좋겠네요?"
"왜요?"
"저렇게 많은 꿀벌들과 교미를 매일 해서 알을 나야 하니까요?"
 "벌통에 있는 꿀벌 전부가 여왕벌과 교미하는 것은 아닙니다. 사람들이 벌침을 맞는 꿀벌은 일벌입니다. 벌통에 2만여 마리의 꿀벌이 있다면 여왕벌 1마리에 수벌 수백 마리 정도이고 나머지는 모두 일벌입니다. 여왕벌과 수벌은 오로지 알을 낳기 위해 존재하고 일벌들은 일을 하기 위해 존재한다고 보면 됩니다. 벌통에 꿀이 부족할 때는 일벌들이 수벌을 밖으로 내치기도 합니다."
 언젠가 중년에 과부가 된 아줌마에게 벌침을 가르쳐 주었다. 벌침을 1년여 정도 즐기던 어느 날 코스모스꽃에 몰려온 일벌들을 보고 여왕벌 신세가 부러울 것 같다는 표정으로 벌침이야기에게 말을 했었다. 아줌마가 벌침을 즐기니 월경도 정상으로 되고 여성으로서의 자신감이 생기게 되어 쉬운 말로 남자 생각이 난다고 둘러서 말을 했던 것이다. 자신의 처지를 여왕벌과 비교해보니 고독이 찾아온 것이다. 본의 아니게 Y담 아닌 곤충세계의 번식방법에 대하여 대화를 나누게 되었다. 몇 년을 과부로 산 것인지는 모르겠지만 괜히 벌침을 가르쳐주었다는 생각이 들기도 했다. 잔잔한 호수에 조약돌을 던진 것처럼 아줌마의 가슴에 물결이 일어났던 것이다. 벌침이야기가 여성이나 남성들에게 벌침을 많이 가르쳐 주었는데 결론적으로 모두 Y담 수준의 얘기를 많이 하는 것을 느꼈다. 여성이나 남성이나 혈기가 왕성해지니 본능이 원활히 작동된 결과일 것이다. 꽉 막혔던 혈기가 벌침을 공짜로 즐기니 왕성하게 돌게 되어 자신도 모르게 여왕벌 상상(?)을 했을 것이다. 특히 나이가 들어가면서 느슨해지거나, 발기력이 시원찮게 된 사람들은 벌침을 즐겨야만 된다.

017 _ 용서받지 못할 자

용서받지 못할 자들이 있다. 생사가 걸린 전투에서 체면 찾다가 패한 자와 생사의 문제가 아닌데 체통을 무시하고 대들어서 승리를 하는 자가 그들이다. 군대란 조직은 존재의 이유가 승리밖에 없다. 수단과 방법을 가리지 않고 승리를 해야만 하는 조직이 군대인 것이다. 패하면 대안이 없다. 죽음뿐이다. 군대 체육대회에서 줄다리기 선수를 한 경험이 있다. 이웃 중대와 줄다리기를 할 때 패하는 것은 있을 수 없기 때문에 모든 전략을 다 짜서 시합을 준비했다. 1그램이라도 체중이 더 나가는 병사들을 선발했다. 하지만 체중이 무겁다고 힘이 더 센 것은 아니었다. 겨울철 체육대회인 관계로 부대 뒤에 있는 천에 흐르던 물이 모두 꽁꽁 얼어붙었다. 선수 선발할 때 얼음판 위에서 1:1로 줄다리기를 시켜서 승리하는 자 중에서 체중이 무거운 병사를 뽑았다. 그리고 어름판 위에서 소나무 같은 것과 줄다리기 연습을 했다. 순발력을 키우기 위해서 그랬다. 실전에서 모든 선수들은 야전잠바와 바지 주머니를 짱돌로 채우게 했다. 물론 군화로 연병장 흙을 파서 상대방에게 끌려가지 않도록 했다. 상대방도 아마 이런 준비를 했을 것이다. 줄다리기에서 승리하는 비법은 과학적인 이론이 적용되어야 했다. 중립 선에서 심판관이 시작을 알리는 신호를 깃발과 호루라기를 동시에 사용한다는 것에서 비법을 찾았다. 호루라기는 음속이고 깃발을 올리면서 신호를 하는 것은 광속이었다. 음속은(초속 340m 정도) 광속(초속 30만 km 정도)보다 늦기 때문에 모든 선수들에게 깃발을 쥐고 있는 심판관의 손을 주시하다가 깃발이 올라가는 것을 눈으로 보고 일사불란하게 줄을 당기게 했다. 결과는 승리였다. 승리의 과정은 떳떳하다고 할 수 없지만 군대조직에선 떳떳함 같은 체면을 차리다가 패하면 용서받지 못할 자가 된다는 역사적 사실을 모든 병사들이 알고 있기 때문에 승리의 달콤함을 누릴 수 있었던 것이다. 하지만 사회생활을 하면서 생사의 문제도 아닌데 목숨을 걸고 체통을 무시하면서 행동을 하여 승리를 하는 이들도 있다. 군대조직이 아니면 정정당당한 경쟁을 해야 함에도 불구하고 지저분하게 경쟁을 하여 경제적 이득을 보려는 이들이 용서받지 못할 자들이다. 그런 이들이 우선은 이득을 보는 것 같지만 요즘 민초들은 문맹이 거의 없으므로 결국에는 손해를 보게 된다. 생사의 문제가 아니면 정정당당한 경쟁을 하는 것이 편하게 사는 방법이다. 그렇다고 굶어 죽게 되었을 때도 정정당당하게 경쟁을 하느냐고 벌침이야기에게 묻는다면 답변을 쉽게 할 수 없다. 벌침이야기는 민초들 건강 문제에 관심이 많다. 아프지 않고 산다면 그 어떤 것보다도 행복한 삶이다. 잠자리채 만들어서 자연의 꽃에 날아다니는 꿀벌을 잡아 공짜로 스스로 벌침을 즐긴다면 아프지 않고 살 수 있겠다.

018 _ 검증

정의(definition)라는 말이 있다. 별도로 증명을 필요로 하지 않는 것이다. 독자들 중에 이런 의문들을 가진 이들도 있겠다.
"왜 벌침은 절차일까?"
운전대를 한 번도 잡아보지 않은 사람이 운전대를 잡고 도로로 나간다면 결과는 보나 마나일 것이다. 만에 하나 사고를 내지 않을 수도 있으나 그렇다고 운전대를 한 번도 잡지 않은 사람도 도로에 나가서 운전을 하라고 할 수 없는 것이다. 왜냐하면 만에 하나 정도, 요행수이기 때문이다. 벌침은 요행수가 통하질 않는다. 벌침이야기는 그래서 무조건 벌침은 절차라고 정의를 내렸다. 벌침이야기의 정의가 틀렸다고 생각하는 분들이 있다면 자신만의 정의를 내리고 그것을 지키면 되겠다.
"벌침은 검증이 확실하게 된 것인가?"
양봉이 그것을 증명했다고 본다. 인류 역사와 함께 한 양봉의 역사가 그것을 말해 준다. 사람들이 꿀을 얻기 위해 꿀벌을 키우면서 몸에 벌침을 자연적으로 맞게 되었다. 그런 사람들이 무병장수하는 경우가 많다는 것이다. 양봉을 오래한 사람들에게서 성인병(중풍, 고혈압, 암) 같은 질병이 거의 발병하지 않는다고 한다. 현대 의학이 검증하지 못한 것이 있다. 담배를 피우면 무조건 다 폐암에 걸리는 것이 아니다. 심한 골초들인 세계의 유명한 지도자들 중에 폐암에 걸리지 않고 장수하는 것을 어떻게 설명해야 하나? 이런 것을 검증하지 못한 것이다. 다만 담배를 오래도록 많이 피우면 폐암에 걸리는 사람이 많다는 자료가 있을 뿐이다. 일반인들이 이런 결과를 보고 담배를 피우지 않고 살면 폐암은 어느 정도 막을 수 있는 것이다. 담배를 피우지 않는다고 폐암에 걸리지 말라는 법은 세상천지 어디에도 없다. 다만 폐암에 걸릴 확률을 줄이는 것이다. 앞으로 더 이상 벌침에 대하여 이상한 의문을 가진 독자 분들이 없었으면 좋겠다. 왜냐하면 벌침은 일반인들이 많이 즐겨서 건강하게 살면 나라가 튼튼해지기 때문이다.

019 _ 튀기

벌침이야기도 진짜 튀기였다. 수십 년 간 살면서 자신의 정체성도 없이 정신없이 사람들이 만들어 놓은 틀 속에서 열심히 허덕거리며 살았던 것이다. 튀기라는 말은 혼혈이라는 의미이다. 육체적인 측면만 강조된 의미로 사용되고 있는 것이다. 정신적인 튀기가 진짜 튀기라고 본다. 어렸을 때부터 역사 속에서 유명했던 사람들의 전기를 읽으면서 튀기 훈련을 받아야 했다. 플루타크 영웅전, 알렉산더 대왕, 트로이 영웅들, 시저, 이순신, 연개소문, 을지문덕, 김구, 강감찬, 김유신, 안중근 등등 다 기억할 수 없을 정도의 영웅들의 전기를 배우면서 자랐다. 완벽한 잡종 튀기가 되었다. 외국인, 내국인 가리지 않고 철저하게 튀기 훈련을 받았으니 정신적인 측면에서 보면 그 뿌리를 알 수 없을 정도의 진짜 튀기인 것이다. 튀기 생활을 오래 하다 보니 정체성에 의문이 있게 되었다. '나란 누구란 말인가?' 이런 의문 속에서 늘 방황했던 것이다. 그런 튀기 생활을 마감한 것이 벌침이야기를 출간하면서였다. 벌침이야기만의 색깔을 갖고 출간된 것이 벌침이야기이다. 튀기 철학이 아닌 정체성이 확실한 것이다. 출간 목적은 만인이 스스로 자유롭게 공짜로 벌침을 즐겨 아프지 않고 오래 건강하게 살 수 있는 세상을 만들어 보자는 것이다. 요즘엔 튀기도 틀에 맞추려는 경향이 있다. 사람들이 만들어 놓은 성공이라는 틀에 맞는 튀기로 자식을 만들려고 하고, 돈의 노예로 살아가게 아이들을 교육시킨다. 어디에서 온 종자인지도 모르게 튀기들을 만들어 내고 있다. 정신적인 튀기 생활을 오래 하면 건강이 나쁘게 된다. 자신의 정체성을 찾느라고 늘 헤매고 있으니 건강이 나빠질 수밖에 없다. 자신이 하고 싶은 것을 하지 못하고 억지로 튀기적인 삶을 살고 있으니 가슴에 응어리가 남아서 나중에 암 같은 질병이 발병하여 건강을 잃게 만드는 것이다. 당장 튀기적인 삶을 정리할 수 없다면, 억눌림 속에서 스트레스를 받으면서 살아야 하는 운명이라면, 벌침 마니아가 되어 건강 망가지는 것부터 대책을 세우면 좋다.

020 _ 호박꽃

 오후에 비가 내린다는 일기예보가 있어 오전에 잠자리채 들고(양파 포장용 망과 철사 옷걸이로 간단하게 만든 것) 코스모스꽃이 만발한 곳에 다녀왔다. 아니나 다를까 코스모스꽃에 꿀벌이 엄청나게 많이 설치고 있었다. 십여 분 동안에 충분한 꿀벌을 잡아서 집으로 돌아오는데 호박꽃이 활짝 꽃잎을 벌리고 있었다. 늘 그랬던 것처럼 호박꽃 입구에 잠자리채를 대고 약한 흔드니 놀란 꿀벌들이 잠자리채 안으로 빨려 들어갔다. '호박꽃도 꽃이다' 는 말이 있지만 호박꽃이라고 하면 어린 시절 반딧불을 잡아서 그 속에 넣고 가지고 놀던 기억뿐이었다. 호박꽃에 대하여 못생긴 여자에 자주 비교된 그런 선입견을 사람들은 늘 가지고 있다. 그런 호박꽃에 향기가 많아서인지 꿀벌이 찾아들고 있다. 오전에만 꽃잎을 벌려서 꿀벌의 침입을 허락하는 것이다. 시도 때도 없이 꿀벌을 받아들이는 것이 아니었다. 호박꽃의 절개를 느낄 수 있었다. 제법 큰 호박꽃에는 꿀벌 5마리가 들어가 있는 것도 있었다. 벌침이야기가 벌침 마니아가 되면서 호박꽃에 대한 생각이 많이 바뀌었다. 인간에게 유익한 열매를 주는 호박꽃을 못생긴 여자에게 비교를 하면서 호박을 무시해 왔던 것이다. 호박, 호박잎 모두 우리들의 입맛을 북돋아 준다. 비오는 날 호박 부침개 만들어서 막걸리 한잔 마시는 여유도 없이 발버둥 치면서 사는 사람들이 아마도 그렇게 호박을 폄훼하고 있을 것이다. 코스모스꽃과 호박꽃에 꿀벌이 많이 날아들고 있다. 벌침을 즐기기 위해 꿀벌이 필요한 벌침 마니아들은 요즘이 살맛나는 계절이다. 아무튼 코스모스꽃, 호박꽃 덕분에 꿀벌 걱정을 하지 않게 되었다.

"코스모스꽃이나 호박꽃에 꿀벌이 잘 보이지 않던데요?"

이런 질문을 하는 사람도 있다.

"꿀벌은 욕심이 많아서 코스모스나 호박꽃이 제법 세력을 형성한 곳에 많이 몰려듭니다. 세력이 있어야 향기를 발산하여 꿀벌을 많이 꼬이게 할 수 있으니까요."

021 _ 애기집

가장 가까운 사람이 누구일까? 마누라, 애인, 부모, 형제, 자매, 남매, 친구, 자식 등이 그 대상일 가능성이 높다. 특히 명절 때가 되면 가까운 사람들을 보기 위해 고향으로 이동하는 사람들이 많다. 부모는 자신을 만들어 주었기 때문에 가까운 사이이고(1촌), 마누라는 같은 이불 속에서 잠을 자기 때문에 가까운 사이이다(ㅇ촌). 자식은 자신이 만들었기 때문에 가까운 사이이고(1촌), 형제, 자매, 남매는 엄마의 애기집(자궁)을 같이 사용했으므로 가까운 것이다(2촌). 촌수는 없지만 친구는 가족들에게 하지 못할 말도 할 수 있기 때문에 가까운 사람이다. 벌침이야기는 가장 가까운 사이는 부모도, 자식도, 친구도, 마누라도 아니고, 형제, 자매, 남매라고 믿고 있다. 이유는 엄마의 애기집(자궁)을 같이 사용한, 동고동락을 함께 한 동지이기 때문이다. 시대가 변하면서 형제, 자매, 남매 사이가 애기집(자궁)을 함께한 사이임에도 불구하고 가까워 보이지 않는다. 핵가족화로 형제, 자매, 남매의 숫자가 줄어든 것이 첫 번째 원인이고, 천민자본주의의 출현으로(황금만능주의) '돈이 모든 것을 우선한다' 는 해괴한 논리가 두 번째 이유이다. 일 년에 몇 번밖에 볼 수 없는 형제, 자매, 남매들을 보기 위해 추석이면 민족 대이동이 시작될 것이다. 물론 고향에 가지 못하는 이들의 아픔이야 말로 표현할 수 없을 정도로 괴로울 것이다. 가장 가까운 사이인 형제, 자매, 남매를 보지 못하는 심정이 오죽할까? 부모보다도 더 가까운 사이인 형제, 자매, 남매들이 큰 근심 없이 살아가기를 바랄 뿐이다. 특히 다른 것은 몰라도 건강에 이상이 생긴 형제, 자매, 남매가 있다면 늘 마음이 편치 않을 것이다. 부모님이 아프시다면 노화로 인한 당연한 것으로 여길 수 있으나,

멀쩡해야만 하는 형제, 자매, 남매 중에 아픈 이가 있다면 말로 표현할 수 없는 근심거리가 될 것이다. 형제들이 명절 때 모이면 재산 다툼을 하는 경우도 있다. 죽기 살기로 한 푼이라도 더 차지하려고 그러는 것이다. 부모들이 그런 꼴을 보면서 하는 말이 있다.
"빨리 못 죽은 것이 원수이다."
벌침 마니아들은 특히 형제, 자매, 남매에게 벌침을 가르쳐 줘야만 한다. 왜냐하면 가장 가까운 사이이기 때문이다. 가장 가까운 사이의 사람이 아프면 자신이 아픈 것보다 더 가슴이 아플 것이다.

022 _ 알코올중독과 첫사랑

술이 없으면 하루도 살지 못한다고 하는 이가 알코올중독에 걸린 사람이다. 평소에 술을 즐겨 마시다가 그런 상태까지 간 사람들이 많다고 한다. 술에게 진 사람들이다. 술이 사람을 마시는 단계라고 보면 된다. 담석이 있는 사람들 중에 알코올중독에 걸린 이들도 있다. 맥주를 마시면 효과가 있다는 의사들 말에 과하게 맥주를 마시면서 그렇게 되는 것이다. 적당히 마시면 문제가 없을 것인데 스스로 통제를 할 수 없게 되니 큰 문제가 아닐 수 없다. 인간이 치매에 걸리면 기억상실이 온다. 심하면 자신의 자식까지 못 알아본다. 밥을 먹고 조금 전에 밥을 먹은 것까지도 잊어버리고 밥을 더 달라고 하는 경우도 있을 것이다. 자신의 이름은 물론, 똥오줌 가리는 것도 잊어버린다. 애틋한 첫사랑에 대한 기억도 잊어버리고, 자신의 나이도 잊어버린다. 거의 모든 것을 다 잊어버리지만 딱 한 가지 잊어버리지 못하는 것이 있다고 한다. 바로 술에 대한 기억이라는 것이다. 알코올중독이 오면 치매가 걸려도 잊어버리지 못하는 술에 대한 기억 때문에 술을 끊기가 매우 어렵게 된다. 술을 좋아하는 사람들은 반드시 벌침 마니아가 되어야 한다. 간장에 대한 부담을 줄이고, 뇌혈관에 혈액순환을 원활하게 하여 알코올중독에 걸려 폐인이 되는 것을 예방해야 하기 때문이다. 술이 좋은 사람은 잠자리채 만들어서 공짜로 스스로 벌침을 즐기는 것부터 한 이후에 술을 마셔야 한다.

"벌침을 어떻게 공짜로 스스로 즐길 수 있는데요?"

"벌침이야기를 따라 하면 됩니다."

023 _ 개코

종종 시골에 다닐 때가 있다. 차를 몰고 시골에 도착하면 차 유리창을 내린다. 시골냄새가 그리워 조금이라도 더 향수를 달래려고 그러는 것이다.

"왜, 농약냄새가 이렇게 심하게 나지?"

"날씨가 흐리려고 하니 냄새가 더 지독하네."

"농약냄새를 맡을 수 있으니 우리 코는 거의 개코 수준이네."

아내와 나누는 대화 속에 농약냄새의 심각성이 있는 것이다. 예전의 농사는 농약을 거의 사용하지 않았지만 요즘은 농사 생산성에 비중을 두다보니 농약을 많이 사용할 수밖에 없겠다. 물론 화학비료도 마찬가지일 것이다. 초록냄새가 그윽한 시골의 향기를 느끼려면 농사를 거의 짓지 않는 산골짜기로 들어가야 될 것이다. 논밭이 많은 농촌의 향기는 초록냄새보다는 농약이나 비료냄새가 더 기승을 부리고 있다. 돼지나 소, 닭을 기르는 축사가 있는 마을도 초록냄새보다는 짐승들 방귀냄새나 배설물 냄새로 코를 괴롭히고 있다. 아마도 짐승들에게 주는 사료나 항생제로 인하여 냄새가 더욱 고약하게 변한 것 같다. 어린 시절 외양간이나 돼지우리, 닭장 옆을 지날 때의 그 냄새가 아니다. 시골에 가서 맑은 공기 마시면서 며칠 간 푹 쉰다는 말은 맞지 않는다. 맑은 공기 마시려면 농사를 짓지 않는 아주 깊은 산골에 가서 쉬는 것이 맞겠다. 물론 농사를 짓더라도 무공해 유기농 농사를 짓는 곳은 초록냄새가 그윽할 것이다. 농약이나 화학비료를 많이 사용하는 농사를 짓는 사람들이나 그것을 늘 먹는 사람들이나 서서히 몸에 나쁜 농약성분이 축척될 것이다. 만성이라는 말이 있다. 너무 어떤 것에 자주 노출되다보니 오히려 그것에 중독되어 사태의 심각성을 모르는 것이다. 만성두통, 만성위염, 만성장염, 민성비염, 만성신경통, 만성이명, 만성폐렴 등등 만성 질병에 시달리는 사람들이 많이 있다. 급성위염, 급성장염과 같이 일시적인 질병이라면 간단한 처방으로 치료가 될 수 있지만 만성은 간단하게 풀릴 문제가 아니다. 만성질병에 시달리는 사람들에게 벌침을 권하고 싶다. 그런 사람들이 벌침을 공짜로 스스로 즐기는 벌침 마니아가 된다면 만성질병에 대한 문제가 풀리기 때문이다. 급성보다 나쁜 것이 만성이다. 돼지나 소, 닭을 키울 때도 인조 항생제 대신 천연 항균 물질인 벌침을 사용하면 좋겠다. 짐승들 방귀냄새나 배설물 냄새가 장난이 아니었다.

024 _ 성공한 인생

그에게서 가슴에 와 닿는 말을 들었다. 인생이라는 것에 대하여 진솔한 얘기를 우연한 기회에 들은 것이다.
"성공한 삶이라는 것에 대하여 생각해보셨나요?"
"글쎄요?"
"사람마다 성공이라는 기준이 다르겠지요. 어떤 이는 대통령이 되어서 권력의 정상을 잡는 것이 성공이라고 할 것이고, 다른 이는 돈을 개같이 벌더라도 많이 벌어 부자가 되는 것이 성공이라고 하겠지요. 그리고 대부분의 사람들은 예쁜 아내 만나 아들 딸 많이 낳고 행복한 가정을 꾸미는 것이 성공이라고 할 것입니다. 하지만 성공한 삶이라는 것은 그런 것이 아니라고 봅니다. 저는 성공한 인생이란(남자 기준) 자신을 낳아준 부모님으로부터 효자라는 말을 듣는 것이라고 봅니다. 자기 자신을 가장 확실히 알고 있는 부모님이 자신을 효자라고 말씀해 주신다면 그것보다 더 성공한 삶은 없다는 것입니다."
"어째서 그렇습니까?"
"속말에 이런 말이 있습니다. '아들 셋 이상 키우면 교회 가지 않아도 천당에 갈 수 있다'는 말입니다. 남자 아이들 세 명 정도를 키운다는 것은 그야말로 험난한 길입니다. 그 험난한 길을 아무 탈 없이 걸어간 부모님이야말로 천당에 갈 자격이 충분히 있다는 것입니다. 아들 셋 이상을 키우다보면 세상에 경험해 보지 못한 일이 없다는 것입니다. 어려서 아프고, 이웃집 아이들과 싸우고, 남의 참외밭 서리하다가 들켜서 물어주고, 사고 쳐서 도망 다니고, 술 마시고 행패부리고, 학교 가지 않겠다고 버티고, 동네 처녀 건드려서 배부르게 하고, 장가 잘못 들어서 늘

속 썩으면서 살고, 사회생활 어설프게 해서 속 썩이고, 술 많이 마셔 속 썩이고, 재수 없이 감옥에 가고, 군대 가서 고생하는 아들 때문에 기도를 매일 해야 하고 등등 아무튼 딸을 키우는 것보다 아들을 키우는 것이 훨씬 더 속을 썩게 됩니다. 그렇게 고생하면서 키운 아들들 때문에 나라가 유지되고, 사회가 돌아가는 것이지요. 아들 예찬을 하는 것이 아니라 아들을 무사히 키워낸 부모님들 예찬을 하는 것입니다."

"이해가 갑니다. 남자들의 성공한 삶이란 자신을 키워준 부모님에게서 효자소리를 듣는 것이라는 것에 대하여 동감을 합니다. 웬만해서 듣기 어려운 말이니까요. 돈으로도, 옷으로도, 음식으로도, 사회적 명성을 얻는 것으로도 쉽게 부모님으로부터 이런 말을 들을 수 없으니까요."

"그럼 여자들의 성공한 삶이란 무엇입니까?"

"간단합니다. 성공한 삶을 가진 아들(남자)과 결혼해서 가정을 꾸리는 것입니다."

"오늘 참으로 귀하신 말씀 잘 들었습니다."

부모님으로부터 효자라는 말을 직접 듣는 사람이 있다면 확실히 성공한 인생이다. 이웃 사람들이 효자라고 말하는 것은 가식이 있을 수 있기 때문에 부모님으로부터 직접 효자라는 말을 들어야 한다. 아직 부모님으로부터 그런 말을 듣지 못한 사람들이 있다면 실패한 인생이다. 실패한 인생도 패자부활전이 있으니 스스로 노력하면 반드시 부모님으로부터 효자라는 말을 들을 것이다. 노력하는 방법을 잘 모르는 사람들은 일단 벌침 마니아가 되어 부모님에게 벌침을 놓아드리면 50%는 성공한 인생이 될 것이다. 벌침을 공짜로 스스로 즐길 수 있는 벌침 마니아가 되는 길은 벌침이야기에 있다. 실패한 인생보다는 가능하다면 성공한 인생이 더 아름다울 것이다.

025 _ 샤워을 마치고

꿀벌을 100여 마리 넘게 잡았다. 비가 와서 즐기지 못했던 벌침을 맞고 싶어서 그랬다. 길가에 핀 예쁜 꽃들을 꿀벌도 그냥 놔두지 않으려는 듯이 꽃을 찾아 날아들었다. 집에 와서 샤워를 했다. 꿀벌 잡느라고 조금 땀을 흘렸기 때문이다. 시원한 물에 샤워를 마치고 벌거숭이 상태로 벌침을 맞았다. 마침 마누라도 집에 없었고, 애들은 멀리 떨어져 살고 있으므로 누구의 간섭도 받지 않은 막간을 이용해서 그렇게 했다. 먼저 거시기에 20여 방을 즐기고(벌침 마니아가 되지 않은 사람은 불가능한 일, 벌침 마니아 초보자도 20여 방은 무리임) 거울을 보고 이마의 M자형 꼭지점에 5방(탈모 예방, 대머리 방지), 눈 밑의 사백혈에 좌우 각각 1방씩 2방, 배 부위에 5방(중완혈, 석문혈, 관원혈, 곡골혈, 중극혈), 다리에 6방(삼음교혈, 족삼리혈, 태충혈에 좌우 각각 3방씩), 목의 천주혈(벌침이야기는 천주혈이나 허리의 아시혈도 혼자서 즐길 수 있음)에 좌우 1방씩 2방, 팔에 6방(좌우로, 합곡혈, 수삼리혈, 곡지혈 각각 1방씩), 어깨의 견정혈에 2방을 맞았다. 총 48방을 맞은 것이다. 머리가 맑은 것이 기분이 좋다. 나머지는 마누라를 위해서 잠자리채에 사탕을 2개 넣어 두고 입구를 고무줄로 묶어 놓았다. 며칠 만에 맞는 벌침이기에, 공짜로 스스로 즐길 수 있는 벌침이기에 가끔씩 50여 방씩 즐기는 것이다. 이렇게 벌침을 마음대로 즐길 수 있는 것은 벌침이야기는 완전한 벌침 마니아가 되었기 때문에 가능한 것이다. 초보자나 완전한 벌침 마니아가 아닌 사람은 도저히 이렇게 맞을 수 없다. 벌침이야기처럼 벌침을 많이 즐길 수 있으려면 벌침 적응 훈련을 하여 벌침 마니아가 되어야 한다. 아직도 벌침을 왜 맞는지 이해를 못하는 분들이 있는 것 같다. 이유는 간단하다. 아프지 않고 건강하게 살려는 것이다. 만병에 좋은 것이 벌침이다. 그 어떤 자연요법 보다도 확실한 것이 벌침이다. 귀찮거나 돈이 들지 않고 복잡하지도 않다. 자연에 날아다니는 꿀벌을 잠자리채로 잡아 벌침을 공짜로 스스로 즐기면 된다.

026_ 마이너

어제 저녁 황금 코스모스꽃이 핀 둔치에서 꿀벌을 잡았다. 따가운 햇살을 피해 해가 질 무렵에 둔치에 간 것이다. 정신없이 꿀벌을 잠자리채로 잡고 있는데, 나무 그늘 아래에 쉬고 있던 중년의 사나이가 말을 걸어 왔다. 하얀 머리가 인상적이었다.

"아저씨 지금 뭐 하는 중이에요?"

"꿀벌 잡아서 벌침 맞으려고요."

"저도 벌침 맞을 수 있습니까? 얼마면 됩니까?"

"벌침은 공짜로 스스로 배워 즐기는 것입니다. 돈이 들어가는 것이 아니라는 것이지요. 그것이 벌침의 위대함입니다. 누구나 관심만 있으면 즐길 수 있는 것이 벌침입니다."

"벌침을 어떻게 배우면 됩니까?"

"벌침의 모든 것을 공개한 벌침이야기가 있습니다."

"그것을 지금 구할 수 있습니까?"

"물론 가능합니다."

"일단 오늘 벌침 맛이나 보세요. 벌침에 관심을 기울이는 것을 보니 벌침 맛을 보여주고 싶어지네요."

　사나이에게 족삼리혈, 수삼리혈에 벌침을 4방 서비스했다. 벌침이야기를 전해주면서 사나이가 저녁 식사를 하자고 해서 본의 아니게 어울리게 되었다. 사나이는 큰 도시에서 사업을 했었다. 제법 거창한 사업체를 갖고 정말로 열심히 일을 했지만 사업이라는 것이 흑자부도도 있는 법이니 사업체를 정리하게 되었다. 사업 해체가 가족 해체로 이어져 현재 혼자서 전국을 다니며 건설현장에서 배관 일을 하고 있다. 50대 초반인 사나이의 머리가 백발이었다. 메이저에서 졸지에 마이너로 강등된 사나이가 포기하지 않고 열심히 살아가는 모습이 보기 좋았다. 주류에서 비주류로 변화된 자신의 모습에 비관하지 않고 성실히 살아가는 것이 아름답게 느껴지기도 했다. 사나이와 함께한 소주자리에서 마이너들의 정을 느꼈다. 돼지고기 수육에 소주 몇 병이면 마이너들은 행복을 느낄 수 있다. 메이저들이 비싼 양주 마시면서 괴로워할 때 마이너들은 소주잔을 들고 행복을 마시는 것이다. 벌침이야기는 메이저들보다는 마이너들에게 잘 어울린다. 작은 것에 행복을 느끼면서 사람 사는 세상의 맛을 느끼는 마이너들에게 벌침이야기는 달려갈 것이다. 벌침이야기에겐 원칙이 있다. 벌침에 대하여 관심을 기울이는 자에게만 벌침 마니아가 되는 것을 도와준다. 절대로 억지로 벌침 마니아에 도전하라고 하지 않는다. 그것이 벌침이야기 원칙이다. 왜냐하면 관심을 갖지 않는 사람은 부정적인 사람이기 때문이다. 부정적인 사람과 이야기를 나누면 속이 뒤집힐지 모르기 때문이다. 다만 가족들에게는 강제로라도 벌침 마니아가 되게 했다.

027 _ 유황오리

유황오리 백숙을 먹었다. 유황을 먹여 키운 오리를 유황오리라고 한다. 굳지 않는 오리기름 특성상 고혈압, 중풍, 당뇨 증상이 있는 사람들이 오리고기를 좋아하지만 조류독감 같은 것으로 인하여 거부하는 이들도 있는 것이 사실이다. 유황오리라고 하려면 최소한 오리를 2달 이상 유황을 먹여서 기른 것이라야 한다. 며칠 간 유황을 먹여 키운 오리를 유황오리라고 하는 경우도 있다고 한다. 유황오리 백숙을 먹고 곧 바로 몸이 후끈거리는 느낌이 있지 않으면 오리지널 유황오리가 아닌 일반 오리 백숙을 먹었을 가능성이 매우 크다. 오리지널 유황오리 백숙을 먹으면 벌침 마니아가 벌침을 즐겼을 때 기분과 비슷하다. 벌침을 공짜로 스스로 즐기는 벌침 마니아가 되면 유황오리 백숙도 오리지널 여부를 확인할 수 있다는 것이다. 벌침이야기는 사실(fact)을 원칙으로 한다. 있지도 않은 허구(fiction)는 벌침이야기에겐 통하지 않는다. 벌침은 실전이다. 가짜 유황오리가 판을 치듯이 벌침을 스스로 공짜로 거시기에 즐기지도 못하는 사람들이 벌침에 대하여 이러쿵저러쿵 떠벌리는 경우가 많지만 결국 허구의 한계를 벗어나지 못할 것이다. 그런 하구에 놀아나지 않으려면 실전을 체험하는 방법밖에 없다. 유황오리를 구별하는 방법은 먹어보지 않고는 알 수 없다. 고기의 성분분석을 하여 알 수도 있지만 민초들이 그렇게 한다는 것은 우주선 타고 달나라 가는 것보다 더 어려운 일이다. 벌침도 실전인 것이다. 1~2달 정도 벌침을 맞아보면 벌침의 위대함을 본인이 느낄 수 있다. 참을성이 없는 사람들이 벌침 한두 번 맞아보고는 붓고 가렵다며 벌침에 대하여 왈가왈부하는 것을 보았다. 모두 무지에 대한 결과이다. 벌침이야기를 접하지 않고 귀가 얇은 관계로 벌침 좋다는 말만 듣고 벌침을 맞은 사람들이 주로 이런 행동을 할 것이다. 수입산 오리고기를 먹고도 오리지널 유황오리 고기를 먹었다고 말하는 것과 같은 것이다. 왜냐하면 유황오리 고기를 먹으면 몸이 약간 후끈거리면서 기분이 좋아진다는 사실을 모르기 때문이다. 팩션(faction)이라는 말도 있다. 사실(fact)과 허구(fiction)의 합성어이다. 사실에 기초한 허구라면 민초들이 용서를 할 것이다. 하지만 잘 알지도 모르면서 이러쿵저러쿵 허구를 말하는 것은 민초들에게 아주 커다란 죄를 짓는 것이다. 분명한 것은 벌침이야기는 사실이라는 것이다. 벌침의 모든 것이 거기에 있다. 아픈 사람도 아프지 않은 사람도 민초들이라면 반드시 벌침을 즐겨야 한다.

028 _ 도로변에서 마약

차를 몰고 가다가 도로변에 아름다운 꽃을 심어 놓은 곳을 보면 차를 세우고 잠자리채를 들고 꿀벌을 잡는 것이 벌침이야기의 생활 방식이다. 늘 잠자리채와 핀셋이 차에 실려 있기 때문에 그것이 가능하다. 어제는 들국화가 만발한 도로변에 차를 세우고 꿀벌을 잡았다. 벌침이야기 혼자만 벌침을 즐길 것이라면 20여 마리면 충분할 것인데, 가족들도 벌침을 즐겨야 하기 때문에 내친 김에 100여 마리를 잡았다. 운전석에 앉아서 거시기에 9방, 이마에 3방 벌침을 즐기고 나머지는 잠자리채 통째로 입구를 막고 집으로 가지고 왔다. 잠자리채 입구를 막을 때는 고무줄보다는 과자나 빵 비닐을 묶는데 사용하는 알루미늄 계통의 끈을 이용하니 아주 편리하다. 물론 눈깔사탕 한두 개도 잠자리채에 넣어 준다. 잠자리채에 꿀벌이 바글거리면 마음의 부자가 된 듯하다. 아쉬울 것이 없기 때문이다. 가족들이 밤에 꿀벌을 다 소비했다. 요즘 같으면 꿀벌을 잡아서 굳이 곤충 채집용 플라스틱 통에 옮겨 담지 않아도 된다. 필요할 때 잡아서 즐기면 되기 때문이다. 신선한 너무나 신선한 꿀벌로 즐기는 벌침이야말로 벌침을 공짜로 스스로 즐기는 벌침 마니아들에게는 최고의 선물일 것이다. 양봉인들이 꿀벌에 쏘이는 것도 싱싱한 꿀벌이지 죽거나 얼린 꿀벌이 아니다. 벌침이란 인체에 벌독을 주사하는 것이다. 벌독을 먹어서 위장을 통해 체내에 흡수하는 것이 아니기 때문에 벌침을 즐길 때는 싱싱한 꿀벌(살아있는 꿀벌)로 즐겨야 한다. 벌독은 모세혈관을 통해 바로 혈액 속에 직접 주입된다. 이런 이유로 싱싱한 꿀벌로 벌침을 즐겨야 한다. 상한 독이 인체에 주입된다면 보나마나 뻔하다. 잠자리채로 꿀벌을 직접 잡아서 벌침을 즐기는 것이 가장 안전하고 싱싱한 벌침인 것이다. 벌침은 복잡하게 지지고 볶고 비비고 할 필요가 없다. 기경팔맥도 필요 없다. 벌침은 침보다는 주사효과가 주를 이루기 때문이다. 마약은 법으로 금지되었지만 벌침은 법으로 금지되지 않았다. 아프지 않고 오래 살려면 무조건 벌침 마니아가 되어야 한다.

029 _ 골치 아프다

인류가 살아남기 위해서는 갈수록 뇌 용량이 커져야만 한다. 어느 원시부족들은 자신의 나이도 모르며 살고 있다. 쓸데없는 것을 기억하기 싫어하는 습관일 수도 있겠지만 뇌 용량이 작아서 나이까지 기억하며 산다는 것이 불가능한 것일 수도 있다. 고조선 시대 사람들은 자신들의 조상에 대하여 머리에 기억할 것이 지금보다 훨씬 적었을 것이고, 아담과 이브의 뇌 속에는 인류 역사에 대하여 왈가왈부할 것이 하나도 없었을 것이다. 인류 역사가 발전되어 오면서 이것저것 그것 온갖 것을 전부 기억해야만 하는 운명이 인간인 것이다. 벌침이야기는 골치 아픈 것을 매우 싫어한다. 한번 사는 인생 골치 아프면서 살 필요성을 느끼지 못하기 때문이다. 아무튼 아담과 이브보다 더 많은 것을 기억하며 살아야 하고 고조선 시대 사람들보다 더 많은 것을 머리에 담고 살아야 하는 것이 요즘 사람들이다. 이런 이유로 사람들은 갈수록 골치가 아프게 될 것이다. 뇌 용량은 급격히 늘어나지 않는데 머리에 기억할 것들은 아주 급격히 늘어나고 있는 실정이다. 용량이 작은 용기에 너무 많은 것을 넣으면 용기가 터지든지 아니면 넘치게 된다. 용기가 터지게 된 상태가 치매 같은 질병인 것이다. 치매에 걸린 사람들은 자신들이 지금까지 기억하고 있던 것까지도 모두 잊으려고 한다. 나이, 똥오줌 가리는 것, 심지어 금방 밥 먹은 것까지도 잊어버린다. 골치가 너무 아프다는 사람을 관찰해 보면 젊은 나이임에도 불구하고 건망증 증세가 있는 것을 알 수 있다. 뇌 용량에 비해 너무 많은 것들을 기억해야만 하기 때문에 용기가 깨지려고 하는 것이다. 기억 용량(Capacity)은 100인데 1,000을 처리해야 하는 상황이라는 것이다. 요즘은 소들도 미치고 있다. 광우병이라는 것이다. 소의 뇌가 스펀지처럼 되어 죽는 병이 광우병이다. 뇌가 위축되어 걷지도 서지도 못하는 아주 나쁜 병이다. 인간의 뇌 용량이 커지지 않으면 인류는 멸망할 것이다. 그런데 뇌 용량은 진화론적으로 볼 때 하루아침에 커지는 것이 아니다. 적어도 수십만 년 이상은 되어야 한다. 따라서 골치 아프지 않게 살려면 기억력을 향상하는 것보다 쓰레기 같은 정보를 선별하여 기억하는 지혜를 갖고 사는 것이 필요한 것이다. 어느 병원에서 고혈압 예방 수칙이라는 것을 본 적이 있다. 어떤 음식은 피하고, 혈압체크는 정기적으로 하고, 술 담배도 끊고, 화를 내지 말고, 가벼운 운동도 해야 하고, 규칙적인 식사도 해야 하며, 고혈압약도 필요하다면 매일 먹어야 하고 등등 너무 지켜야 할 것이 많고 어려워서 다 기억할 수 없다. 고혈압으로 병이 들어 죽는 것보다 먼저 골치가 아파서 죽을 것 같았다. 뭐가 그리 복잡한지, 벌침이야기 뇌 용량으로는 차라리 앓느니 죽는 편이 낫다고 결론을 내렸다. 고혈압뿐만이 아니다. 모든 질병예방 프로그램을 보면 뇌 용량이 부족한 사람들은 골치가 아파서 죽을 지경으로 되어 있다. 모두 잊어버려야 할 것들이다. 다 잊어버리고 그냥 잠자리채 만들어서 꿀벌을 잡아서 몸에 벌침을 즐기면 된다. 복잡하게 기억할 것도 골치 아플 것도 없다. 혈액순환만 잘 되게 만들면 질병이 발병할 수 없다. 돈도 들지 않는다. 벌침이야기처럼 뇌 용량이 보통인 사람들은 매뉴얼의 노예나 복잡함의 늪에서 허우적거리지 말고 간단하고 누구나 쉽게 공짜로 스스로 즐길 수 있는 벌침 마니아가 되어야 한다. 그렇지 않으면 골치가 아파서 죽을 수도 있다.

030 _ 첫날밤과 총각

"따르릉"
"어디에 사는 누구십니까?"

"강원도에 사는 ㅌ이라는 사람입니다. 벌침이야기를 읽고 궁금한 것이 있어서요."

"말씀하세요."

"총각이 벌침을 성기에 맞으면 안 된다면서요? 아직 배우자 거시기가 늘어나지 않은 상태에서 총각 거시기가 너무 크면 삽입이 불가능할 것 같아서요. 성기에 벌침 맞은 사람을 보니 너무 커져 있더라고요, 도깨비방망이 같이요. 제가 전립선이 안 좋아서 벌침을 맞아보려고요."

"문제없습니다. 벌침을 맞아보지 않은 사람들이 종종 이상한 상상을 해서 소설을 쓰려고 하는데 3류 소설을 읽는 것은 자신의 인생을 허비하는 것이라고 봅니다. 성기에 총각이 벌침을 맞아도 초기에 심하게 붓다가 벌침 마니아가 되면 전체적으로 성기가 확대되지 처음처럼 도깨비 방망이가 되지 않습니다. 물론 한꺼번에 과하게 벌침을 맞으면 징그럽게 커질 수도 있지만요. 그리고 벌침은 스스로 조절이 가능합니다. 첫날밤에 도깨비 방망이처럼 만들 필요는 없습니다."

사람들은 정석을 따르지 않은 나쁜 버릇이 있다. 성기에 벌침 즐기는 요령은 벌침이야기에 공개되어 있음에도 불구하고 귀동냥으로 들은 3류 소설에 관심을 기울이다가 낭패를 보는 것이 현실이다. 벌침을 성기에 즐기려면 변칙이 통하지 않는다. 변칙을 쓴다는 것은 목숨을 거는 것이나 다름이 없다. 정석을 지켜서 차근차근 절차에 따라 벌침을 즐기면 누구나 쉽게 벌침을 공짜로 스스로 즐길 수 있는 벌침 마니아가 될 수 있지만 반칙이나 변칙을 쓰다가 낭패를 당하면 벌침 마니아가 될 수 없을 것이다. 벌침은 어려운 것이 아니다. 벌침은 양봉인들처럼 늘 꿀벌에 쏘이면서 사는 것이다. 비양봉인이라도 잠자리채 만들어 꿀벌에 일부러 쏘이면서 사는 태도가 바로 벌침이야기의 태도이다. 총각도 처녀도 벌침 마니아가 될 수 있다. 세상은 비경험자가 경험자보다 더 아는 체하는 경우가 많다. 벌침에 대하여 왈가왈부하는 사람이 있다면 이렇게 질문을 해보면 된다.

'고추에 벌침 몇 방 맞을 수 있는데요?'

머뭇거리는 사람이 있다면 벌침에 대하여 아는 것이 하나도 없는 사람으로 여기면 틀림이 없을 것이다.

031 _ 동가홍상

어느 젊은 여자 리포터가 꽤 유명한 스님과 인터뷰를 하고 있었다.

"중들도 고기를 먹고 술을 마신다면서요?"

"그럴 수도 있고 아닐 수도 있고."

"중들이 가장 좋아하는 음식이 곡차라고 하던데 곡차가 뭔지 궁금합니다."

"중이 되면 알게 되지."

"중들도 슬프거나 기쁠 때 눈물을 흘리는지요?"

"중들이 사람인가 어디, 중일뿐이지."

젊은 여자 리포터의 아주 당돌한 질문에 노스님은 '중다운' 말로 그녀에게 답을 하는 것이었다. 리포터가 되려면 자신이 하는 말의 의미와 용처는 정확하게 알고 있어야 하는데 세태가 우선 외모가 예뻐야 아나운서나 리포터가 될 수 있기 때문에 인터뷰가 엉망이 되는 경우가 있다. 같은 값이면 '중'이라는 말 대신에 '스님'을 사용했으면 인터뷰가 매끄럽게 될 수 있었을 텐데, 스님이라는 말이 있는지 없는지 조차도 모르는 양 젊은 여자 리포터는 노스님에게 추궁하듯이 인터뷰를 했다. 결과는 자신이 알아내고자했던(궁금했던) 것에 대하여 만족할 만한 답을 얻지 못한 것이다. 말은 돈이 들지 않는다. 벌침이야기도 돈이 들지 않고 공짜로 스스로 벌침을 즐길 수 있는 것이다. 돈이 들지 않는 것에 대하여 사람들은 의외로 인색하다. 그 인색함의 끝은 결국 자신에게 이로움은커녕 손해를 보게 한다는 것을 모르는 것이다. 같은 값이면 분위기에 맞는 말을 쓰면 좋다. 그렇게 하는데 돈이 더 들어가는 것도 아니고 오히려 자신에게 이로운 것이기 때문이다. 돈이 들어가야만 좋은 것이라고 믿는 사람들은 돈이 들어가지 않는 것이 더 자신을 이롭게 한다는 사실을 깨우쳐야 한다. 대표적인 것이 스님과 벌침이야기이다. 벌침이야기는 동가홍상이라는 말을 좋아한다. 같은 값이면 붉은 치마가 더 아름다운 것이다.

032 _ 노름판

노름판에서 돈을 잃은 사람은 본전을 찾으려고 기를 쓴다. 마지막 남은 몇 푼을 핑계 삼아 돈을 딴 사람에게 노름판이 끝나지 않게 하려고 발버둥을 치는 것이다. 노름이라는 것이 원래 돈을 따기 위한 것인데 돈을 잃은 입장이 되면 '본전만이라도 되찾을 수만 있다면' 이 목적이 된다. 노련한 노름꾼은 돈을 따면 아무나 하고 노름을 다시 하지 않으려고 한다. 올인을 끝으로 상대방의 돈을 전부 딴 다음 옆에서 구경하는 사람이 붙자고 하면 미적거리면서 그 사람이 가지고 있는 돈 액수를 알아내려고만 한다. 돈을 따서 100만원이 수중에 있는 사람이 15만 원정도 밖에 없는 사람과 노름을 다시 한다면 불리하기 때문이다. 일부 모자라는 노름꾼은 돈 15만 원에 욕심이 생겨 자신이 가지고 있는 돈 100만원을 걸고 그 사람과 노름을 한다. 요즘 독도 문제를 보면 노름판 생각이 난다. 이유야 어쨌든 독도는 한국이 이미 가지고 있다. 그래서 잃을 것이 많은 쪽인 것이다. 일본은 독도 문제에 대하여 더 이상 잃을 것도 없는 상황이다. 밑져야 본전이 아니라 밑져도 남는 장사가 되는 상황이 일본인 것이다. 독도 문제의 해법은 간단하다. 철저하리만큼 일본을 무시하라는 것이다. 자꾸 일본의 대응에 맞장구를 치다보면 이미 확보한 돈을 잃을 수 있는 위험만 커지는 것이기 때문이다. 노련한 노름꾼이 절대로 쬐그만 돈에 욕심을 부리지 않는 것을 벤치마킹하면 될 것이다. 한 나라의 영토 문제는 쉽게 해결이 나지 않는다. 어느 쪽이든 손해를 보는 쪽에서는 협상을 한 사람이나 정권은 민족적 역적으로 영원히 기억될 수 있으니 그렇다는 것이다. 다만 일본의 독도 대응을 철저히 무시하는 정책의 기초 위에서 'All or nothing' 인 러시안 룰렛 게임을 할 수 있다. 전제조건은 일본이 대마도를 걸고 한국은 독도를 걸어야 한다. 협상 대표가 시합을 해서 이기는 쪽이 전부 가지면 뒤탈이 없을 것이다. 물론 러시안 룰렛 게임이 어색하다면 야구, 축구, 배구, 마라톤 등의 스포츠로 대체해도 무방하다. 벌침이야기는 뒤탈이 없는 것이 최선의 정책이라고 믿고 있다. 그것이 최선의 해답이라는 것이다. 두고두고 말이 많은 정책은 하나마나 정책이다. 벌침을 공짜로 스스로 즐기는 벌침 마니아가 되면 건강 문제에 뒤탈이 없을 것이다.

033 _ 모진 소리

옛날에는 농사를 지을 때 소를 이용하여 밭을 갈고 짐을 날랐다. 요즘도 경사가 심하여 장비를 이용하기 힘든 산골 마을에서 소를 이용하여 농사를 짓는 것을 볼 수 있다. 산골 마을에서 있었던 일이다. 이웃집 소가 고삐가 풀려서 남의 집 보리밭에 들어가서 엉망으로 만들어 놓았다. 소 주인은 보리밭 주인에게 미안하게 되었다고 보리를 보상해 주겠다고 했으나 보리밭 주인은 '짐승을 키우면 그럴 수 있는 일'이라며 오히려 소 주인에게 막걸리나 한잔 마시자며 그를 주막집으로 데리고 갔다. 주막에서 막걸리를 마시고 있을 때 아랫마을 사는 김 첨지가 제법 똑똑한 척하며 보리밭 주인에게 보리농사를 엉망으로 해놓았으니 당연히 소 주인이 보리농사에 대한 보상을 해야 한다며 입에 거품을 물었다. 하지만 보리밭 주인은 같은 동네에 살면서 도저히 그럴 수 없다며 김 첨지의 주장을 무시했다. 며칠 뒤에 김 첨지의 소가 고삐가 풀려서 이웃집 어린 아이를 뿔로 받아서 죽게 하였다. 결국 김 첨지는 포도청에 잡혀갔다. 김 첨지가 포도청에 잡혀가면서 넋두리를 했다.

'짐승 키우면서 모진 소리 하는 것이 아니구나!' 이 말이 사람들에게 전해지면서 만들어진 말이 '애 키우거나 짐승 키우는 사람은 남에게 모진 소리를 해서는 안 된다'는 것이다. 그런데 사회가 변하여 핵가족화가 되면서 어른들로부터 이런 말을 전수 받지 못한 사람들이 요즘 하는 행동을 보면 이웃이고 뭐고 막무가내로 건수만 기다리는 생활태도를 지니고 산다. 문교부 혜택만 받았지 가정의 어른들 혜택을 받지 못한 불쌍한 사람들이다. 아이들은 자라면서 싸우기도 하고 맞기도 한다. 그러면서 인격이 형성되는 것이다. 자식이 유치원에서 싸워서 코피가 나서 돌아오면 눈이 뒤집혀서 경찰서에 먼저 가는 이들이 가정교육을 받지 못한 사람들이다. 나중에 자기 자식이 남의 코피를 낸다면 뭐라고 말을 할 것인가? 벌침에 대하여도 모진 소리를 하려는 이들이 있다. 벌침이야기는 단언한다. 나중에 사람들이 병들어 죽어갈 때, 이 약 저 약 다 써도 고치질 못한다면 그들이 벌침 맞지 말라는 법이 없다는 것을 깨우치기 바란다. 그런데 벌침은 아무나 맞는 것이 아니라서 신체가 벌침을 맞을 준비가 되지 않으면 불가능한 것이다. 따라서 건강할 때 미리 벌침 적응 훈련을 하여 신체자격부터 갖추어 놓아야 나중에 쭉 팔리더라도 벌침을 맞을 수 있다.

034 _ 등창과 욕창

나이가 들면 근육 량이 줄어들게 된다. 당뇨가 있는 사람은 특히 근육이 많이 줄어 피부만 있는 것처럼 보이는 경우가 있다. 공중목욕탕에 가서 나이든 사람들을 관찰해 보면 엉덩이 살이 거의 피부만 있는 것처럼 되어 앉았을 때 골반 뼈의 뾰족한 부위와 닿은 부위가 거무스름하게 변한 사람들이 눈에 많이 띠고 있다. 여성들도 종종 엉덩이 꼬리뼈 주위에 살이 거의 없어서 누어서 잘 때 바닥과 맞닿는 부위는 거무스름하게 변한 경우를 볼 수 있다. 고스톱을 푹신한 방석에 앉지 않고 2시간 이상 치면 골반 뼈의 엉덩이 양쪽 뾰족하게 접촉하는 부위의 피부에 혈액순환이 되지 않아서 아프게 되는 것을 알 수 있다. 훈련이 된 사람은 물집 같은 것이 생기지 않지만 경험이 부족한 사람은 심하면 물집이 생길 수도 있다. 발목의 복사뼈 바깥 부위 접촉면에도 종종 물집이 생기거나 피부가 벗겨지는 경우가 있다. 속말에 밝히는 여성은 팔꿈치와 무릎을 관찰해보라고 했다. 그곳이 거무스름하면 밝히는 여성이라는 것이다. 장시간 앉아 있거나 누워서 생활하면 등창이나 욕창이 생긴다. 모두 접촉면의 압력으로 인하여 혈액순환이 원활하지 못해서 피부조직이 상하는 것이다. 그래서 자세를 바꿔가면서 앉거나 누워야 하는 것이다. 이와 같은 생활을 할 수밖에 없는 사람들에게 벌침이야기는 권하고 싶은 것이 있다. 벌침 마니아가 되어 공짜로 스스로 벌침을 즐길 수 있다면 등창, 욕창 같은 혈액순환 장애로 인한 질병은 사라질 것이며, 고스톱 치면서 엉덩이 피부가 아픈 현상도, 꼬리뼈 부위의 거무스름한 피부도 사라질 것이다. 벌침은 혈액순환을 억지로라도 시키는 역할을 한다. 당뇨가 있는 사람들이 살이 빠진 경우에 공중목욕탕에서 뒷모습을 보면 엉덩이에 살이 부족하여 목욕탕 바닥에 오래 앉아 있기도 힘들어 한다. 빨리 벌침 마니아가 되어야 하는 사람들이다. 만병의 근원은 피가 잘 돌지 않기 때문이다. 그런데 벌침을 즐기면 피가 무조건 잘 돌게 되어 있다. 피가 잘 돌면 아픈 것이 없다. 등창, 욕창, 거무스름한 피부 등등 보기 흉한 것을 사라지게 만들 것이다.

035 _ 전생과 바람둥이

사람들은 자신의 전생에 대하여 궁금해 한다. 전생에 무슨 업을 짓고 태어나서 현실이 이토록 만만치 않을까? 늘 이런 의문을 가지고 사는 사람들이 많이 있다. 전생을 쉽게 보는 방법이 있다. 벌침 즐기는 것만큼이나 쉬운 것이다. 결혼 운이 좋지 못한 사람은 대부분 전생이 왕이나 파라오, 칸이었다는 것이다. 특히 여복이 없는 남성의 경우는 틀림이 없다고 한다. 그리고 여성인 경우는 전생이 여왕이나 못된 대감 집 마님이었던 사람들이 남자 복이 없다고 한다. 수많은 여성들을 궁에서 살게 하면서 결혼도 하지 못하게 하고 자신의 노리개 수준으로 대하면서 권력을 휘두른 왕이나 파라오였으니 현생에서 여자 복이 있을 리가 없는 것이다. 어느 남편 복이 많은 점잖은 중년 여성의 전생을 보니 동학혁명군에 참전했다가 죽은 남자의 아내였다고 한다. 전생에서 나라를 위해 목숨을 바친 혁명군의 아내 역할을 다한 것이 현생에서 행복하게 살 수 있게 되었다는 것이다. 왕이나 파라오들이 그나마 여자복만 없지 축생이 아닌 인간으로 태어난 것은 전생에서 왕 노릇을 할 때 나라를 위해서 좋은 일 한 가지 정도는 했기 때문이라고 한다. 손 하나 까딱하지 않고 놀고먹는 팔자를 지니고 사는 사람들은 전생에서 피라미드를 건설할 때 동원된 노예이거나 만리장성을 축조할 때 끌려가서 죽도록 일만 하다가 죽은 사람일 수 있다는 것이다. 끌려가서 일만 열심히 한 죄밖에 없으니 인간으로 다시 태어난 것이다. 어느 도인이 거리에 지나가는 사람들을 보고 축생들이 많다고 했다. 죽어서 축생으로 태어날 운명을 지닌 사람들이라는 것이었다. 전생보다는 현생이 중요하다. 현생에서 나쁜 짓하지 않고 성실히 살면 다음 생은 반드시 인간으로 환생하게 된다. 나쁜 짓거리를 많이 하거나 욕심쟁이로 살면 다음 생에 축생으로 태어나서 후손들에게 잡아먹히는 신세가 될 것이다. 바람둥이들 중에는 전생에 내시였던 사람들이 대부분이라고 한다. 재미있는 독자로부터 벌침을 거시기에 즐기니 바람둥이가 되고 싶다는 농담을 들었었다. 거시기가 스멀거리고 물건이 커지니 그런 농담을 했을 것이다.
"전생이 내시가 아니라면 바람둥이가 될 수 없습니다."

036_ 구어체

해석이 난해하고 주관적일 수 있는 문어체보다는 누구나 쉽게 이해할 수 있는 구어체를 벌침이야기는 좋아한다. 지식인들이 지식을 자기들만 독점하려고 문어체 사용을 지식인의 자격 요건으로 여기던 시절도 있었다. 하지만 요즘은 민초들과 소통하지 못하는 지식은 쓸모 없는 쓰레기 취급을 받을 수 있는 세상이다. 민초들이 문맹시절엔 문어체로 민초들보다 우월감을 갖고 지식인 행세를 하려는 것이 통했겠지만 20세기를 끝으로 더 이상 그런 시대는 나타나지 않을 것이다. 70년 대 초반 '그건 너' 라는 유행가가 우리나라 민초들을 일깨웠다. 말하는 것이나 글로 쓰는 것이나 일치해야 하는 것이 언문일치이다. '그건 너' 의 가사 내용이 마치 누군가 중얼거리는 것을 그대로 옮겨 놓은 느낌이다. '모두들 잠들은 고요한 이 밤에, 어이해 나 홀로 잠 못 이루나' 그냥 읽거나 들으면 의미가 통하는 가사이다. 특별히 별도로 해석이 필요 없는 글이다. 글을 깨우치지 못한 사람도 노래 가사를 들으면 가사 내용을 쉽게 알 수 있도록 한 것이다. 이 노래가 역사발전에 상당한 공헌을 한 것이다. 지식인들의 독과점이나 다름이 없었던 문학세계나 음악세계에 혁명을 일으킨 것이나 다름이 없다. 비비꼬는 말보다는 말하는 것이 행동이 되고 문장이 되는 구어체야말로 민초들에게 반드시 필요한 영양

소일 것이다. 벌침이야기도 구어체로 구성을 했다. 아무나 읽으면 쉽게 따라할 수 있도록 최대한 구어체를 사용하려고 노력했다. 한글을 깨우치지 못한 사람도 누군가 벌침이야기를 읽어준다면 금방 이해하고 행동할 수 있도록 구어체 위주로 만들었다.
"벌침 왜 맞는데요?"
이렇게 질문하는 민초들이 있었다.
"돈 들이지 않고 아프게 않게 살려고요."
라고 구어체로 대답했다.

037 _ 위염과 피부미용

며칠 전에 40대 후반의 중년 남성으로부터 전화를 받았다. 전립선이 안 좋은데 성기에 벌침을 맞는 요령에 대한 질문이었다. 사침이나 보침에 대한 것을 물어서 벌침은 손가락으로도 맞을 수 있는 것이라서 그런 것들은 신경 쓰는 것이 아니라고 했다. 전립선과 조루, 발기부전에 벌침을 성기에 즐기면 좋은 효과가 있는 것은 사실이라고 말해 주었다. 오늘도 중년 부인이 전화를 했다.
"여보세요. 벌침이야기 저자분인 양 선생님 아니신가요?"
"맞습니다. 어디에 사시는 누구신데요? 나이는요? 벌침 경력은요?"
"저는 경기도에 사는 54세 된 ㅌ이라는 사람입니다. 벌침 경력은 9개월 정도 됐고요, 벌침이야기를 구해 스스로 벌침을 즐긴 지는 6개월째입니다. 다름이 아니라 제가 신장이 별로 좋지 않은 것 같아서요. 신장에 좋은 혈자리 좀 알려 주세요."

"삼음교혈, 곡천혈, 관원혈, 중극혈, 승산혈, 백회혈, 천주혈 그리고 허리의 아시혈, 곡골혈, 성기 혈자리입니다. 주로 배꼽 아래 부위의 혈자리에 즐기면 좋습니다."

"제가 벌침이야기를 구해 벌침을 선생님이 쓰신 대로 맞으니 위장병이 사라졌습니다. 중완혈 등에 벌침을 즐기니 음식을 먹으면 속이 더부룩하고 생목이 올라오던 것이 사라졌으니까요. 그래서 벌침의 신비함을 더욱 믿게 되었습니다. 시집살이 하면서 생긴 위장병이 감 쪽 같이 사라졌으니 감탄할 수밖에요. 아주 오래된 질병인데요."

"저도 비슷한 경험을 많이 했습니다. 60대 할머니가 떡을 먹지 못했는데 벌침을 중완혈에 몇 번 놓아주니 떡을 먹는다고 하더라고요. 생목이 올라서 괴로웠는데 이제는 떡을 즐겨 먹는다는 것이었지요."

"다크써클 부위가 검게 변하려고 합니다. 주름살도 늘어가고요."

"벌침 마니아가 되셨으면 벌침을 피부미용에 사용해도 좋습니다. 일단 사백혈(다크써클 부위)이나 양백혈(눈썹과 이마의 경계선의 가운데 부위)에 벌침을 즐겨도 좋습니다. 물론 눈가의 잔주름 부위도 좋고요. 관자놀이와 이마 부위도, 팔자주름이 있는 부위도, 이마의 신정혈 부위와 양 미간 사이에 벌침을 즐겨도 좋습니다. 이 모든 것은 전제가 벌침을 자유스럽게 즐길 수 있는 벌침 마니아가 되신 후에 가능한 것입니다."

"왼쪽 귀 부위의 머리가 가끔씩 아파서요."

"백회혈, 천주혈, 풍지혈, 그리고 이마의 M자형 부위 관자놀이 부근이 좋습니다."

"남편이 전립선 수치가 좀 높다고 해서요."

"남편 분도 벌침 마니아가 되셨나요?"

"예, 저와 비슷하게 벌침을 시작했습니다."
"그러면 벌침 마니아가 되셨군요. 그렇다면 성기에 벌침을 즐기시면 좋습니다."
"벌침이야기에서 60세 이상 된 사람들은 벌침을 성기에 맞는 것을 삼가라고 해서요."
"맞습니다. 벌침을 삼가 하라고 했습니다. 하지만 임산부와 중환자는 벌침을 금하라는 말도 있을 것입니다. 금하다와 삼가다는 의미가 완전히 다르답니다. 삼가라는 것은 조심해서 하라는 의미입니다. 금한다는 말 그대로 하지 말라는 의미이고요."
"전화를 바꾸어 줄 테니 남편과 전화를 해 보세요."
남편과 성기 벌침 맞는 요령에 대하여 대화를 나누고 다시 그 중년 부인과 통화를 계속하였다.
"꿀벌을 직접 잡아서 맞습니까?"
"아니 꿀벌을 사서 맞습니다."
"그렇다면 벌침을 놓고 몸에 박힌 침을 빨리 뽑지 않으셨지요?"
"꿀벌이 아까워서 좀 있다가 뽑았습니다."
"벌침은 몸에 박힌 침을 빨리(놓자마자) 뽑는 것입니다. 오른손으로 놓고 왼손으로 뽑으면 아주 편리합니다. 꿀벌은 봄부터 가을까지는 잠자리채로 잡아서 즐기는 것이고 겨울철에는 꿀벌을 사서 즐기시던지 쉬셔도 됩니다. 꿀벌을 사서 벌침을 즐기는 분들이 주로 침을 늦게 뽑는 경향이 있더라고요. 돈 주고 산 꿀벌이 아까우니 그러나 봅니다. 그러면 인체에 독이 갑자기 많이 들어갈 수 있기 때문에 두드러기가 나기도 하고 나른해지기도 합니다."
아무튼 오늘 벌침 마니아로 살아가는 중년 부부의 전화를 받고 행복의 의미를 느끼며 인생을 즐기는 모습을 보고서 벌침이야기도 행복감을 느꼈다. 중년 부부의 사랑이 된장국보다 더 구수한 맛을 발하고 있었다.

038 _ 비염

며칠 만에 꿀벌을 잡았다. 장마로 인하여 벌침을 즐기지 못했는데 비가 오지 않으니 잠자리채 들고 크로버 꽃이 피어 있었던 장소로 나갔다. 대부분의 꽃이 시들었지만 그래도 일부 늦게 핀 크로바 꽃에 꿀벌이 가물에 콩 나듯이 보였다. 골프를 치면서 걷듯이 꿀벌을 잡으면서 걸었다. 맹목적으로 걷는 것보다는 꿀벌을 찾아서 걸으니 힘이 들지 않은 기분이었다. 아무튼 꿀벌 40여 마리를 잡았다. 고추에 9방, 다리의 종아리 한가운데(승산혈) 2방, 수삼리혈에 2방, 태충혈에 2방, 천주혈에 2방, 배의 천추혈에 2방, 그리고 눈썹 가운데 부위인 양백혈에 2방, 컴퓨터 자판을 두드리다 보니 어깨가 약간 결려서 아시혈에 2방 총 23방을 즐겼다. 기분이 날아갈 것 같이 가벼워진 느낌이다. 다리나 발바닥이 화끈거리는 경우 벌침 마니아가 되어 승산혈과 태충혈에 벌침을 즐기면 그런 증상이 사라진다. 텔레비전이나 컴퓨터 화면에 몰두하는 이들이 양백혈이나 사백혈(눈 아래 다크써클 부위)에 벌침을 맞으면 피곤한 눈이 맑게 된다. 도리도리를 했을 때 목에서 사각사각 소리가 들리는 사람이 벌침을 천주혈에 즐기면 소리가 들리지 않는다. 물론 숙취 때문에 고생할 때 천주혈, 수삼리혈, 족삼리혈, 태충혈, 합곡혈, 신정혈, 백회혈, 단

전에 벌침을 맞으면 숙취가 사라진다. 장이 나빠서 찝찝할 때 천추혈에 벌침을 맞아도 기분이 좋아진다. 변비가 있는 사람이 변을 보게 되기도 한다.

"당신도 벌침 맞아야지."

아내에게 벌침을 놓아 주었다. 천주혈, 허리의 아시혈, 승산혈, 견정혈, 태충혈 등에 벌침을 놓아주었다. 무겁던 몸이 가볍게 될 것이다. 이와 같이 벌침은 생활이다. 때가 되면 밥을 먹듯이 벌침도 맞고 싶으면 즐기면 된다. 멀리 사는 친구가 전화를 했다. 비염에 좋은 혈자리를 물어온 것이다. 벌침 마니아라면 코끝이나 코 옆의 얼굴과 경계선 좌우, 눈과 눈 사이, 신정혈, 사백혈 등에 벌침을 즐기면 비염이 사라진다고 말해 주었다. 물론 한 번에 벌침을 다 놓는 것이 아니라 오늘은 코끝과 미간에, 사백혈에 벌침을 맞았다면 내일은 코와 얼굴의 경계선(코 중간 옆의 얼굴 경계선)과 신정혈에 맞으면 좋다. 벌침 마니아가 되지 않은 사람이 얼굴에 벌침을 맞으면 많이 부을 수 있다. 그렇기 때문에 누구나 벌침 마니아가 되어야 하는 것이다. 벌침 마니아가 되면 벌침을 신체의 아무 곳이나 즐길 수 있기 때문이다. 보톡스 주사를 맞듯이 벌침을 얼굴에 즐길 수도 있다. 그러면 잔주름이 사라지고 피부가 탱탱해져서 젊게 보인다. 단 얼굴에 벌침 즐길 시에는 벌침을 놓고 빨리(놓자마자) 침을 뽑아야 한다. 내일은 무궁화꽃이나 돼지감자꽃에서 꿀벌을 잡아야겠다.

039 _ 추하다

　어렸을 때는 똥을 밟은 사람이 바짓가랑이에 똥을 묻혀서 냄새를 풍기는 것이 세상에서 가장 추한 것인 줄 알았었다. 그런데 성년이 되고 늙어가면서 추한 것은 외적인 것이 아니라 내적인 것이라는 것을 알게 되었다. 추한 것이란 더럽고 지저분한 것을 말한다. 아름답지 않은 상태는 추한 상태라고 보면 그다지 틀리지 않겠다. 광고방송을 볼 때 나이가 비교적 많은 사람들이 상업적 광고방송에 너무 자주 나오는 것을 보고 추하다는 생각을 했다. 나이를 먹을 만큼 먹은 사람들이 아직도 물욕의 노예로 살아가고 있는 모습이 아름답지 않게 보였다. 먹고 살 만큼 재산도 있다고 하는 사람들이지만 상업 방송광고에 자주 나와서 지껄이는 모습이 추함을 넘어 가련하게 보이기도 한다. 자신보다 못한 사람에게 기회를 주는 것이 진정한 나눔이다. 물론 경제적으로 일을 할 수밖에 없는 상황이라면 아름답게 보일 것이지만 물욕에 빠져서 관 짜기 일 보직전까지 돈을 벌기 위해 발버둥치는 모습이란 결국 평생 욕심쟁이로 살다가 죽어간 사람에 불과할 것이다. 또 하나의 추한 모습이 있다. 나이가 많은 남자가 아주 어린 여성과 결혼을 한다고 난리법석을 떠는 모습이다. 정말로 추하게 보인다. 나잇값을 못하고 사는 사람이다. 이런 사람들과 하늘을 함께 이고 공기를 공유하면서 호흡을 한다는 것이 불쾌하기 그지없다. 자신의 딸이나 조카보다도 더 어린 여성과 결혼을 한다는 것이 추하지 않게 보이는 사람은 드물 것이다. 노인이 되었을 때 대표적인 추한 행동이 물욕이나 색욕, 권력욕에 빠져서 허우적거리는 것이다. 그리고 이런 사람들에 기생하면서 살아가는 자들이 이들의 추한 행동을 미화하려고 노익장이라는 말로 그들을 옹호할 때도 있다. 노익장은 그런 것이 아니다. 노익장이란 욕심이라고는 새 털 만큼도 가지지 않은 노인이 공익 광고방송에 자주 출연하는 것이고, 재혼을 하는 경우도 적당히 나이가 든 외로운 사람 중에서 배우자를 골라서 인생의 황혼기를 둘이서 즐기는 것이다. 그리고 노익장은 적당한 때에 후배들을 위하여 물러날 줄 아는 것이다. 천년만년 살 것처럼 행동하는 사람은 그냥 추한 사람에 지나지 않는다. 벌침이야기는 다가오는 노령화 시대에 추하지 않게 사는 방법은 벌침 마니아가 되어 몸과 마음이 아름답게 되는 것이라고 늘 주장하고 있다. 추하다는 수식어를 지니고 말년을 보내는 삶이라면 실패한 인생이다.

040 _ 라면철학

라면을 가장 많이 먹었던 시절이 아마도 군대에 있을 때였다. 일요일 아침 메뉴는 라면이었다. 먹기 싫어도 최소한 일주일에 한 번은 라면을 먹어야 했다. 물론 군용 라면은 시중에 유통되는 라면과 차이가 있었다. 라면 한 봉지에 면발이 2개 들어있는 것이었다. 일반인들 1인분에 비하면 군용 라면은 2배나 양이 많은 것이다. 라면철학이 있다. 어느 고참병이 있었다. 졸병이 라면을 끓여오면 항상 질문을 했다.

"라면을 끓인 순서를 말해보라."

"물이 끓으면 면발을 넣고 3분 후에 스프를 넣고 다시 2분간 끓였습니다."

"라면은 그렇게 끓이는 것이 아니고, 먼저 스프를 넣고 물을 팔팔 끓

인 후에 면발을 넣고 다시 팔팔 끓이는 것이다. 라면 다시 끓여와!'

　보통사람들이야 면발을 먼저 넣고 끓인 것이나 스프를 먼저 넣고 끓인 것이나 그 맛이 그 맛일 것 같은데 아마도 그 고참병은 입맛이 아주 민감한 사람이거나 아니면 졸병들에게 복종심을 심어 주려는 의도된 행동일 수 있다. 고참병의 위대함(라면 맛을 구분할 정도의 기술)을 졸병들은 느끼면서 졸병 생활을 하는 것이다. 몇몇 까다로운 사람들 중에 라면을 끓여주면 프로판가스불로 끓인 라면과 도시가스불로 끓인 라면 맛을 구분하기도 한다. 도시가스불의 화력은 프로판가스불의 화력의 3분의 2 정도이기 때문에 라면 맛 구분이 가능할지 모르겠으나, 이런 사람은 결혼하면 마누라가 도망갈 확률이 매우 높다는 사실도 알아야 한다. 매사에 이유도 이유 같지 않은 것을 대면서 상대방의 행동에 반대를 하려는 철학이 라면철학이다. 엎어 치나 둘러치나 아픈 것은 마찬가지인데도 아픔의 강도가 차이가 난다는 핑계를 대기도 하는 사람들이 라면철학에 빠진 사람들이다. 먹어본 라면 중에서 가장 맛이 있었던 기억은 이등병 시절 혹한기 야외훈련 나가서 한밤에 참호 안에서 양은 세숫대야에 아무렇게나 끓인 라면 맛인데 소주와 함께한 것이었다. 비누냄새가 향신료 역할을 한 라면이었다. 라면철학에 푹 빠져 사는 사람들이 보인다. 무시할 수 있는 것을 무시하지 못하고 자신의 라면철학이 최고인 것처럼 따지는 사람들이다. 그런 사람들은 질병에 걸린 환자가 될 가능성이 매우 높다. 그들에게 권하고 싶은 라면이 있다. '벌침을 즐겼더라면' 이다. 라면철학에 빠져 허우적거리는 사람들은 반드시 이 라면을 먹어야 한다. '벌침을 즐겼더라면' 을 요리하는 비법이 벌침이야기이다.

041 _ 찌렁내

　사람들은 부부로 살다가 남자가 먼저 죽는 것이 여자가 먼저 죽는 것보다 좋다고 말한다. 그래서 그런지 여자들 평균수명이 남자들보다 길다. 남자가 늙어서 혼자 산다는 것이 쉽지 않기 때문이다. 먼저 몸에서 찌렁내 같은 냄새가 날 수 있다. 아무리 효부라도 찌렁내를 달고 사는 시아버지를 모시는 것이 쉽지 않을 것이다. 그런데 찌렁내의 원인은 남자들만 가지고 있는 전립선에 탈이 있기 때문이다. 오줌을 마음대로 통제할 수 없게 되어서 몸에 찌렁내가 난다. 오줌을 지려서 옷에 오줌이 묻었다 하더라도 여자들 같으면 곧장 옷을 갈아입고 빨래를 하던지 기저귀를 차고 교환하면서 생활한다면 그렇게 심한 찌렁내가 있을 수 없으나, 남자들이 늙어서 빨래하고 기저귀를 찬다는 것이 호락호락한 일이 아니다.(여자들은 기저귀 차는 일이 생활이다) 누구나 홀아비나 과부가 된다. 부부가 동시에 죽는 일은 사고가 아니라면 있을 수 없는 것이다. 어차피 남자나 여자나 홀로 될 팔자다. 사람에게 가장 자존심을 상하게 하는 것이 있다면 똥오줌을 가리지 못하는 신세가 되는 것이다. 똥오줌을 가리지 못하게 될 때 사람들은 마치 짐승 같다는 자괴감을 지닐 수 있다. 다른 모든 것은 용서받을 수 있으나 똥오줌 못 가리는 것은 용서받지 못한다는 말이 있다. 똥오줌 잘 가리는 비법이 있다. 자연에 넘쳐나는 꿀벌을 잠자리채로 잡아서 벌침을 공짜로 스스로 즐기는 것이다. 돈이 들어가는 것도 아니고 그렇게 어려운 것도 아니다. 누구나 관심만 있으면 쉽게 즐길 수 있는 것이 벌침이다. 벌침은 생필품이다. 클레오파트라가 늙어서 죽으면 자신의 이미지가 늙은 노파로 기억될 수 있다는 강박관념 때문에 뱀에게 물려 자살을 했을 수도 있는 것이다. 우리는 모두 클레오파트라와 같이 그렇게 할 수 없다. 그렇다면 곱게 늙으면 될 것 아닌가? 곱상하게 깨끗하게 늙은 노인을 볼 때 어린 아이처럼 귀엽다는 기분이 들 때도 있다. 죽을 때 죽더라도 마지막 자존심인, 똥오줌은 가리다 죽어야 할 것 아닌가?

042 _ 동물학대

사람이나 동물이나 나이가 들면 풍치가 생기고 관리를 잘못하면 이빨이 빠지는 것이 자연의 이치이다. 심하면 입 냄새가 심하게 날 수 있고, 음식을 즐기고 싶어도 뜻대로 되지 않는다. 그래서 이빨이 건강하면 오복 중의 하나를 지녔다고 했다. 애완견 한마리가 있다. 아주 순진한 개다. 가족들이 벌침을 즐길 때 애완견에게도 항상 빼놓지 않고 벌침을 놓아주고 있다. 2~4방 정도로 등, 머리, 배, 목, 다리, 꼬리 등에 놓아준다. 벌침에 적응이 되어서 콧물 감기, 홍역, 결막염, 식중독, 관절염 같은 것이 발병하지 않는다. 꿀벌의 날개를 제거하고 애완견의 등 부위 털 위에 그것을 얹어 놓는다. 애완견은 가슴이 벌렁거리면서 등 위의 털 속에서 스멀거리고 있는 꿀벌을 제거하려고 별짓을 다한다. 몸을 벽에 비비기도 하고 흔들기도 하면서 긴장하는 모습이 역력하다. 몇 분 후에 애완견의 등 위에 있던 꿀벌을 잡아서 애완견의 입 앞에 던져 준다. 애완견은 등 위에서 자신을 긴장하게 만들었던 꿀벌을 입으로 깨물어 죽이려고 한다. 물론 잽싸게 이빨로 깨물었다가 뱉는 것을 반복하면서 결국엔 꿀벌에게 원수를 갚는 것이다. 그러면서 꿀벌에게 입안의 혓바닥이나 잇몸에 벌침을 자연적으로 쏘이게 된다. 애완견이 벌침에 완전히 적응한 후에 이렇게 해야 한다. 처음부터 이렇게 꿀벌로 장난을 치면 애완견의 입안이 많이 부어서 고통스러울 수 있기 때문이다. 애완견을 키우려면 자주 칫솔질을 해주어야 한다. 그러면서 꿀벌을 잡아서 날개를 제거한 상태로 던져 주면 애완견의 건강에 상당한 도움이 된다. 집에서 기르는 애완동물이 있다면 벌침을 놓아주면 온갖 잡병을 예방시킬 수 있다. 그것이 진정한 동물사랑이다. 애완견에게 따끔한 벌침 맛을 느끼게 하는 것은 동물학대라고 주장하는 사람이 있을 수 있으나 몰라도 너무 모르는 사람이다. 무엇이 동물 학대이고 동물사랑인지를 말이다. 애완동물이 질병에 걸려서 고통스럽게 하루하루를 사는 것이 동물 학대이지 그것을 예방해주는 것은 동물사랑이다. 동물병원에 가서 비싼 항생제 주사 맞히는 것보다는 자연 물질인 꿀벌로 가끔씩 벌침을 놓아주는 것이 훨씬 동물을 사랑하는 것이다. 사람만 벌침을 즐기면 애완견들이 섭섭해 한다. 동물만 사랑하면 식물이 서운해 할 것 같아서 앞으로는 식물에게도 벌침을 놓아줄 것이다.

043 _ 구두딱기

오늘 벌침이야기가 기억에 남을 만한 착한 일을 했다. 정말로 안타까운 사나이에게 벌침을 가르쳐 준 것이다. 그는 구두딱기이다. 영어로 말하면 슈샤인보이일 것이고 속말로 딱쇠였다. 벌침이야기가 크로바꽃에서 꿀벌을 잡고 있는데, 유심히 바라보던 사나이가 관심을 갖고 접근을 했다.

"아저씨, 지금 뭐 하세요?"

"꿀벌 잡아 벌침 즐기려고요. 어디가 아프세요."

"오줌을 시원하게 못 누고요, 와사증이 있어 입이 조금 돌아갔어요."

"그렇다면 벌침을 배워 벌침 마니아가 되세요. 이렇게 꿀벌 잡아서 벌침을 공짜로 스스로 즐기면 건강이 좋아질 것입니다. 몇 살인데요?"

"44살입니다."

"저 쪽 벤치로 가서 이야기 좀 합시다."

벤치에 둘이 앉아서 대화를 나누었다. 벌침에 대한 기본 지식과 함께 직접 벌침을 5방 서비스했다. 수삼리혈, 족삼리혈, 그리고 관원혈에 약하게 벌침을 놓아 주었다. 벌침 맞고 몇 분 후에 잔뇨감이 사라진 기분이라며 사나이가 놀라워하는 눈치였다.

"남자들에게만 있는 전립선에 나이가 들면 면역력이 저하되어 염증이 생기게 됩니다. 때로는 전립선 비대증이 발병하기도 합니다. 정액의 일정 부분을 만들어 내는 곳이 전립선입니다. 섹스를 너무 하지 않아도 전립선 액을 배출하지 못해서 염증이 생길 수 있고, 많은 여자들과 너무 많이 섹스를 해도 잡균들이 전립선에 침범하여 염증이나 비대증을 유발하기도 하죠. 적당히 섹스를 즐기면서 살면 건강에 이로운 것이죠."

"마누라가 없습니다. 그러다보니 사창가 같은 곳에서 매춘부들과 섹스를 하게 되었습니다. 아마도 그것이 원인이 된 것 같습니다."

"전립선에 좋지 않은 직업이 사무직이나 운전기사, 스트레스를 많이 받는 직업이라고 합니다. 직업이 뭔가요?"

"구두딱기입니다. 사무동 건물을 찾아다니며 구두를 닦고 있습니다. 요즘은 수입도 변변치 않습니다."

더 이상 사나이의 프라이버시에 대하여 묻지 않았다. 척 하면 어느 정도는 알 수 있는 벌침이야기가 대화를 다른 곳으로 돌렸다.

"아저씨에게 벌침을 가르쳐 주려면 1박2일 잠 안자고 얘기를 해줘야 하는데 그것이 불가능하니 벌침이야기를 구해서 읽고 행하는 것이 좋겠습니다. 공짜로 꿀벌 잡아서 벌침 즐기는 요령과 고추에 벌침 즐기는 요령이 공개되어 있으니까요. 한글은 알고 계시죠?"

"한글은 알고 있습니다."

"그러면 됐습니다. 한글만 알면 누구나 쉽게 벌침을 즐길 수 있도록 한 것이 벌침이야기이니까요."

"시간이 있으면 식사라도 대접할까 하는데요?"

"시간이 없으니 먹은 것으로 칩시다."

사나이는 와사중(구안와사)이 약간 있어 입이 약간 삐뚤어져 있었고, 독실한 기독교 신자로 교회에 나가라며 벌침이야기에게 전도하는 것도 빼놓지 않았다. 눈썹 밑에 콩알만 한 사마귀도 있었다.

"사마귀 같은 것 벌침 마니아가 되면 없앨 수 있습니다. 모든 질병에 벌침이 효과가 있습니다."

벌침이야기가 기억에 남을 만한 착한 일을 한 것은 돈 없고 힘없는 민초들이 아픈 것에 무방비로 생활하고 있는 것이 늘 안타까웠는데, 한 사람이라도 그런 민초들에게 벌침을 가르쳐 준 것이 뿌듯하기까지 했다.

044 _ 곰발바닥

　남자들이란 정력에 좋다고 하면 목숨 걸고 덤비는 성질이 있다. 그 중의 하나가 곰발바닥 요리를 밝히는 것이다. 곰발바닥이 정력에 좋다는 말이 왜 생겼는지에 대하여 생각해 보았다. 오래 전 외화에서 미국 로키산맥의 야생 곰 한 마리가 큰 바위 밑의 땅벌 집을 파서 꿀을 훔쳐 먹다가 바위가 무너져서 죽는 화면을 보았었다. 곰발바닥 요리가 정력에 좋다는 것은 아마도 곰이 앞발로 꿀을 훔쳐 먹으면서 발바닥 살이 꿀에 절어서 그럴 것이라고 상상을 하는 이들이 있기 때문이겠지만, 벌침을 모르는 사람의 무모한 추측일 뿐이다. 사실은 야생 곰이 꿀을 훔쳐 먹으려고 벌집을 파괴할 때 벌들이 곰발바닥을 향해 총공격을 할 것이다. 바로 곰발바닥에 벌침을 아주 많이 맞게 된다는 것이다. 벌침에 많이 쏘인 곰발바닥 요리를 먹으면 벌독도 함께 섭취가 될 것이고 벌독이 인체에 들어가면 혈액순환이 활발하게 되어 발기가 보통 때보다 더 잘 되는 기분이 들 것이다. 이런 것 때문에 곰발바닥 요리가 정력에 좋다는 말이 생겼을 것이다. 야생 곰이 벌집을 파괴할 때 앞발을 이용하기 때문에 뒷발보다는 앞발에 벌침을 많이 쏘여 앞발이 정력에 더 좋을 것이다. 일부 식당에서 앞발 뒷발 가리지 않고 그냥 곰발바닥 요리로 통하고 있다. 식당 주인 빼고는 앞발 뒷발 구별하기가 무척 어려운 것이 현실이다. 곰발바닥 요리를 먹으려면 앞발을 먹어야 그나마 효과가 있다는 것이다. 벌침이야기가 곰발바닥 요리만 먹어도 정력에 좋다고 믿는 사람들에게 한마디 해주고 싶은 말이 있다. '곰발바닥 요리보다는 벌침을 성기에 직접 맞는 것이 훨씬 더 효과가 있다' 는 것이다. 곰발바닥 요리를 먹는 것을 소총에 비교한다면 벌침을 성기에 직접 즐기는 것은 원자

폭탄만큼의 효과가 있을 것이다. 곰발바닥 요리를 먹기 위해 죄 없는 곰들이 수난을 당했을 것이다. 요즘은 사육된 곰의 발바닥 요리만 있겠다. 사육된 곰들은 꿀을 훔쳐 먹지 못하기 때문에 앞발이라도 벌침을 맞지 않았을 것이다. 야생 곰발바닥 요리, 그것도 앞발을 구하기는 하늘에 별을 다는 것보다 더 어려우니(사실상 불가능) 곰발바닥 요리를 먹으려는 생각은 하지 않는 것이 순리이다. 그것보다는 자연에 날아다니는 꿀벌을 잡아 직접 벌침을 즐기는 것이 상식을 아는 사람들의 행동인 것이다. 정력에 목말라 하는 사람들이라면 그냥 벌침 마니아가 되어 성기에 벌침을 맞아보면 곰발바닥 요리 먹은 것을 후회할 것이다.

045 _ 벌침촌놈

촌놈이라는 말이 있다. 시골에 살며 무식한 사람을 비하하는 말이다. 벌침이야기도 촌놈이었었다. 시골에서 태어나서 자랐기 때문이다. 하지만 사춘기 때 도시로 나가 살았기 때문에 지금은 촌놈이 아닐 수 있겠다. 물론 도시 생활할 때 초기에 촌놈 소리를 많이 들었었다. 친구들이 가끔 그렇게 불러 주었지만 기분이 나쁘지 않았다. 요즘은 과거와 달리 도시와 시골의 문화 차이가 거의 없다. 자동차, 텔레비전, 신문, 인터넷, 보일러, 부뚜막 없는 주방, 전화, 휴대폰 등 시골에도 문명의 혜택이 골고루 퍼졌기 때문이다. 오히려 도시에 없는 경운기 같은 것이 시골엔 있다. 촌놈이라는 말이 이제는 시골에 살며 무식한 사람을 의미하는 것이 아니라 그냥 좀 어리석고 이해력이 딸리는 사람이라는 의미로 쓰이는 경우가 맞는지 모르겠다. 시골에서 태어나서 자란 사람이 도시에서 살아가기는 쉽다. 하지만 도시에서 태어나서 자란 사람이 시골에서 살려면 대단한 의지를 갖고 있지 않으면 불가능하다. 시골 출신들의 생활력이 더 강한 것이다. 벌침촌놈이 있다. 누구나 벌침에 대하여 이상한 의심을 가질 수 있다. 하지만 벌침이야기의 벌침에 대한 설명을 듣고도 의심의 늪에서 벗어나지 못하는 사람이 있다면 그가 벌침촌놈이다.

첫째 : 벌침은 임상이 이루어지지 않은 불확실한 것 아닙니까?

답 : 벌침은 가장 확실하게 임상실험이 이루어졌다. 인류 역사와 함께 한 양봉의 역사가 그것을 반증하고 있다. 수천 년 동안 인류가 양봉을 하면서 늘 꿀벌에게 쏘였다. 양봉인들은 비양봉인 보다 질병에 걸리는 경우가 거의 없다는 것이다. 신경통, 암, 관절염, 성인병, 노화, 비만, 당뇨병, 고혈압 등의 성인병이 양봉인들에게 잘 발병하지 않는다. 양봉은 보통 사람들이 임상을 직접 한 것이다. 다른 약처럼 쥐나 원숭이 같은 동물 임상실험이 아니라 인간이 직접 원하든 원하지 않던 임상을 한 것이다. 일반인들이 양봉인들처럼 늘 꿀벌에 쏘이면서 생활하면 건강한 생활을 하며 질병의 공포로부터 해방될 수 있다는 것이 벌침의 개념이다. 노화로 인하여 질병에 걸린 사람들이 좋아하는 직업이 양봉이라고 한다. 평상시에도 양봉인처럼 생활하는 것이 가능한데 굳이 늙어서 양봉을 해야만 건강해질 수 있다는 고정관념 속에 헤매는 사람이 벌침촌놈인 것이다.

둘째 : 벌침은 돈 많은 사람들만 즐길 수 있는 사치품이 아닙니까?

답 : 벌침은 신이 인간에게 내린 가장 큰 선물이다. 그래서 누구나 쉽게 공짜로 즐길 수 있는 것이다. 돈 있는 사람만 즐기는 것은 돈 없는 사람들에게 배만 아프게 할 뿐이다. 돈이 없어도 원 없이 즐길 수 있는 벌침이야말로 인간에게 가장 공평한 자연의 혜택이다. 잠자리채 만들어서 자연의 꽃에 널려 있는 꿀벌을 잡아 공짜로 스스로 벌침을 즐기는 것은 천부적 권리인 것이다.

셋째 : 벌침은 부작용이 있는 것이다.

답 : 세상 모든 것에 부작용이 있듯이 벌침도 부작용이 있다. 벌침 초기에 가렵고, 퉁퉁 붓는 것을 일부 몰상식한 사람들이 벌침 부작용이라고 말한다. 몰라도 너무 모르는 무식함의 극치라고 보면 된다. 벌침 부작용이란 초기에 벌침 맞고 아무런 반응이 없는 것이다. 마치 시체에게 벌침을 놓으면 아무 반응이 없는 것과 같은 이치이다. 이미 시체처럼 신체가 맛이 갔다고 보면 된다. 이런 사람들도 벌침을 몇 번 맞으면 초기에 붓고, 가려운 현상이 나타나고 벌침 적응 훈련을 마치면 붓고 가려운 것이 사라지게 된다. 어떤 이가 벌침 부작용에 대하여 잘못 알고 있다면 그를 피하는 것이 건강에 좋을 것이다.

넷째 : 벌침은 돈 주고 누구에게 배우는 것이다.

답 : 천만의 말씀이다. 벌침은 천부적 자연의 선물이기에 누구나 쉽게 공짜로 즐길 수 있는 것이다. 벌침이야기가 세상에 나오면서 일반인들도 벌침을 쉽게 배워 즐길 수 있게 되었다. 벌침은 절차이기 때문에 벌침이야기에게만 있는 벌침 적응 훈련을 스스로 하면 벌침 마니아가 되어 한 평생 벌침을 공짜로 즐기면서 건강하게 살 수 있다.

다섯째 : 성기에 벌침을 맞는 것은 성기가 부어서 커지게 하기 위함이다.

답 : 아니다. 성기에 벌침을 즐기는 것은 전립선염, 요도염, 오줌발 약함, 정력 감퇴, 발기부전 등을 예방하기 위함이며, 초기에 많이 붓는 현상이 나타날 수도 있지만, 부어서 커지는 것보다는 혈액순환이 활발하게 되어 성기가 커지는 원리이다. 성기에 벌침을 적당히 즐기면 작품이 만들어진다. 위와 같은 벌침이야기의 설명을 듣고도 벌침에 대하여 엉뚱한 망상을 하는 이가 있다면 그가 바로 벌침촌놈인 것이다.

046_ 난치병과 인간극장

어제 벌침이야기는 꿀벌을 많이 잡았다. 인근에 크로바꽃(토끼풀)이 넓게 피어있는 공터에서 잠자리채로 200여 마리 이상 잡았다. 아무도 모르는 꿀벌 잡는 장소이기에 비교적 짧은 시간에 그것이 가능했다. 현장에서 거시기에 벌침을 10여방 즐기고 나머지는 가족에게 놓아 주었다. 양파 포장용 망으로 만든 잠자리채에 눈깔사탕을 2개 넣어 주었다. 꿀벌이 많이 남아서 오늘 늘 몸이 아픈 아줌마에게 벌침을 놓아 주었다.

"제가요 젊어서부터 일을 많이 했어요. 나이가 드니 아프지 않은 곳이 없어요. 어깨, 허리, 목, 손가락, 다리, 머리 등 전국적으로 아픕니다. 특히 어깨와 목, 허리, 머리는 밤마다 아파서 잠을 잘 못 이룰 정도입니다."

언젠가 벌침이야기에게 이런 말을 했던 아줌마이기에 벌침을 가르쳐 줘서 아픔의 고통으로부터 해방을 시켜주고 싶은 생각에 남은 꿀벌로 벌침 적응 훈련을 시켜주기로 마음을 먹고 벌침을 놓아 주었다. 며칠 전에 아줌마가 무거운 것을 무리해서 들다가 허리를 삐끗 해서 침과 물리치료를 받았지만 신통치 않다고 하여 벌침을 2방 서비스했었다.

"벌침 맛이 어떻습니까? 시원한 것을 확실히 느낄 수 있지요. 벌침은 물리치료가 아니라 물리 화학치료입니다. 벌독이 인체에 주입되어 온갖 나쁜 잡것들을 청소하고 피를 맑게 해주니 그런 것입니다."

"참말로 신기하네요. 허리가 금방 아프지 않습니다."

아픈 사람이 벌침을 맞으면 그 효과를 금방 느낄 수 있다. 목마른 사람에게 냉수 한 모금은 그 어떤 음식보다도 더 맛이 있는 것과 같은 이치이다. 오늘은 어깨와 손가락 관절 아픈 부위에 벌침 맛을 보게 해주었다. 초보자이기에 3방만 서비스한 것이다. 물론 침을 빨리 뽑았다. 오른손으로 벌침 놓고 왼손으로 뽑았다. 옆에서 이 광경을 보고 있던 중년의 사내가 벌침에 관심을 기울였다.
"몇 살이지요."
"쉰다섯 살입니다."
"아플 나이가 되었네요. 오줌발도 약할 것이고요. 벌침 즐기세요."
"벌침 맞으면 많이 따가울 것 같습니다."
그러면서 중년의 아줌마를 바라보았다.
"졸장부도 아니고 여자인 나도 맞는데 사내가 지금 뭐 하는 겁니까?"
초보자들이 꿀벌을 무서워하는 광경을 여러 번 보았다. 그럴 때마다 한마디씩 해주었다.
"진짜로 무서운 것은 몸이 아픈 것입니다. 꿀벌은 무서운 것이 아니라 친근한 것입니다. 질병의 종류는 무궁무진 합니다. 그런데 질병 퇴치나 예방에 최고인 것은 벌침을 스스로 공짜로 즐기는 것입니다. 양봉하는 사람처럼 늘 꿀벌을 잡아 벌침을 즐기면 질병 그까이꺼 두렵지 않게 됩니다"
죽어봐야 아픈 줄 아는 민족성 때문인지 몰라도 미리 벌침을 배워 마니아가 되면 편리한데 꼭 아프게 되서야 관심을 기울이는 것이 안타까울 뿐이다. 중년의 아줌마를 찾아갔더니 죽었던 서방 다시 살아 돌아온 듯이 반갑게 맞이해 주었다. 벌침이야기가 잘나서 그런 것이 아니라 벌침이 반가운 것이라는 것을 벌침 마니아들은 알고 있다. 사람들이 살아가는 모습이 거기서 거기이다. 가끔씩 텔레비전에서 불치병이니, 암이니 하면서 인간극장에 소개되는 분들을 많이 보았다. 그런 분들이 반드시 해야 할 일이 바로 벌침을 스스로 공짜로 즐기는 것이다. 일단 면역력을 키워서 질병과의 전쟁을 해야 할 것이기 때문이다. 이리 재고 저리 재지 말고 그냥 즐기면 된다.

047 _ 모두 옳다

부인을 둔 스님을 대처승이라고 한다. 부인을 두지 않는 비구승보다 숫자적으로 훨씬 적어서 그런지 대처승이라는 단어가 귀에 익지 않았다. 벌침이야기는 진정한 자유인을 추구한다. 종교, 정치, 사회, 집단 등의 특정한 종파나 정파, 이익집단에 속하기를 거부하는 경계인으로 살고 싶을 뿐이다. 특정 집단에 속하면 그 단체에 반하는 집단에 대하여 배타적이 될 수도 있는 것이 민초들의 삶인 것 같다. 대처승과 비구승을 경계인(민초)의 입장에서 분석해 보았다. 수행을 하는 어려움이 양쪽 모두에게 있을 것이다. 대처승의 신분으로 수행을 하는 경우 가족을 부양하는 것이 가장 큰 어려움일 것이고 비구승인 경우엔 이성에 대한 그리움을 억제하는 것이 고행이 될 것이다. 인간은 인간다워야 한다. 인간이 짐승처럼 살거나 신처럼 산다면 그는 이미 인간이 아닌 것이다. 요즘 같으면 벌어먹기도 힘든 세상에 수행을 하면서 가정을 꾸려나가는 대처승의 어려움이 더 많은 것 같다. 머리 깎고 산에 들어가서 수행을 하는 비구승은 자신의 수행에만 집념하면 되지만 대처승은 가족이라는 또 하나의 사판 세계와 늘 교류를 해야만 한다. 비구승이 수행하는 어려움 또한 만만치 않을 것이다. 정신 세계에 늘 떠오르는 번뇌를 좀 더 깊이 파고들면서 답이 없는 문제의 답을 찾아야만 하는 압박감에 시달리는 것이 비구승의 어려움이다. 이판의 세상에서 사판 출신인 인간이 겪어야 하는 고통을 비구승들은 겪어야 한다. 천주교 신부님과 개신교 목사님들의 생활방식과 유사한 점이 비구승과 대처승의 차이인 것 같다. 이판 세계에서 도를 닦는 이는 사판 세계에서 도를 닦는 이를 완전히 이해하지 못할 것이고, 사판 세계에서 수행하며 도를 닦는 이는 이판 세계의 오묘한 수행 어려움을 이해하기 힘들 것이다. 일찍이 황희 정승의 너도 옳고 나도 옳고 그도 옳다는 양시론적인 입장이 맞지 않을까? 자신만 옳다고 하면 독재가 되고, 너만 옳다고 하면 아부가 될 것이고, 그만 옳다고 하면 쓸개 빠진 인간이라는 말을 들을 것이다. 모두가 옳다고 하는 것이 모두가 나쁘다고 하는 것보다 인간들이 어울리며 사는 사판 세계에서 잘 통할 것이다. 벌침이야기는 벌침은 모든 이에게 이로운 것이라고 주장한다. 아픈 자나, 아프지 않은 자나, 여자나, 남자나, 벌침을 공짜로 스스로 즐기면 세상에 태어난 즐거움을 느낄 수 있다.

048 _ 비와 애완견

벌침이야기는 비를 무척 좋아한다. 목마른 날 맥주 한 잔 마시는 것보다 더 비를 좋아한다. 비가 없다면 벌침이야기는 아마도 세상에 존재할 수 없었을 지도 모르겠다. 그 만큼 비를 좋아한다는 것이다. 비라도 내리지 않는다면 하늘과 땅 사이의 빈 공간을 무엇으로 채울 수 있을까? 사랑에 빠진 사람은 자신의 사랑으로 그 허공을 채울 수 있다고 말할 것이다. 돈을 많이 가진 사람은 자신의 돈으로 하늘과 땅 사이를 채우겠다고 우쭐댈 것이다. 봉사활동을 열심히 하는 사람은 자신의 봉사활동 마음으로 허공을 채우겠다고 난리를 피울 것이며, 하나님을 믿는 사람들은 그들의 하나님에 대한 믿음으로 그 공간을 충분히 채울 수 있을 것이라고 착각할 것이다. 권력에 심취한 사람은 권력의 힘으로, 남의 밑에서 열심히 일하는 사람들은 자신의 성실함으로 그 공간을 채울 수 있다고 자랑할 것이다. 모두 틀린 생각이다. 인간이 아무리 발버둥을 쳐봐야 자연의 힘에 비하면 새 발의 피에 불과하다. 집합이라는 이론이 있다. 수학에서 학생들을 괴롭히는 이론 중의 하나이다. 자연이 전체집합이라면 인간이나 종교, 권력, 돈, 성실성 등과 같은 것은 부분집합에 불과하다. 어디까지나 부분집합은 전체집합의 한 부분에 지나지 않는다. 벌침이야기가 비를 좋아하는 것은 하늘과 땅 사이의 공허한 빈 공간을 빗방울로 채워주기 때문이다. 비가 내리는 날은 공허한 빈 공간을 비가 채워주면 마음이 늘 충만함을 느낄 수 있어서 좋다. 비 대신에 눈도 좋다. 하지만 벌침이야기도 인간이기에 비나 눈을 제외한 다른 것들은 싫어한다. 밖에서 비 내리는 소리가 들린다. 그 어떤 오케스트라 연주보다도 더 아름다운 빗소리, 벼락이라는 조명 불 아래서 천둥소리 코러스와 함께 벌침이야기의 오감을 자극하고 있다. 이럴 때면 벌침이야기는 소주 한 잔이 그리워진다. 자연의 위대한 음악이 있고, 조명이 있고, 코러스가 있는 밤무대에서 소주 한 잔이 생각나지 않는다면 그를 어찌 인간이라고 칭할 수 있을까? 아무튼 비가 내리면 벌침이야기는 풍요로움을 느낀다. 하늘과 땅 사이를 빗방울이 채워주니 더 바랄 것이 있겠는가? 오늘 낮에 벌침이야기는 꿀벌을 잡았다. 제법 많이 잡았다. 왜냐하면 이번 주에 비가 내리는 날이 많다는 일기예보를 조금은 믿기에 그렇게 했다. 그리고 벌침을 즐겼다. 물론 애완견에게도 벌침을 4방 서비스했다. 말 못하는 짐승이지만 아픈 것은 어쩔 수 없을 것이기 때문이다.

049 _ 하다하다 안되면

크로바꽃이 만발한 곳을 찾아가서 꿀벌을 잡았다. 150여 마리를 후딱 잡아서 아내와 함께 차를 타고 어머니에게 갔다. 어머니에게 22방, 기타 가족들에게도 20여방, 물론 벌침이야기도 아내와 함께 20여방 벌침을 즐겼다. 벌침 마니아가 되면 할 일이 많이 생긴다. 먼저 휴일 같은 날에 꿀벌 잡는 일이 급선무이고, 가족들에게 벌침 놓아주는 일도 늦출 수 없는 것이다. 물론 벌침 마니아가 되지 못한 가족들에게 벌침을 적응시켜 주는 것도 중요한 일이다. 지독한 벌침 마니아가 생각난다.

"병원도 먹고 살아야 하니 몸이 아프면 일단 병원에 가서 진료를 받고, 하다하다 안 되면 벌침을 배워 즐기세요."

그는 늘 아픈 사람을 보면 이런 말을 했다. 벌침은 속고 속이는 문제가 아니다. 일부 그릇된 사람들이 벌침을 어렵게 만들어서 일반인들이 공짜로 스스로 즐기는 것을 방해하려는 의도가 있지만, 벌침이야기가 세상에 나오면서 문제가 풀리고 있다. 이것, 저것, 그것, 아무것이나 해 보았으나 차도가 없고 돈만 축내게 되었다면 마지막으로 벌침을 즐기면 된다. 왜냐하면 벌침은 돈이 들어가는 것도 아니고, 어려운 것도 아니며, 속을 일도 없기 때문이다. 본인이 하기 싫으면 하지 않으면 되는 것이 벌침이다. 다만 벌침은 반드시 한 달 이상 적응 훈련을 한 이후에 평가를 해야만 한다. '오늘은 어디 가서 점프를 하고, 내일은 어디 가서 침투를 하나, 우리들은 특공대 사자들 용사들 왕자들' 이라는 군가의 가사가 떠오르는 일이 잦아졌다. '오늘은 어디 가서 꿀벌을 잡고, 내일은 어디 가서 꿀벌을 잡나' 벌침 마니아가 되면 누구나 용감하고 긍정적인 사람이 된다. 무서운 것이 별로 없다. 암, 식중독, 조류독감, 간장병, 정력 감퇴, 전립선염, 요도염, 만성피로, 관절염, 신경통, 비만, 당뇨, 고혈압, 디스크, 두통, 류머티스, 동맥경화 등과 같은 질병들이 무서운 사람이나 빈약하여 늘 병원을 화장실 드나들듯이 하는 사람들이 벌침 마니아가 된다면 우리나라는 정말로 살기 좋은 나라가 될 것이다. 벌침 마니아는 신체를 면역력으로 중무장시켰기 때문에 만병이 두렵지 않은 것이다.

050 _ 시계 바늘

세월이 빠르다는 것을 느끼는 것을 보니 벌침이야기도 어른이 된 것이다. 어른과 아이를 구분하는 것이 나이라고 한다. 어른은 가능하면 자신을 소개할 때 나이를 적게 부르려고 하고 아이들은 나이를 뻥튀기하여 소개를 하려고 한다. 물론 여성들은 남성과 달라서 나이를 끝까지 비밀로 하려는 경우도 있다. 벌침이야기는 여성들에게 나이를 잘 묻는다. 다른 의도가 있어서 그러는 것이 아니라 벌침을 무조건 즐길 나이가 되었는지를 알고 싶어서 그러는 것이다. 벌침이야기를 만난 여성들이 오해가 없기를 바랄 뿐이다. 일반적으로 10대는 빨리 어른이 되고 싶다. 빨리 커서 담배도 피우고, 애인도 사귀고 싶어서 그럴 것이다. 미성

년자 딱지를 떼고 마음껏 날고 싶은 환상에 사로잡힌 친구들도 있다. 하지만 성인이 되면 미성년자 시절이 그래도 가장 그리운 것이다. 상상의 날개를 펴고 날아다닐 때가 행복한 시절이다. 대한민국에서 20대는 그야말로 정신없이 지나가는 시절이다. 남성은 군대에 가야만 하고, 취직도 해야 하고, 애인도 사귀어야 하고, 자신의 진로를 확실히 해야 할 나이가 20대가 아닌가 싶다. 정신이 없다보니 20대는 시계 바늘이 늦게 돌아가는 기분이다. 빨리 20대를 벗어나서 가정을 꾸미고 아이들을 낳고 싶으니 세월이 더디게 가는 것이다. 마음에 드는 배우자를 빨리 만나고 싶은 초조함도 시계 바늘을 천천히 돌게 하는 이유 중의 하나라고 본다. 30대는 반짝 행복한 시절이다. 일에 미치고, 배우자에 미치고, 아이들 키우느라 미치고, 회사에서 진급하고, 집 장만 등으로 세월이 흐른다는 사실을 망각하는 시절이다. 시계 바늘을 쳐다보고 무덤덤한 때가 30대이다. 일부는 시간이 멈추는 것을 바라기도 하지만 희망사항에 지나지 않는다. 30대에 너무 열심히 살다보면 건강관리를 잘 못하는 경우가 많다. 백년 만년 건강이 유지되는 줄 착각하는 시절이기도 하다. 개구리를 물에 넣고 아주 서서히 불을 가하면, 개구리가 자신을 삶아 죽이는 줄 모르고 죽어가는 이치와 같은 것이 30대 시절일 것이다. 40대부터 시계 바늘이 확실하게 보인다. 어느새 나이가 제법 든 자신을 발견하고는 인생의 의미가 무엇인지 고민하기도 할 때가 40대 시절이다. 초조한 사람들은 시계 바늘이 점점 더 빨리 도는 것을 느낄 수 있다. 그리고 어느 날 갑자기 자신의 건강이 예전만 못하다는 것을 알게 된다. 그러면서 '시간을 과거로 돌릴 수만 있다면' 이라는 가정법을 종종 사용한다. 50대는 시계 바늘이 매우 빨리 돈다는 것을 깨우치는 시기이다. 낭만에 대하여 고민하는 것보다는 죽음에 대하여 고민하는 사람들이 늘어나는 시절이다. 신체에 질병이 하나 둘 씩 생기면서 질병에 대하여 보다 깊은 관심을 기울인다. 건강관리 정보에 많은 시간을 할애하고, 늦었지만 나약한 자신의 신체를 보살피는 시절이다. 오십견으로 팔이 뒤로 돌아가지 않을 때가 있고, 노안으로 작은 글씨가 잘 보이지 않는다. 경험해 보지 못한 것에 대하여 미련을 가지고 열심히 경험하려고 노력한다. 죽기 전에, 늙기 전에 경험해 보려는 초조함에 사로잡혀 사는 시절이다. 60대부터는 시계 바늘이 너무 빨리 돌아서 보이지 않는다고 한다. 금방 내일이 다가오니 시계 바늘 보는 것을 포기하고 사는 이들도 있다. 무엇을 세상에 남기고 싶은 의무감이 앞서 때로는 무리를 하여 낭패를 당하는 사람들도 있다. 아직은 시계 바늘이 빨리 도는 것이 보이지만 벌침이야기도 언젠가는 시계 바늘이 보이지 않게 될 것이다. 그러면 시계 바늘 보는 것은 포기하고 벌침이나 즐기려고 한다. 세월이 흐르는 것을 잊고 사는 비방이 꿀벌을 잠자리채로 잡아 벌침을 스스로 공짜로 즐기는 것이다. 세월이 빠르다고 느끼는 사람들은 당장 벌침 마니아가 되었으면 한다. 시계 바늘이 보이질 않으면 꿀벌 잡기도 어려울 테니까.

051 _ 도우미 아줌마

오늘 비가 내린다고 하여 어제 꿀벌을 욕심내서 잡았다. 200여 마리는 잡았을 것이다. 인근 크로바꽃과 쥐똥나무꽃에 꿀벌이 넘쳐나고 있었다. 꿀벌을 잠자리채로 정신없이 잡고 있는데 중년의 여성 한 명이 다가왔다.

"아저씨, 뭐 하세요?"

"꿀벌 잡는데요."

"뭐 하시려고요?"

"벌침 공짜로 즐기려고요. 식구들 몫까지 잡으려고 하니 이렇게 많이 잡아야 하네요."

"허리 아픈데 벌침 맞으면 좋나요?"

"물론입니다. 허리 통증으로 고생하는 사람들이 벌침을 즐기면 다른 세상이 있다는 것을 느끼게 됩니다. 아줌마, 내가 오늘 벌침 맛을 느끼게 할 테니까, 벌침 맛을 느끼고 싶거든 말씀하세요."

"아저씨 명함이나 집 전화번호라도 알려주십시오. 시간을 내서 찾아뵙고 맞을 게요."

"저를 만나기가 쉽지 않습니다. 명함이나 전화번호를 늘 가지고 다니지 않으니까요."

"벌침 맞는데 얼마인데요?"

"아줌마 벌침은 공짜입니다. 이렇게 스스로 잠자리채 만들어 벌침을 즐기면 되잖아요."

유명 아파트 모델하우스에 도우미로 일하는 아줌마가 벌침을 맞고 싶지만 당장 돈을 가진 것이 없어서 벌침이야기에게 명함이나 전화번호를 부탁한 것이다. 허리가 아픔에도 불구하고 벌침으로 장난치는 사람들이 많은 탓에 공짜로 즐겨야 할 벌침을 돈으로 환산하려는 무의식적인 도우미 아줌마의 행동에 씁쓸함을 느꼈다. 벌침은 해방이 되어야 한다. 그 누구의 것도 아닌 것이기 때문이다. 벌침은 모든 이들의 것이다. 벌침을 해방시키기 위하여 벌침이야기가 태어난 것이다.

052 _ 나이 차이

　성인이 되면 남자와 여자가 결혼을 하여 부부사이로 사는 것이 자연의 법칙이다. 자연의 법칙을 깨는 것에 스릴을 느껴서 솔로로 사는 사람들도 많이 있다. 솔로로 사는 분들은 아마도 사랑 없는 결혼생활보다는 결혼 없는 솔로생활이 더 인간적이라고 느낄 수 있겠다. 이상적인 결혼생활에 대하여 벌침이야기가 고민을 많이 해보았다. '남자나 여자나 자기를 사랑하는 사람과 결혼생활을 하는 것이, 자기가 사랑하는 사람과 결혼하는 것보다 더 좋다'는 것이다. 자기가 사랑하는 사람과 결혼생활을 하려면 상대방의 노예 아닌 노예가 될 각오가 있어야 그것이 가능하다. 하지만 자기를 사랑하는 사람과 결혼해서 산다면 늘 상대방을 노예처럼 대해도 탈이 없이 원만한 생활이 가능할 것이기 때문이다. 진정한 부부란 언제나 상대방의 노예가 될 수도 있는 마음가짐이 필요하다. 자신을 사랑하는 사람에게 못해줄 것이 무엇이겠는가? 목숨이라도 줄 수 있을 것이다. 그러면 부부의 나이 차는 얼마가 적당한 것일까? 예전처럼 꼬마신랑이 좋을 것 같다. 이해심 많은 아내가 어린 신랑을 보살펴 주는 것이 나쁘지 않다. 다만 꼬마신랑 제도는 첩실을 두는 것이 합법화 되어 있다면 문제가 없지만 현대에서는 일부일처주의가 합법적이기 때문에 나이가 들면 여성이 남편보다 노화가 빨리 나타나므로 나이 어린 신랑이 바람을 피울 가능성이 높아서 바람직하지 않은 제도이다. 동갑내기 부부도 좋을 것 같으나 역시 여성이 출산 등으로 인하여 노화가 빨라져서 남편이 눈을 다른 곳으로 돌릴 가능성을 배제할 수 없다. 장점으로는 부부 사이 대화가 잘 이루어질 것이지만 반대로 그것 때문에 부부싸움도 자주 일어나게 될 것이다. 서로 지지 않으려고 성질을 부리게 된다는 것이다. 요즘 유행하는 연상 여와의 결혼도 꼬마신랑제도와 비슷한 위험성이 있다. 아내는 늘 젊은 남자와 살아서 좋지만 남자들이란 나이가 들어도 어린애 같으니 또 하나의 큰 아들과 사는 것처럼 아내가 신경 쓸 일이 많겠다. 남자보다 여성이 적당히 어린 것이 결혼 생활하는 분들의 대부분이다. 적당히 어려야지 너무 어린 여자와 결혼을 한다면 남자가 스트레스 받는 일이 많아지게 된다. 부부 사이의 대화가 두절될 수 있기 때문이다. 남편이 이야기하는 것에 대하여 아내의 이해 속도가 매우 느리다고 불만을 터트리는 남편들이 술과 친구할 수도 있다. 이 모든 것보다 더 이상적인 부부는 남편이 벌침 마니아가 되어 아내에게 벌침을 늘 놓아주는 부부일 것이다. 그러면 부부사랑이 무엇인가를 확실히 깨우치게 된다.

053 _ 거기까지

여느 때와 마찬가지로 벌침이야기가 잠자리채로 꿀벌을 잡고 있었다. 크로바꽃이 만발한 요즘 벌침 마니아들은 세상을 다 가진 충만감으로 행복에 젖어 있을 것이다. 고개만 좌우로 돌리면 크로바꽃이 만발한 곳이 보인다. 시내 중심가 공원 옆 둔덕이든, 길가의 풀들이 자라는 곳이든, 잔디밭이든 크로바꽃의 생명력은 무시할 수 없다.
"아저씨 지금 뭐 하고 계세요?"
"꿀벌 잡는데요."
"꿀벌은 왜 잡는데요?"

"벌침 맞고 오래 살려고요."

중년의 여성들이 나무 그늘에 앉아서 이야기꽃을 피우다 벌침이야기가 꿀벌 잡는 것을 보고 이상한 생각이 들어 질문을 했다. 하지만 거기까지가 한계였다. 더 이상 이야기가 지속되지 않은 것이다. '벌침을 즐기면 오래 사는 이유가 무엇입니까?' 라는 질문이 나오질 않았다.

"아저씨 지금 뭐 하세요?"
"꿀벌 잡는데요."
"뭐 하려고요?"
"벌침 맞아서 거시기 힘 기르려고요."
"참말입니까?"
"비싼 밥 먹고 헛소리 하는 사람 아닙니다."
"아무나 벌침 맞아도 됩니까?"
"물론이죠. 성인이면 누구나 쉽게 즐길 수 있습니다."

두 명의 중년 남성이 벌침이야기에게 관심을 기울였다. '허리가 아픈데 벌침 좀 놔 주세요, 오십견인데 벌침 놔 주세요' 이렇게 이야기를 풀면서 벌침에 관심을 기울인 것이다. 두 명의 중년 남성에게(오십대) 벌침을 각각 서비스했다. 한 명은 허리에, 다른 이는 팔에 벌침을 놓아주었다. '허리가 시원합니다, 팔이 잘 돌아가는 기분인대요' 이런 말을 벌침 맞고 몇 분 후에 들었다. 똑 같은 상황을 눈으로 보고 중년 남성 두 명은 호기심 반 기대 반으로 벌침이야기에게 벌침에 대하여 꼬치꼬치 캐물어서 태어나서 처음으로 벌침을 체험했고, 중년 여성들은 자신들의 이야기가 더 재미있어서인지 벌침에 대한 질문이 이어지지 않아 벌침 체험도 하지 못한 것이다. 벌침을 체험한 것과 그렇지 못한 것은 하늘과 땅 차이만큼이나 클 것이라는 것을 벌침 마니아들은 알고 있다. 거기까지가 한계인 사람들은 늘 병치레를 할 것이다. 왜냐하면 그것이 그들의 한계이기 때문이다.

054 _ 아무렇게나

똘만이(꼬붕)와 두목(오야붕)의 차이는 깡다구가 있고 없고 차이라고 한다. 깡다구가 있으면 두목이고 이리 저리로 잘 휩쓸리면 똘만이밖에 될 수 없다는 것이다. 두목은 목숨을 걸고서 깡다구를 지키려고 하고 똘만이는 목숨을 걸긴 거는데 사소한 곳에 거는 것이다. 여자들이 두목을 무서워하면서도 좋아하는 것은 목숨을 걸고 자신을 지켜줄 수 있는 가능성이 많아서이다. 똘만이는 아무데나 목숨을 걸기 때문에 막상 여성이 위험에 처했을 때 목숨을 걸 수 없을 것이다.(사소한 것에 목숨을 걸어서 이미 죽었기 때문에) 인도 뭄바이 동쪽에 푸나라는 도시가 있다. 인구가 우리나라 광역시 수준 쯤 되는 도시이다. 아직도 보수적인 길거리를 걷다가 카스트 계급이 높은 사내가 낮은 계급의 사내 뺨을 때리는 장면을 목격한 적이 있다. 브라만 계급의 사내가 자신보다 신분 계급이 낮은 사내의 뺨을 때리는 것을 보고 많은 것을 느꼈었다.

'왜, 돈도 없고, 빽도 없는 사내의 뺨을 때리는 것일까? 정말로 나쁜 족속이 브라만 족속이구나.'

'등신처럼 멀쩡하게 생겨서 대낮에 뺨이나 얻어맞는 사내가 한심하구나. 나 같으면 죽기 살기로 너 죽고 나 죽자는 식으로 맞장을 뜰 것이다.'

'브라만 계급의 사내가 뺨을 때리는 것은 그럴만한 이유가 있을 것이다. 예수가 간통 여에게 돌을 던지는 사람들을 보고 죄 없는 사람이 있다면 돌을 던지라고 한 말이 있는데, 뺨을 때리는 브라만 계급의 사내는 아마도 죄 없는 사내라서(완벽한 사내) 그런 행동을 한 것이 아닐까?'

하루는 비즈니스 관계로 저녁 식사를 초대 받았었다. 인도의 평범하게 생긴 두 젊은 사내가 저녁을 산 것이다. 양식 레스토랑에서 스테이크와 맥주를 메뉴로 했다. 자신들의 집안이 브라만 계급에 속한다는 것이었다. 두 젊은 사내는 소고기는 물론 담배, 맥주도 가까이 하지 않았다. 손님인 나에게 그것을 권하면서 자신들은 완벽한 채식에 코카콜라를 고집하는 것이었다. 주위에 감시하는 사람도 없는데 절제된 행동이 몸에 익은 듯 했다. 인도에서 브라만 계급으로 산다는 것이 결코 쉬운 일이 아니라는 것을 느낄 수 있었다. 완벽한 절제된 행동이 가능한 브라만 계급의 사람들이 길거리에서 아무렇게나 행동을 하는 사내의 뺨을 때리는 것이 이해가 되었다. 아무렇게나 살면 짐승만도 못한 사람이 될 것이니 그것을 바로 잡아주려고 그렇게 했을 것이다. 왜냐하면 사회는 여러 사람들이 절제를 하면서 살아가는 것이기 때문이다. 아무 곳에서나 오줌을 누고 똥을 싸고, 술을 마시고 길거리에 드러눕는다면 눈이 피곤할 것이다. 건강을 잃어서 아무렇게나 살고 싶은 사람들이 있다면(만사가 귀찮아서) 빨리 벌침 마니아가 되어야 한다. 그러면 사람답게 살고 싶은 마음이 되돌아 올 것이다.

055 _ 자신감

자신감에 문제가 있다면 사는 재미가 없을 것이다. 돈이 없어도 자신감만 있으면 문제가 없다. 건강에 적신호가 왔어도 질병을 극복하려는 자신감만 있다면 곧 회복할 것이다. 목숨을 버릴지언정 자신감을 잃지 않는다면 그 삶은 행복한 삶이라고 할 수 있다. 누가 뭐라 해도 자신을 믿는 자신감이야말로 사람들이 반드시 지켜야 할 보물인 것이다. 그런데 남성들이 늘 기죽어 사는 것이 있으니 거시기 크기가 작다고 늘 왜소 콤플렉스에 시달린다는 것이다. 크기만 작다고 느끼는 열등의식이 아니라 배우자를 만족시키지 못하는 조루증 같은 것이나 정력 감퇴로 인하여 마지못해 의무(?)를 다하는 남성들이 현대사회의 복잡함과 더불어 늘어나고 있다고 한다. 나이가 30대인 남성들 중에서도 이런 남성들이 늘고 있다니 문제라 아니할 수 없다. 여성들도 자신감이 없는 경우가 있다. 피부노화로 인하여 주름살이 생기고, 생리 량이 예전만 못하게 나오고, 질 액의 분비도 원만하지 못하여 늘 그것 때문에 자신감을 상실하여 밤이 두려운 여성들이 많다는 것이다. 또한 피부 탄력성이 파괴되어 얼굴에 생동감이 없는 경우 아무리 화장품으로 감추려 해도 목 부위의 피부를 감출 수 없어서 또 자신감을 갖지 못하게 될 것이다. 아랫배에 삼겹살이 늘어서 고민인 사람도 자신감이 없기는 마찬가지이다. 만성피로로 인하여 만사가 귀찮은 경우도 자신감을 갖지 못하게 하는 요인이다. 심하면 자신만의 피해의식으로 우울증으로 고생하기도 할 것이다. 이런 사람들은 지금 당장 벌침 마니아가 되기 위해 관심을 가져야 할 것이다. 돈도 들지 않고 복잡하지도 않은 벌침을 공짜로 스스로 즐기면 상실된 자신감을 회복하게 될 것이다. 그러면 만사가 술술 풀리게 된다.

자신감이 없어서 삶이 재미가 없는 사람들은 벌침을 즐기면 모든 것이 극복될 것이다. 인생은 단순히 생명 연장만이 아니다. 흥미 있게, 행복하게, 자신감에 넘쳐서 비록 내일 사망할 지라도 오늘 이 순간만은 즐겁게 살아야 하는 것 아니겠는가? 남성, 여성의 자신감 상실이야말로 가정의 행복을 파괴하는 가장 나쁜 질병이다. 그것을 해결하는 길은 오직 벌침 마니아가 되는 것뿐이라고 벌침이야기는 주장한다. 밑질 일도 없고, 손해 볼 투자도 없다. 오직 관심만 기울이면 행복이 찾아갈 것이다.

056 _ 등산

벌침이야기가 오랜만에 등산을 했다. 늘 그랬듯이 한손엔 쬐그만 잠자리채를 들고 왼쪽 가슴 쪽 주머니엔 핀셋 하나를 꽂고 갔다. 아카시아꽃이 만발했으니 꿀벌이 아카시아 꽃향기에 취해 있을 것이라는 확신이 있기 때문이다. 등산로를 따라 걸으면서 아카시아꽃에 꿀벌이 몇 마리 보여서 잠자리채를 꿀벌이 있는 꽃 밑에 대고 약간 잠자리채를 흔드니 스스로 중력에 의해 잠자리채 속으로 꿀벌이 들어갔다. 아카시아꽃이 없는 곳에는 산딸기꽃이 피어 있었다. 산딸기의 당도가 높아서인지 산딸기꽃에 꿀벌들이 많이 찾아와서 꿀을 찾고 있었다. 잠자리채로 꿀벌을 20여 마리 잡았다. 등산로 중간에 물을 마시는 곳이 있어서 물을 마시고 벤치에 앉아 잠깐 쉬고 있는데, 옆 벤치에 앉아 있던 노부부가 말을 걸었다.

"손에 들고 있는 것이 꿀벌 아닙니까?"

"아, 예 꿀벌입니다. 벌침 맞으려고 늘 이렇게 꿀벌을 잡고 있습니다."

"그렇군요. 벌침을 왜 맞는데요?"

"아프지 않게, 건강하게 살려고 맞습니다. 만병에 벌침이 좋으니까요. 관절염, 류머티스, 눈 침침, 중풍예방, 디스크, 어깨결림 등등 아무튼 노화와 함께 찾아오는 질병엔 벌침만한 것이 없습니다. 오줌발이 약하게 되는 전립선염에도 아주 좋고요."

"아저씨, 저 관절염이 좀 있는데 벌침 좀 놓아주실 수 있습니까?"

"물론이죠, 꿀벌 공짜로 잡았으니까 문제가 없습니다. 다만 벌침에 대한 긍정적인 생각만 하는 분이라면 누구나 벌침을 놓아줄 수 있습니다. 벌침을 놓아주는 것은 누구나 한번만 벌침을 몸에 맞게 되면 스스로 벌침에 대한 공부를 하여 벌침 마니아가 된다는 것입니다. 누가 시켜서 그러는 것이 아니라 본인 스스로 벌침 맛을 느끼기 때문에 그렇습니다."

아줌마 무릎에 벌침을 2방 서비스했다. 벌침을 여러 방 맞을 신체 자격이 되지 않기 때문에 좌우 무릎에 각각 1방씩만 놓았다. 물론 벌침을 놓고 침을 금방 뽑았다. 아저씨는 뒷골이 당긴다고 하여 중풍예방, 눈 침침 예방 차원에서 벌침을 즐기라고 말해 주었다. 물론 아저씨에게도 벌침을 2방 서비스했다. 수삼리혈에 각각 한방씩 놓아주었다.

"다리가 정말로 시원한 것이 놀랍습니다."

"뒷골이 당기지 않는 것이 참 신기합니다."

"벌침은 확실한 노후대책이니 벌침 마니아가 되시어 부부가 함께 벌침을 즐기신다면 아픈 걱정은 하지 않아도 될 것입니다. 오늘 벌침 맛을 보았으니, 벌침에 대하여 관심을 기울여 공짜로 스스로 즐기면 됩니다."

아저씨가 당장 양파 포장용 망을 구해서 잠자리채를 만들겠다고 했다.

"벌침은 서두르는 것이 아니라 벌침이야기 내용을 따라 하면서 절차를 지키는 것입니다."

이렇게 말을 해주곤 등산을 계속하였다.

057_ 어버이날

내일이면 또 하나의 어버이날이 돌아온다. 대부분의 사람들은 늘 그랬듯이 가슴에 달고 다닐 수 있도록 꽃집에서 꽃을 사고 그것을 어버이 가슴에 달아줌으로써 어버이날 행사를 마무리할 것이다. 그가 어느 늦은 봄날 한낮에 커피숍에서 누군가를 기다리고 있었다. 낚시꾼들이 낚시를 드리우고 찌를 감시하는 눈빛이 아니라 그저 눈을 뜨고 창가에 앉아 있을 때 정말로 쇼킹한 화면이 눈에 들어왔다. 그에게만 쇼킹한 것인지 다른 이들도 쇼킹하게 느낄 것인지는 자신이 없다. 커피숍 이웃집 상가에서 점심에 냉면을 배달시켜 먹은 후에 그릇을 상점 모서리 밖에 놓았다. 잠시 후에 나이가 60대 중반쯤으로 보이는 할아버지 한 분이 냉면 그릇으로 다가가더니 먹고 남은 냉면 육수 국물을 다짜고짜로 마시는 것이었다. 그리고는 자신의 목적지를 향하여 아무 일도 없었던 것처럼 걸어가는 것이었다. 할아버지는 그의 눈에 가끔씩 보이는 낯설지 않은 분이었다. 늘 길바닥에 뿌려진 일수 광고 전단지를 주워 검은 비닐봉지에 담는 분이기도 했다. 길거리가 지저분한 것을 싫어해서 그러는 것인지 아니면 다른 특별한 이유가 있어서인지는 물어보지 않아서 알 수 없다. 분명한 것은 할아버지 덕분에 사람들이 날이면 날마다 오토바이를 타고 다니면서 뿌려대는 명함 크기의 전단지가 길거리에서 사라져서 거리가 깨끗하게 유지되고 있는 것이었다. 할아버지에게도 자식이 있을 것이다. 아니 자식이 없다면 이웃이라도 있을 것이다. 모두가 먹고 살기 바빠서인지 관심이 없어서인지 할아버지에게 관심을 기울이지 못하고 있다. 이런 시대에 살고 있는 그 역시 기분이 좋지 않은 것은 물론이고 할아버지를 어떻게 할 수 없는 무능력 때문에 자괴감이 늘 그를 짓눌리고 있다. 벌침이야기는 어버이날을 없애는 것이 좋다고 믿고 있다. 형식적으로 어버이날 꽃 한 송이 부모 가슴에 달아주고는 자식으로써 도리를 다했다는 면죄부를 받는 날이 어버이날 행사인 것 같아서 그렇다. 형식적인 꽃 한 송이보다는 평소에 전화라도 자주 해드리는 것이 부모님에 대한 자식의 도리일 것이다. 부모가 되면 자식들 목소리 듣는 것도 아주 큰 선물이기 때문이다. 그리고 기회가 되면 부모님에게 벌침을 가르쳐 주면 좋겠다. 부모들은 늘 아프게 살고 있다. 자식들 걱정할까봐서 말씀을 하지 않지만 노화와 함께 오는 질병의 고통은 누구에게나 있을 것이다.

058 _ 마곡사에서

연휴에 이곳저곳을 돌아 다녔다. 충남 공주에 있는 마곡사에 갔었다. 춘마곡 추갑사라는 말이 있듯이 신록의 향기가 코끝을 간지럽게 만드는 분위기가 맘에 드는 곳이다. 벌침이야기는 언제나 잠자리채를 손에 지니고 다닌다. 물론 주머니엔 핀셋도 하나 넣고 다닌다. 마곡사에서도 벌침이야기는 꿀벌을 잡았다. 주차장 입구의 식당가 공터에 유채꽃이 피어 있었다. 꽤 넓은 곳에 유채꽃이 피어 있었다. 마곡사 대웅전 뒤에 이름 모를 꽃에도 꿀벌이 찾아들었다. 조금은 민망스러웠지만(사찰에서 꿀벌을 잡기가) 벌침이야기의 꿀벌에 대한 애착은 사찰 안에서도 변함이 없었다. 소박한 사찰 분위기와 극락교 아래의 방생 잉어들 노는 모습을 뒤로 하고 신록의 향기를 마시면서 마곡사를 뒤로 하였다. 연인들과 가족 단위의 관광객들이 많이 보였다. 연인들을 보고는 오래 전의 연애시절이 그리워지기도 했다. 물론 아내와 함께 사찰을 많이 돌아다녔던 추억이 그리울 뿐이다. 대전에도 갔었다. 유천변의 고수부지에서 꿀벌을 굉장히 많이 잡을 수 있었다. 축구장 서너 개 크기의 면적에 크로바꽃(토끼풀)이 만발해 있었다. 아내와 둘이서 잠자리채를 들고 크로바꽃에 앉아 있는 꿀벌을 잡았다. 벌침 마니아들은 향기가 강하고 키가 작은 크로바꽃에 있는 꿀벌을 잡는 것이 가장 큰 기쁨이다. 쉽게, 짧은 시간에 많은 꿀벌을 잡는 것이 가능하기 때문이다. 유채꽃에 앉아 있는 꿀벌을 잡는 것보다는 식은 죽 먹기였다. 아내의 얼굴에 만족감이 충만하였다. 경쟁자도 없이 그 넓은 크로바꽃 밭에서 꿀벌을 잡는 기쁨이 그렇게 만들었을 것이다. 꿀벌을 족히 200여 마리는 잡았다. 벌침 마니아인 사람들에게 남은 꿀벌을 나누어 주었다. 연휴에도 벌침이야기는 계속된다. 대전의 고수부지에 크로바꽃을 심어 놓은 것이 시민들이 잠자리채 들고 꿀벌을 잡아서 벌침을 즐기기 쉽게 하기 위함이라고 믿고 싶다.

059 _ 옻순

　며칠 전에 옻순을 먹었다. 벌침이야기는 옻나무를 삶을 때 나오는 김만 쪼여도 옻이 오르는 체질인데 옻순으로 만든 부침개를 먹었으니 결과는 보나마나 뻔했다. 저녁에 텔레비전을 보면서 소주 한 병을 아내와 마시는데 안주를 가져다 준 것이 옻순으로 만든 부침개와 개고기 두루치기였다. 개고기 두루치기에 부추를 넣었기 때문에 부침개도 당연히 부추로 만든 것이라 생각하고 그냥 먹었더니 옻순으로 만든 것이었다. 벌침도 적응을 했는데 그까짓 옻쯤이야 하면서 이겨보려고 약국에 가서 약도 사먹지 않고 옻과의 전쟁을 벌이고 있다. 연한 살 부위에 옻이 올랐지만 밤에 좀 가려울 뿐 그다지 불편한 것이 없다. 왜냐하면 벌침이야기가 옻을 이기려고 마음을 먹었으니 그렇게 느껴지는 것이다. 사타구니, 겨드랑이 밑, 종아리 위, 팔꿈치 안쪽 등에 눈으로 보면 심할 정도로 옻이 벌겋게 올랐다. 며칠 째 옻과의 전쟁을 하고 있으나 오로지 옻을 이겨보려는 벌침이야기의 강인한 정신력만이 옻을 반겨줄 뿐이다. 밭을 갈아 농사를 짓는 것과 같이 벌침이야기 신체를 옻으로 완전히 리모델링하여 좀 더 젊게 보이려는 계산된 행동일 지도 모르겠다. 벌침을 사람들에게 가르쳐주면서 벌침이야기가 하는 말이 있다.
　"죽은 사람에게 벌침을 놓으면 아무런 반응이 없습니다. 벌침을 초기에 맞고 아무런 반응이 없는 사람은 죽은 사람과 같이 맛이 간 사람입니다. 벌침을 초기에 맞으면 신체 반응이 있어야 살아있는 사람입니다. 가렵고, 붓고, 열나고, 심하면 두드러기도 납니다. 그런 현상이 살아있다는 증거이니까요. 벌침 맞고 아무런 반응이 없는 사람도 벌침을 계속 맞다보면 가렵고, 붓고, 열나게 됩니다. 몸이 살아나기 때문입니다. 그러다가 신체가 완전히 벌침에 적응이 되면 그런 반응이 사라집니다."
 벌침이야기가 옻과의 전쟁을 선포한 것은 벌침에 적응된 신체를 가졌기 때문이다. 옻도 적응 훈련을 하면 극복될 것이라는 확신이 있기 때문이다. 난생 처음 옻순으로 만든 부침개를 먹고 옻을 이기려고 벌침이야기는 요즘 노력하고 있다. 근질거리지만 당연한 것으로 받아들이면서 옻과 친해지고 있는 것이다. 아내도, 애들도 옻을 타지 않는데 왜 벌침이야기만 옻을 타는 것인지 억울해서라도 옻을 이기려고 한다. 옻순을 먹어도 옻이 오르지 않을 체질만 된다면 봄이면 아마도 옻순 요리만 찾을 것이다.

060 _ 소갈머리와 주변머리

 사람과 사람이 어우러져 살아가는 것이 삶이고, 인생이다. 산 속에서 숯을 구워 파는 사람도 그 숯을 팔기 위해서는 반드시 자신이 아닌 상대방 사람을 만나야 하는 것이다. 인간은 사회적 동물이라는 것이다. 사람을 평가함에 있어서 '주변머리 없는 사람, 소갈머리 없는 사람' 이라는 말로 표현하는 경우가 많다. 주변머리 없다는 것은 머리의 주변부에 머리카락이 없다는 것인데, 이런 경우는 극히 희박한 현상으로 백만 명 중에 한 명 정도 있을까 말까 하는 경우이다. 그런데 이런 희박한 현상을 사람들은 자주 사용한다. 임기응변이 약한 사람이나 어려운 상황에 처했을 때 일머리를 못 찾아 허둥대는 사람을 보면 주변머리 없는 사람이라고 했다. 돌연변이 인간이라는 말과 비슷하나 돌연변이는 좋은 쪽으로 변이가 일어나는 경우도 있기 때문에 주변머리 없는 사람이라는 말이 더 심한 멍청이라고 들릴 것이다. 소갈머리 없는 사람이란 속이 좁아서 이해력이나 판단력의 한계를 지닌 사람을 말하는 것 같다. 소갈머리가 없다는 것은 정수리 부위를 기준으로 원형으로 머리가 없는 상태인 것이다. 소갈머리 없는 사람들은 많이 눈에 띠고 있는 것으로 봐서 그렇게 나쁜 의미의 말은 아닌 것 같다. 많은 사람들이 소갈머리가 없는 상태로 살아가고 있다. 주변머리 없는 사람이 거의 없는 이유가 있다. 사람들이 베개를 베고 자는 것 때문이다. 밤마다 잠을 자면서 주변머리 부위에 베개를 벰으로써 두피마사지를 하는 원리가 있음으로 인하여 주변머리 부위에 머리카락이 빠지지 않는 것이다. 소갈머리 없는 사람은 사람이 물구나무를 서서 자는 것이 불가능하므로, 두피마사지 효과가 없음으로, 모근에 자극을 줘서 혈액순환을 활발하게 할 뾰족한 방법이 없으므로, 앞으로도 계속해서 존재할 것이다. 베개를 정수리에 베고 자는 방법이 개발될 때까지는 말이다. 벌침 마니아가 되어 벌침을 탈모 부위에 맞으면 모근에 혈액순환을 활발하게 만들어 충분한 영양공급을 할 수 있으므로 머리카락이 잘 빠지지 않게 된다.

061 _ 점도

벌침 마니아에 도전한 40대 초반의 사나이와 대화를 나누었다.

"한 달 후면 해외로 출국하여 근무해야 합니다. 목디스크가 있어 늘 고생해서요. 지방에서 택시를 탔는데 기사 아저씨가 목디스크를 벌침으로 완치시켰다고 무조건 벌침을 즐기라고 그러더라고요."

"일단 벌침을 스스로 즐기려면 벌침 적응 훈련을 해야 합니다. 한 달이면 충분히 훈련이 되니 한번 도전해 보세요."

이렇게 시작해서 벌침 적응 훈련을 하고 있다.

"제가요 혈액순환이 잘 되지 않아서 침, 부항, 마사지, 안마 등을 얼마나 많이 접했는지 이제는 취미가 된 듯합니다. 보약도 많이 먹었고요. 하지만 그런 것들은 그 당시만 잠시 반짝했다가 시간이 지나면 효과가 없어지더라고요."

"그런 것들은 물리치료의 일종입니다. 물리적으로 신체를 자극하여 잠시 혈액순환을 활발하게 하는 것입니다. 하지만 벌침은 물리치료가 주가 아니라 화학치료가 주입니다. 화학치료란 약품이 몸속에 들어가서 근본적으로 치료를 시키는 것이랍니다. 벌독이 혈액의 점도를 묽게 만들기 때문에 혈액순환이 잘 되게 됩니다. 점도라는 것은 걸쭉함의 정도입니다. 혈액이 걸쭉할수록 액체의 흐름이 어려운 것입니다. 벌침이 좋은 것은 화학치료와 물리치료가 동시에 이루어진다는 것입니다. 저도 벌침 마니아가 되기 전에는 안마, 찜, 뜸, 마사지 같은 것을 매우 좋아했습니다. 하지만 벌침을 즐기고 부터는 그런 것들이 하고 싶은 마음이 사라졌답니다. 그러니 돈도 들지 않고 좋더라고요. 태국 전통 마사지 받을 때 소리를 지르기도 했지요. 안마를 받을 때 남자 안마사를 부르는 습관도 생겼었지요. 여자 안마사보다는 남자 안마사의 손가락 힘이 더 세니까요. 아무튼 안마, 마사지 같은 것을 받으면 시원한 기분이 들게 되는 사람이면 무조건 벌침을 배워 즐겨야 합니다. 혈액순환 장애가 있다는 증거이니까요. 벌침 마니아가 되는 것이 혈액순환 개선에 최고이니까요. 그러면 아픈 것들이 몽땅 사라집니다."

번거롭고 돈 드는 것보다 공짜로 누구나 쉽게 즐길 수 있는 벌침이야말로 일반인들이 반드시 배워 즐겨야 하는 것이다.

062 _ 요행수와 귀두

벌침 마니아에 도전하는 40대 후반의 아줌마가 찾아왔다. 2일에 한 번은 반드시 찾아와서 벌침 적응 훈련을 하는 아줌마이다. 신체가 아프지 않은 곳보다 아픈 곳이 더 많다는 여성이다. 그래도 다행인 것은 벌침에 매우 긍정적인 태도를 보이는 것이다. 노력하는 모습이 정말로 본 받을 만하다. 며칠 전에는 남편과 함께 와서 벌침을 남편에게 소개하기도 했었다. 오늘은 허리, 머리, 목, 다리, 팔 등에 벌침 적응 훈련을 시켰다. 초기보다 꽤 많이 벌침에 적응하고 있었다.

"남편이 그러던데요, 남편 친구가 근무하는 회사에 몇몇 남자들은 점심시간에 고추에 벌침 맞으려고 꿀벌 잡는다고 난리가 났다고 합니다. 귀두에 직접 벌침을 놓는다고 그러던데요. 벌침이야기는 귀두에 벌침을 맞지 말라고 했잖아요."

"맞습니다. 벌침이야기는 절대로 귀두에 벌침을 맞지 말라고 했습니다. 그것이 정답이니까요. 귀두는 속살이고 너무 민감한 부위라서 직접 벌침을 맞으면 감염의 위험성과 쇼크로 발기부전 같은 증상이 있을 수 있다는 것입니다. 요행으로 그런 증상이 나타나지 않는다고 해도 어디까지나 요행입니다. 요행이란 가능성이 상존하는데 그 가능성을 피해 간 것에 불과한 것 아닙니까? 세상을 살면서 요행수를 바라고 살면 곤란합니다. 요행수 철학을 가지고 산다면 어느 날 한방의 블루스로 인생을 망칠 수 있으니 그렇습니다. 인생 팔자를 고칠 수 있는 것도 아닌데 요행수를 바란다는 것은 외줄타기 하는 것과 같습니다. 일반인들이 외줄타기를 한다는 것은 장애자가 되는 지름길 아니겠습니까? 적어도 외줄타기를 하려면 어려서부터 전문적인 훈련을 받아야 하고 그래도 부족하여 긴 장대를 들고 하거나 밑에 그물망을 치고 외줄타기를 하는 것이 세상일 아니겠습니까?"

"아무튼 남자들이란 왜 다 그 모양이지요. 오로지 관심사가 거시기 키우는 것에만 있으니 말입니다."

"열등감에서 오는 일종의 콤플렉스라고 봅니다. 종족번식은 본능이고 남성들이 여성들보다 그것이 더 강한 것 같아요. 절대로 남편에게 거시기 귀두에 벌침을 맞지 말라고 하세요. 벌침이야기 내용대로 하라고 하세요."

이런 말을 해주었는데도 어린 애들 같이 객기를 부린다면 할 수 없다. 성인이라면 자신의 행동에 대한 책임은 본인이 질 수밖에 없다는 것을 깨우쳤을 테니까.

063 _ 그렇게 살고 있다

요즘 벌침이야기는 매우 바쁘다. 꽃이 만발하면 할수록 벌침이야기는 바쁠 수밖에 없다. 이 사람, 저 사람, 그 사람들과 누구에게나 벌침에 관심을 기울이는 사람이 있으면 벌침을 가르쳐줘야만 하는 의무가 있기 때문이다. 오늘도 예외가 없었다. 아줌마 넷, 아저씨 셋, 그리고 가족들에게 벌침을 놓아준 것이다. 스스로 벌침을 배워서 즐겨야 한다고 강조하며 꿀벌 잡는 훈련부터 시키면서 벌침을 놓아줄 때가 있는 것이다. 물론 모든 것은 무료이다. 꿀벌을 공짜로 구할 수 있으니 그것이 가능한 것이다. 사람들에게 벌침을 가르쳐주면서 느낀 것이 있다. 벌침이야기가 벌침 좋다며 벌침 배워 즐기면 아프지 않게 살 수 있다고 강조하지만 지나가는 말로 듣던 사람들이 많았다. 하지만 그들 중에서 벌침이야기가 아닌 다른 어떤 사람이 벌침을 즐기고 관절염, 허리 통증, 어깨결림, 눈 침침, 목 디스크, 불면증, 수족냉증, 손발 저림, 손발 썩음, 신경통 따위의 병이 고쳐졌다는 말을 듣고는 벌침이야기를 찾아오는 것이었다.

"벌침이야기를 하나님처럼 믿을 수 있으면 벌침 가르쳐 드립니다. 하지만 티끌만큼이라도 벌침에 불신이 있다면 벌침에 도전하지 마십시오. 시간낭비이니까요. 벌침이란 양봉에 직접 종사하지 않지만 양봉인처럼 꿀벌에 쏘이면서 생활하면 만병이 두렵지 않게 되는 것입니다. 양봉인들이 비양봉인보다 매우 건강하게 산다는 것이 벌침의 효능입니다."

사람들은 한 사람에게 벌침 좋다는 말을 듣고는 적극적이지 않다가 또 다른 사람에게서 벌침의 효과를 확인하고는 안달이 나서 요란을 피우는 것이었다. 그렇게 민초들은 살아가고 있었다. 그냥 벌침이야기가 말을 할 때 적극적으로 행동했다면 몇 년의 허송세월을 보내지 않았을 것이고, 돈도 많이 들지 않았을 것이다. 민초들이 안타까울 뿐이다. 하지만 어쩌랴, 그렇게 사는 것이 민초들의 삶인 것이다. 그래도 다행인 것은 제 3자의 이야기라도 듣고 적극적으로 행동하는 태도를 지니고 있다는 사실이다. 늦었다고 느낄 때가 가장 빠른 것이라고 한다. 내일도 민초들이 벌침이야기를 찾을 것이다.

064_ 명도의 꿈

며칠 전에 전화를 받았다. 경북에 사시는 50대 중반의 아저씨였다. 벌침이야기를 접하고 벌침 마니아에 도전하여 벌침 마니아가 된 분이셨다. 경력은 40일 정도라고 했다. 중년 남성들이 전부 그러하듯이 아니 모든 성인 남성들이라면 명도의 꿈을 꾸고 있다. 명도의 꿈을 꾸는 것이 부끄러운 일도 쪽팔린 일도 아니다. 누구나 다 그렇게 되기를 바라는 것이다. 열이면 열 명도를 꿈꾸지 않는 남성은 없겠다. 아니 여성들도 자신의 남편이 명도의 꿈을 이루기를 원할 것이다. 아저씨 역시 명도를 꿈꾸시는 것 같았다. 중년이 되어 오줌발이 약해지고 전립선이 비대하게 되거나 염증이 발생하면 정력이 약해질 것이다. 벌침을 거시기에 즐기는 마니아가 되면 일단은 안심이 된다. 그러면서 보너스로 명도를 얻게 되니 이 아니 좋다고 할 것인가? 오늘도 전화를 받았다.

"따르릉."
"여보세요."
"여기 호주인데요."
"호주라니요. 오스트레일리아 말인가요?"
"예, 호주에 사는 ㅌ이라는 사람입니다. 나이는 60대 초반이고요. 벌침이야기를 인터넷을 통해 접하고 실습을 하고 있습니다. 성기에 직침

하는 비법은 처음으로 알게 되었네요. 제가 한의에 종사하고 있는데 벌침 좋은 것은 알고 있습니다. 배꼽 밑에 혈자리에 즐기면서 초기에 많이 붓고 가려웠는데 이제는 그 과정이 지나갔습니다."

"명현반응이 지나간 것이군요. 거시기에 벌침을 즐겨 보시면 그 결과에 만족을 할 것입니다. 말이 필요 없습니다. 선생님은 이미 벌침에 적응이 되었으니 편안하게 벌침이야기 내용에 따르시면 좋은 결과가 있을 것입니다. 욕심내지 마시고요, 벌침을 놓자마자 침을 빨리 뽑으시기 바랍니다. 아직은 초보자이시니 그렇습니다. 그리고 호주에는 꿀벌이 많을 것입니다."

"물론 호주엔 사시사철 꿀벌이 있습니다. 잠자리채 만들 양파 포장용 망이 없습니다. 꿀벌을 보관할 통도 구하기 힘들고요."

"언제든지 꿀벌을 잡을 수 있으니 굳이 꿀벌을 잡아 보관하면서까지 즐기시지 않아도 됩니다. 잠자리채로 잡아서 그냥 즐기면 편리할 것입니다."

"잘 알았습니다. 벌침 즐기면서 궁금한 점이 있으면 다시 전화하겠습니다. 고맙습니다."

남성들의 꿈은 늙어 죽을 때까지 거시기가 끄떡 없이 멀쩡하였으면 하는 바람이다. 하지만 그것을 놔두지 않는 것이 노화이다. 벌침 마니아가 되어 노화를 최대한 줄일 수 있다면 명도의 꿈이 이루어진 것이 아닐까? 벌침을 술과 비교하면 비슷한 면이 있다. 술을 과하게 먹으면 발기가 잘 이루어지지 않듯이 벌침도 너무 과하면 일시적으로 발기가 잘 이루어지지 않을 수 있다. 그래서 적당히 즐기는 것이 벌침이다. 세상 일은 과유불급이기 때문이다. 그럴 경우엔 벌침을 중지하고 몇 주간 쉬면 문제가 풀린다. 술이 깨면 발기가 정상으로 되듯이 그렇게 된다. 사람마다 술 주량이 다르듯이(어떤 이는 소주 한 병이 정량이고, 어떤 이는 소주 3병, 어떤 이는 소주 2잔이 정량이듯이), 벌침도 사람마다 정량이 차이가 있으니 벌침을 즐길 때는 항상 정량이 소주 2잔 정도라고 여기고 서서히 신체에 맞게 벌침을 즐겨야 한다.

065 _ 도전하는 주부

　벌침 마니아는 자연에 넘치고 있는 꿀벌을 직접 잡아서 스스로 공짜로 벌침을 즐기는 사람을 말한다. 벌침 마니아가 되려는 것은 그 어떤 질병도 두렵지 않고 한평생 건강하게 살고 싶어서이다. 물론 돈도 들지 않고 취미생활로 벌침을 즐기는 것이다. 오늘 벌침 마니아에 도전하는 3명의 아줌마들이 찾아왔다. 나이는 40대 말에서 50대 초반인 여성들이다. 갱년기 여성들이다보니 아픈 곳이 한두 곳이 아니라고 했다. 귀에서 소리가 나고, 어지럽고, 목이 뻑뻑하고, 스트레스에 시달리고, 허리와 무릎이 아프고, 병원을 화장실 드나들 듯 하지만 늘 피곤하고 귀찮은 기분으로 살고 있는 아줌마들이다. 늘 아프다보니 해보지 않은 것이 없을 정도라고 했다.
　"벌침 마니아가 되는 것은 믿음을 가지는 것입니다. 벌침을 즐기는 이유는 양봉인들이 누리는 특권(질병을 거의 지니고 있지 않은 삶)을 함께 누리려는 것입니다. 비록 양봉은 하지 않지만 양봉인처럼 수시로 벌침을 즐기면 그들처럼 건강하게 살 수 있겠지요. 여성들이 특히 취약한 부위가 스트레스, 관절염, 허리통증, 목디스크, 노안, 생리불순, 류머티스,

아랫배 비만, 소화불량, 만성피로, 두통, 편두통, 주부습진, 손발 저림, 수족냉증, 요실금, 방광염, 질염, 치질, 주름살, 천식, 저혈압, 고혈압, 건망증, 우울증, 당뇨, 식욕부진, 불감증, 변비, 장염, 위염, 간염 등등 이루 말할 수 없을 질병들입니다. 그런데 벌침 마니아가 되어 벌침을 스스로 즐기면 이런 잡병들이 무섭지 않게 됩니다."

이런 저런 이야기를 나누면서 꿀벌을 스스로 잡는 방법에 대하여 의견을 나누었다. 누구나 다 겪는 그런 과정을 그녀들도 겪고 있는 것이다. 아프지 않은 세상을 위하여. 벌침이야기를 믿어야만 벌침 마니아가 될 수 있다. 왜냐하면 벌침은 믿음이기 때문이다. 믿지 않는 자는 벌침을 맞을 필요가 없다. 괜히 꿀벌만 축내고 말테니까.

066_ 세상을 다 가지다

요즘 벌침 마니아들은 세상을 다 가진 기분으로 살아갈 것이다. 꿀벌 걱정을 하지 않으니 그렇다는 것이다. 벚나무, 영산홍, 기타 봄꽃에 꿀벌이 날아들고 있으니 원 없이 벌침을 공짜로 스스로 즐길 수 있다. 고추가 작아서 아내에게 충분한 만족을 주지 못하는 남자들은 고추에 벌침을 즐길 것이고, 컴퓨터를 많이 하여 어깨가 아픈 사람은 어깨를 중심으로, 허리가 뻐근한 사람은 허리에, 목이 뻑뻑한 사람은 목 부위 혈자리에 벌침을 즐길 것이다. 얼굴에 주름살이 느는 사람은 주름살 부위에, 변비로 고생하는 사람은 배, 등 부위에, 치질로 의자에 앉기가 두려운 사람은 항문 부위에 벌침을 즐길 것이다. 술을 좋아하는 사람은 간이 좋아지는 혈자리에, 노안이 찾아와서 눈동자가 누렇게 된 사람은 눈 주위의 혈자리에 벌침을 즐길 것이다. 질 염이나 요실금으로 고생하는 주부는 거시기 부위에, 골치가 아파서 죽고 싶은 사람은 머리 부위의 혈자리에, 관절염이나 류머티스로 고통 속에 사는 사람은 환부에 벌침을 즐길 것이다. 이 모든 것이 공짜이고 다른 사람에게 아쉬운 소리를 하지 않아도 되는 것이 벌침이다. 그런데 세상에 정말로 나쁜 사람들이 있다. 벌침에 대하여 이유 없이 험담하는 사람들이다. 이유야 일반인들이 벌침을 즐겨서 아프지 않으면 자신들이 불이익을 당할까봐서 그럴 것이다. 정말로 나쁜 사람들이다. 이런 나쁜 사람들보다 더 나쁜 사람이 있다. 나쁜 사람들의 말에 놀아나는 사람이다. 나쁜 사람들의 말에 놀아나는 사람이 없다면 나쁜 사람들이 더 이상 거짓말을 하지 않을 것이다. 이런 세상이 정말로 싫다. 아무리 세상이 남들의 불행이 자신의 이익이 된다고 하지만 벌침까지 그런 얄팍한 수에 놀아나서야 되겠는가? 벌침은 인간의 탈을 쓰고 태어나서 인간답게 살아가려는 사람이라면 누구나 환영한다. 다만 타인의 불행으로 먹고 살려는 사람들은 영원히 사절한다.

067 _ 서울이 고향이다

벌침 마니아 한 분이 생각난다. 긍정적인 사고를 지닌 50대 아저씨였는데, 벌침이야기가 벚꽃에서 꿀벌을 잡고 있을 때 관심을 갖고서 벌침을 가르쳐 달라고 조르던 아저씨였다. 지금은 완전한 벌침 마니아가 되어 스스로 공짜로 벌침을 즐기면서 인생의 즐거움을 만끽하고 있다.

"내가 그런 상 쪼다를 보기는 처음입니다. 길옆에 있는 정자에서 벌침을 즐기고 있는데, 자리에 앉아 있던 사내들이 호기심을 갖고 질문을 하더이다. '벌침 맞으면 아프지 않느냐고요?' 당신들 고향이 어디냐고 물었지요. 서울에서 태어나서 자란 나도 벌침을 무서워하지 않고 그냥 이렇게 즐기는데, 시골에서 태어나서 자란 당신들이 오히려 벌침을 무서워하니 기가 찬다고 했습니다. 나이가 50살은 넘었을 사내들이 벌침 맞으면 매우 아플 것 같다며 망설이는 모습을 보니 기가 막히더라고요."

겉모습만 사내지 애들만도 못한 심성을 가진 사람들이 있다. 벌침은 좋은 것 같은데 이리 재고 저리 재는 사람이다. 감히 무서워서 엄두도 못내는 사람도 있다. 꿀벌을 키우는 사람들이 태어날 때부터 자격을 갖춘 것은 아니다. 양봉을 할 때 꿀벌에 쏘이면서 신체가 벌침에 적응이 되어 꿀벌에 쏘여도 별로 표시가 나지 않게 된 것이다. 벌침이야기는 누구나 환영한다. 아프지 않게 오래 살고 싶은 사람들이라면 더욱 좋다. 벌침이야기가 환영하지 않는 사람들이 있다면 아픈 것을 팔자로 여기는 생활습관을 가진 자, 믿음이 약하여 꿀벌이 무섭다고 느끼는 자, 그리고 부정적인 사고를 지닌 자들이다. 벌침은 혈액순환에 가장 확실한 효과를 가지고 있다. 혈액순환이 활발하면 면역력이 강화되어 만병을 예방하게 된다. 또한 벌독은 아주 강력한 천연 항균 물질이라서 세균이나, 바이러스 같은 것을 죽일 수 있는 힘이 있다. 건강할 때 벌침을 배워 벌침 마니아가 되어야 한다. 기력이 다 떨어진 이후에는 벌침을 맞고 싶어도 맞을 수 없다. 따라서 벌침 마니아가 되는 것은 확실한 노후대책을 마련한 것이다.

068 _ 살구꽃

어제 꿀벌을 수십 마리 잡았다. 오늘 날씨가 좋지 않다는 일기예보를 접했기 때문에 인근 살구꽃에서 꿀벌을 잡은 것이다. 꿀벌 30여 마리는 벌침이야기가 벌침을 직접 즐겼고, 나머지는 아내에게 벌침을 놓아 주었다. 다리의 삼음교혈, 태충혈, 족삼리혈, 무릎 슬개골 부위 등에 좌우 각각 2방씩 16방, 배 부위에 관원혈, 중극혈, 곡골혈, 중완혈에 4방, 허리에 2방, 목의 천주혈에 2방, 머리의 신정혈, 백회혈, 이마 부위에 4방, 팔의 합곡혈 2방 등으로 총 30방을 아내에게 서비스했다. 물론 벌침을 놓고 침을 빨리 뽑는 방법이었다. 나머지는 플라스틱 통에 보관했다가 오늘 밤에 17방을 놓아 주었다. 다리, 허리, 어깨, 배, 머리, 팔에 어제 벌침을 맞지 않은 혈자리에 놓았다. 내일은 날씨가 포근하다고 하니 꿀벌을 전부 소비했다. 내일은 꿀벌이 살구꽃이나 벚꽃에 바글거리게 될 것이라는 사실을 벌침이야기는 확신하기 때문이다. 내일도 꿀벌을 100여 마리는 잡아야 될 것이다. 가족들에게 벌침 서비스를 해주기 위해서이다. 어제 오후에 벌침 마니아 아저씨가 거시기에 벌침을 십여 방 즐기고는 스멀거리는 기분이 좋다면서 자꾸만 거시기를 꺼내려고 했다. 아직 완전한 작품이 만들어지지 않았지만 크기가 30% 정도 확대된 것에 감탄하는 눈치였다. 스스로 왜소하다고 늘 기죽어 살던 사람이 벌침 마니아가 되어 거시기가 자신의 기대 이상으로 확대되었으니 꺼내 보이고 싶은 마음이 굴뚝같았을 것이다.(여러 사내들에게 벌침을 가르쳐 주니 거시기에 벌침 즐기고는 자꾸만 꺼내어 타인에게 보여주려는 행동을 하는 것이었다) 아마도 너무 놀라운 결과에 자신도 대견스럽다는 기분이 들어서 그런 행동을 하는 것이다. 나이가 많던 적던 사내들이란 전부 거기서 거기이다. 사내들이란 발기가 되지 않아서 더 이상 섹스를 할 수 없을 때 인생의 상실감을 느낀다는 것이다. 살아 있어도 산 것이 아니라고 말하는 할아버지도 있었다. 자신의 존재의 이유를 알 수 없게 된다고도 했다. 늙어도 자신감과 박력이 있는 사내로 살아가려면 지금 당장 벌침 마니아가 되어야 한다. 머뭇거리다가 발기가 안 되어 사내로서 존재의 이유를 느끼지 못한다면 측은한 사내라는 자격지심이 생기게 된다.

069 _ 좋은 약

개미 투자자들이 잘못 알고 있는 것이 있다. 텔레비전에서 흘러나오는 얘기를 신처럼 믿는 어리석음이 그것이다. 다른 것은 몰라도 이것 하나만은 반드시 알아야 낭패를 보지 않는다.

좋은 주식이란?

답: 자신에게 돈을 벌어주는 주식이다. 결코 회사 이름이나 텔레비전에 광고를 자주 하는 주식이 아니다. 자신이 투자를 했을 때, 이익을 많이 가져다주는 주식이 좋은 주식이라는 것이다. 주식 투자란 돈을 벌려고 하는 것이다. 투자 목적에 맞는 주식이야말로 회사 사장이 자신의 원수라 치더라도 좋은 주식인 것이다.

그렇다면 환자에게 좋은 약이란 무엇일까?

답: 마찬가지로 환자의 고통을 덜어주고 아프지 않게 해주며, 돈이 들지 않는 약이다. 관절염으로 통증 때문에 잠을 잘 이루지 못하는 아줌마에게 통증을 없애주고 잠을 잘 이루게 하는 벌침이야말로 좋은 약이라

할 수 있겠다. 류머티스나 오십견으로 통증 때문에 끙끙 앓고 있을 때 벌침을 맞으면 시원하게 느껴진다. 역시 좋은 약이다. 혈액순환이 되지 않아서 온 몸이 뻐근하고 두통이 심할 때 벌침을 맞으면 구름 위에 뜬 기분이 된다. 벌침은 누구에게나 좋은 약이다. 어디가 아프던 문제가 되지 않는다. 암, 종양, 뇌경색, 중풍, 동맥경화, 디스크, 신장염, 간염, 장염, 비염, 이명, 편두통, 눈 침침, 피부노화, 지방간, 조루, 정력부족, 오줌발 약함, 전립선염, 수족냉증, 손발 저림, 눈꺼풀 떨림, 스트레스, 비만, 천식, 요도염, 방광염, 당뇨, 고혈압, 저혈압, 건망증, 치매, 무좀, 습진, 탈모, 비듬, 왜소 콤플렉스, 질염, 폐결핵, 생리불순, 건초염, 요통, 하지정맥류 등 모든 병은 혈액순환 장애로 인하여 발병하므로 혈액순환을 활발하게 해주면 면역력이 강화되어 질병을 퇴치하게 된다. 벌침이 좋은 약인 것은 혈액순환을 강화시켜주는 역할과 함께 벌독 성분이 강력한 항균 물질(페니실린의 1,000배 이상의 세기)이므로 바이러스나 세균을 박멸하기 때문이다. 벌침을 맞으면 붓는 원리가 모세혈관을 팽창시키며, 벌독이 혈액을 맑게 해주니 피가 신체의 말단 구석까지 잘 돌 수밖에 없다. 피가 신체 말단 부위까지 활발하게 흐르니 세포에 영양공급이 원활하게 되어 면역력이 강화되는 것이다. 벌침이야기는 주장한다. '모든 질병은 혈액순환만 잘 되면 퇴치할 수 있다' 그런데 혈액순환에 최고가 벌침을 스스로 공짜로 즐기는 것이다.

070 _ 하모요

　벌침을 본격적으로 공짜로 즐길 수 있는 계절이 찾아왔다. 남에게 피해를 주지 않으면서 즐겁고, 행복한 일이라면 무조건 따르는 것이 정상적인 사람들의 자세일 것이다. 괜히 색안경을 끼고 바라보고는 자신과 코드가 맞지 않는다고 시비를 거는 것은 아녀자들도 하지 않는 비겁한 일이다. 경상도 사투리 가운데 가장 정다운 말이 있다면 '하모요' 라는 말이다. 상대방의 의견에 전적으로 동감을 표시하거나 맞장구를 치는 말이다. 벌침을 스스로 공짜로 즐기는 사람들이 벌침 마니아가 말하는 것을 듣는다면 '하모요' 를 연발할 것이다. 길게 말할 것이 아닌 것이 벌침이기 때문이다.

　"벌침 즐기니까 암도 겁이 나지 않지요?"
　"하모요."

　"벌침 즐기니까 병원에 갈 일이 없지요?"
　"하모요."

　"벌침 즐기니까 늙지 않는 기분이 들지요?"
　"하모요."

　"벌침 즐기니까 그 어떤 질병도 무섭지 않게 느껴지지요?"
　"하모요."

"벌침이 산삼 먹는 것보다 더 건강에 좋다는 믿음이 들지요?"
"하모요."

벌침 마니아가 아닌 사람들은 도저히 이해할 수 없는 대답이 바로 '하모요' 이다. 거시기를 키우는 운동 중에 젤크 운동이라는 것이 있다. 대부분의 남자들은 대물인간으로 살아가는 것이 꿈이다. 그런데 그 꿈을 지니고 사는 대부분의 남성들은 꿈만 이루어지기를 빌 뿐 꿈을 이루기 위하여 노력을 하는 것을 잊고 살고 있다. 세상 일 중에 노력 없이 이루어지는 것은 아무것도 없다. 있다면 인간이 노력하지 않아도 늙어서 죽는 것뿐이다. 벌침 마니아가 되어 거시기에 벌침을 즐기면서 젤크 운동을 하면 놀라운 결과를 만나게 될 것이다. 젤크 운동이란 거시기를 잡아 늘리는 운동이다. 양의 젖을 짜듯이 매일 간단하게 운동을 하면 효과를 보는 것이다. 전에 모 기업에서 음압을 이용하여 거시기를 확대하는 기구를 개발하여 팔았었다. 수작업으로 젤크 운동을 하는 것이 아니라 기구를 이용하는 개념이다. 발기가 안 된 상태에서 오늘은 10여 초 잡아당기는 훈련을 10여 분하고 내일은 20여 초, 일주일 후에는 30여초씩 하는 것이 그 개념이다. 젤크 운동을 하기 전에 우선 벌침 마니아가 되어야 한다. 거시기에 벌침을 즐기면 그 자체로 놀라움을 금할 수 없게 된다. 스스로를 위하여 배우자를 위하여 노력하는 남자들이 진정한 사나이 아닐까? 아무런 노력도 관심도 기울이지 않으면서 결과를 기다린다는 것은 가장 어리석은 인간이라는 것을 스스로 인정하는 삶이다. 젤크 운동도 벌침 마니아도 돈이 들지 않는다.

071 _ 소담스럽다

　사나이는 벌침 마니아가 되었다. 우연한 기회에 벌침이야기를 접하고 적극적으로 벌침 마니아가 되었다. 아내와 단둘이 사는 60대 말의 사나이에게 문제가 생겼다. 거시기에 벌침을 즐기는 사나이의 욕구를 아내가 충분히 받아들일 수 없다는 것이다. 노화로 인하여 아내의 질 액이 충분치 않기 때문이다. 사나이가 무용담을 들려주었다.
　"서울에 출장을 가서 주점에서 술을 친구와 함께 마시는데, 서로의 물건 자랑을 할 기회가 있었지요. 출장가기 전에 벌침을 거시기에 12방 정도 맞고 갔습니다. 아무튼 내 물건을 보더니 모두들 감탄을 하더라고요. 함께 있던 사람들이 수술한 것 아니냐며 의심의 눈초리를 보내기도 하대요. 그래서 확인을 시켜주었지요. 자연산 거시기라면서요. 그랬더니 다들 '소담스럽다' 고 말을 하더이다. 할아버지가 대단하다고 하면서요."
　사나이는 늘 후회 아닌 후회를 했다. 빨리 벌침을 배우지 못한 것에 대한 후회였다. 최소한 40대 때 벌침을 배웠더라면 인생이 달라질 수도 있었을 것이라는 후회였다. 인생의 황금기를 기죽어서 보낸 웃지 못 할 후회인 것이다. 목욕탕에서 물건을 내놓고 활개를 치던 대물인간들이 굉장히 부러웠었다는 것이다. '혹시 그들도 벌침의 도움으로 대물인간으로 생활하고 있었던 것이 아니었을까' 하는 의문을 갖기도 했다.
　"늦었다고 느낄 때가 가장 빠른 것 아닙니까? 흘러간 세월 후회하면 뭐 합니까? 이제부터라도 즐겁게 기죽지 말고 살아야지요. 그리고 요즘은 편리한 세상이라 성인용품점 같은 곳에 가면 윤활제를 팔고 있으니 사모님과 함께 행복한 노후 보내시기 바랍니다."

후회한다고 다시 돌아갈 수 없는 것이 인생이다. 아직도 아내 앞에서, 목욕탕에서 기죽어 사는 사람이 있다면 빨리 벌침 마니아가 되어야 한다. 아직도 밤마다 약에 의존해서 사는 사람이 있다면 그들 또한 벌침 마니아가 되어야 한다. 지나가는 말이 아니다. 돈도 들어가지 않고 공짜로 스스로 즐길 수 있는 벌침을 거시기에 맞아보면 즉시 깨달을 것이다, 할아버지 벌침 마니아가 후회를 왜 하고 있는지.

072 _ 마누라 도망가다

사나이에게 마누라가 도망갔다는 얘기를 들었다. 애들과 함께 어디론가 사라졌다는 것이었다. 사나이가 바지에 오줌을 묻혀서 남대문 부위에 세계지도를 그리는 것을 본 지가 어느덧 2년이나 되었다.

"오줌을 한 번에 요구르트 병에 가득 채우기가 힘이 듭니다. 그래서 늘 아랫배가 부풀어 올라 있고요. 종합병원에 가서 전립선염 치료를 했는데 답이 없다는 말을 듣고 그냥 약으로 버티고 있습니다. 그러니 남자로서의 구실을 하지 못하고 있습니다."

"벌침을 거시기에 즐기셔야 됩니다. 그러면 요구르트병도 못 채우는 오줌량이 소주병을 가득 채울 수 있게 될 것입니다. 서둘러야 될 것 같습니다."

남자들은 오줌발이 약해지고 정력이 예전만 못하면 일단 전립선염을 의심해야 한다. 오줌을 시원하게 누지 못하는 여자들은 방광이 약해졌다고 보면 된다. 전립선염, 방광염에 좋은 것이 벌침이다. 벌침 마니아가 되어 공짜로 벌침을 즐기다 보면 스스로 그 효과를 느낄 수 있다. 오줌발이 세지고 오줌량이 많아지는 것이다. 사나이와 술자리를 갖기가 머뭇거리게 된다. 늘 찌렁내가 나기 때문이다. 모르고서야 함께 술자리를 할 수 있지만 알고서야 지저분하다는 생각이 들어 함께 있기가 거북하다. 꿀벌이 활개를 치고 있다. 전립선, 방광이 약하게 되는 것을 방지하려면 무조건 벌침 마니아가 되어야 한다. 지저분하게 살 필요가 없다는 것이다. 사나이 마누라가 도망갔다는 것을 이해할 수 있었다. 찌렁내, 남대문 근처의 세계지도, 사내구실 못함 이런 것들이 마누라를 도망가게 만든 것이다.

073 _ 껍데기

시험지를 받아든 수험생들의 표정을 관찰해 보면 재미있는 현상을 발견하게 된다. 시험공부를 원 없이 많이 한 수험생은 차분하게 시험지에 답을 어떻게 써 내려가야 할 것인지를 고민하며 여유 있는 표정을 지닌다. 하지만 공부를 하지 않은 수험생은 얼굴에 불안한 표정이 가득하고, 산만해지며, 이리 저리 주위를 살피면서 안절부절못하게 된다. 괜히 콧구멍도 파고, 엉덩이 밑에 손도 집어넣었다가 빼고, 눈도 비벼댄다. 주식투자를 하는 개미들을 관찰해 보면 시험장의 수험생들 모습처럼, 공부를 하지 않은 개미들은 세력들이 흔들어 대면 안절부절못하고 불안해한다. 하지만 기초 공부를 튼튼히 한 개미들은 세력들의 심리전에 말려들지 않는다. 황혼의 개미 한 분이 생각난다. 껍데기 콤플렉스(어떤 주제에 별로 아는 것이 없으면서도 공부하는 것을 싫어하여 눈에 보이는 껍데기만 보고 판단하는 질병)에 걸려 있었다. 증권사 객장의 증권사 직원들에게 상담하기보다는 증권사 지점장실을 드나들며 상담을 하는 성격이었다. 지점장이라는 껍데기가 주식투자에 대단한 실력을 갖추었을 것이라는 믿음이 있기에 그렇게 했다. 그 분 나름대로 잔머리를 굴린 것이다.

"아, 그 종목이요, 유사 품목 업체의 주가를 보면 아직 저평가되어 있습니다. 네임밸류도 있고요, 아무 문제없습니다. 오를 일만 남았습니다."

이런 자문을 받고 몰방을 했는데, 그 종목 주가는 10분의 1수준으로 하락했다. 지점장, 네임밸류, 경쟁 업체의 주가수준 등 껍데기만 보고 실질적인 내용은 확인하지 않는 우를 범했기 때문에 깡통을 찬 것이다. 그 일을 경험한 이후로 그는 아주 열심히 주식공주를 하였다. 캔들, 추세선, 거래량, 음봉, 양봉, 이평선, 쌍봉, 쌍바닥, PER, PBR 등 주식시장에서 반드시 체크해야 할 요소부터 몇 년에 걸쳐 파고들었다. 5년 공부 후 그가 하는 말은 껍데기 콤플렉스라는 질병이 굉장히 무서운 병이라는 것이다. 돈 잃고, 건강 잃고, 그리고 쪼다가 될 수 있는 아주 나쁜 질병이라는 것이다. 많은 사람들이 껍데기 콤플렉스에 걸려서 풍전등화 같은 생활을 하고 있다. 언론에 보도되면 무조건 믿는 증상, 비싸면 좋을 것이라는 망상, 해외 갔다 오면 실력이 있을 것이라는 오판, 큰 차를 타면 돈이 많은 것이라는 허상 등 껍데기에 잘 매료되는 사람들은 위험하게 세상을 살고 있는 것이다. 이런 증세가 심한 사람은 즉시 벌침 마니아가 되어 껍데기 콤플렉스를 치유해야 한다. 공짜이니까 머뭇거릴 필요가 없다.

074 _ 굳은살

꿀벌을 회양목꽃에서 100여 마리 넘게 잡았다. 아내와 함께 50여 마리는 즐기고 나머지는 벌침 보시를 하고 있다. 주먹을 쥐고 나무를 치는 연습을 하면 굳은살이 박인다. 같은 원리로 고추에 벌침을 즐기다보면 마치 실리콘링 넣은 것처럼 벌침 맞은 부위에 굳은살 같은 것이 생기게 되어 고추 보정이 된다. 물론 벌침을 고추에 즐기려면 벌침 마니아가 된 후에 가능하다. 오다리 할머니에게 벌침을 보시 했다. 무릎 관절염과 허리 신경통으로 고생을 많이 하는 71세 할머니이다. 무릎에 벌침을 놓아주려고 몸뻬 바지를 걷어 올렸는데 굳은살이 보였다.

"야밤에 오줌이 마려우면 기어서 화장실에 가다보니 이렇게 무릎에 굳은살이 박인 것입니다. 아들과 함께 사는데, 오줌 누려고 일어나려면 '아이구구'를 많이 하니 직장 생활하는 아들 잠 깰까봐서 기어서 화장실에 가다보니 그렇습니다."

"할머니 이제 벌침에 적응이 되셨으니 2~3일에 한 번씩 일회에 10여 방씩 벌침을 허리와 무릎, 어깨 등에 즐기세요. 회양목꽃에 꿀벌이 많으니까요."

"그럴게요. 아저씨 오른쪽 어깨 부위에도 벌침을 놓아주세요. 한 달 전에 자다가 침대에서 떨어졌는데 아직도 많이 아프네요."

점잖은 할머니에게 벌침을 12방 서비스했다. 병원에도 수 없이 다녔지만 다닐 때만 반짝 했다가 재발하는 관절염, 신경통으로 인해 할머니가 많이 괴로워하고 있었다.

"병원 찾아가기도 힘들고, 시간도 그렇고, 예약도 그렇고, 우리 같은 노인들이 혼자서 병원 찾아가기가 무척 힘이 듭니다. 그러니 될 수 있으면 참고 사는 것입니다."

"할머니, 아파트 화단에 있는 꽃에서 운동 삼아 꿀벌 잡아서 벌침을 즐기시면 그런 고생하지 않아도 될 것입니다."

할머니 무릎에 굳은살이 사라지는 날이 곧 올 것이다. 벌침을 스스로 즐기신다면.

076 _ 아파트 화단

드디어 본격적으로 벌침을 즐겼다. 기온이 높아지니 꽃향기가 나는 곳에 꿀벌이 많이 보였다. 다리의 족삼리혈, 삼음교혈, 곡천혈에 6방, 팔의 합곡혈, 신문혈, 양계혈, 수삼리혈에 8방, 어깨에 2방, 고추에 5방으로 21방을 맞았다.

오랜만에 생기가 도는 기분을 느꼈다. 이웃집 아저씨도 잠자리채를 주머니에 꽂고 다니면서 회양목꽃에서 꿀벌을 잡아 맞았다고 했다. 이마, 고추, 배, 팔, 다리에 골고루 19방을 맞았다고 했다. 아저씨의 목소리에 활기가 넘쳤다. 돈도 들지 않고 건강을 지킬 수 있는 벌침을 즐긴다는 것이 너무 행복하다고 말했다.

"따르릉, 여보세요."

"아저씨가 우리 아파트 회양목꽃에 있는 꿀벌을 전부 잡아갔나요? 꿀벌이 보이질 않아요."

"아니요, 20여 마리밖에 잡지 않았는데요, 왜요?"

"아르바이트 마치고 집에 와서 꿀벌 잡으려고 하니 꿀벌이 보이질 않아서요. 팔목이 아프거든요."

"아직 회양목꽃이 완전히 피지 않아서요, 꿀벌이 바글거리지 않은 것 같더군요."

"아저씨, 우리 아파트에 들어오지 말아요. 호호."

"알았어요, 아줌마 없을 때만 들어가서 잡을게요."

40대의 벌침 마니아 아줌마가 전화를 했다. 벌침 마니아들은 서로에게 꿀벌의 출현을 알리면서 안부를 물을 것이다. 아내가 피곤하다고 하여 꿀벌 7마리를 플라스틱 통에 담아서 집으로 가져 왔다. 천주혈, 단전, 족삼리혈, 중완혈, 신정혈에 놓아주었다. 아이들은 전부 객지에 나가 있으니 영감, 할멈이 심심하지 않으려면 벌침을 서로에게 놓아 주며 세월을 소비해야 할 것 같다. 내일은 배와 허리 머리에 벌침을 즐길 것이다. 벌침 마니아가 되면 내일이 기다려진다. 이유는 꿀벌을 잡을 수 있는 계절이 시작되었기 때문이다.

076 _ 그냥 좋아요

"따르릉."

"여보세요, 벌침이야기 저자 분 아닙니까?"

"맞습니다. 어디에 사는 누구신데요?"

"대구에 사는 ㅌ이라는 사람입니다. 나이는 48세이고요. 다름이 아니라 남성들은 성기에 벌침을 즐길 수 있는데 여성들도 가능합니까? 아내에게 벌침을 놓아주려고요. 여성들 대부분 갱년기가 지나면 부인과 쪽이 좋지 않으니까요."

"물론 여성들도 거시기에 벌침을 즐길 수 있습니다. 그러기 위해서는 반드시 벌침 마니아가 되신 후에 가능합니다. 전화하신 분은 벌침을 얼마나 즐기셨나요?"

"선생님이 쓰신 벌침이야기를 읽고 벌침 마니아가 되었습니다. 경력은 1년 정도 되었고요."

"벌침 마니아가 되어 1년 정도 공짜로 스스로 벌침을 즐긴 느낌이 어떻습니까?"

"뭐, 길게 말할 필요가 있나요. 그냥 좋아요."

경상도 사나이들 특성상 길게 둘러서 얘기하지 않고 짧게 직설적으로 벌침 1년 즐긴 느낌을 말하는 것이었다. '그냥 좋아요' 라는 말이 의미하는 것을 벌침 마니아들은 이해할 것이다. 벌침을 즐기지 않은 사람들은 절대로 알 수 없는 그 기분을 말이다. 대답이 너무 맘에 들어서 여성의 거시기에 벌침을 즐길 수 있는 포인트 한 곳을 알려 주었다. 글로 표현하기에는 좀 거시기하여 말로 설명해 준 것이다. 벌침 마니아는 며칠 후에 기온이 좀 상승하면 회양목꽃에 꿀벌이 날아들 것을 학수고대하고 있다. 회양목꽃을 관찰해보니 쬐그맣고 노란 좁쌀 같은 꽃봉오리가 피어 있었다. 가슴이 설레는 것은 벌침 마니아라면 예외가 없겠다.

077 _ 향기와 냄새

사람들이 이성에게 반하는 것은 대부분 초기 상대방의 냄새 즉 체취에 빠지기 때문이란다. 체취가 마음에 들면 향기가 되고 그렇지 않으면 냄새가 된다. 카바레의 희미한 불빛 아래서 춤을 추는 춤꾼들은 그 무엇보다도 상대방의 체취에 관심을 기울인다. 춤을 추자고 제안해서 한번 추고 난 후에 다시 한 번 춤을 처주는 것이 서로에 대한 보이지 않는 춤 에티켓인데, 처음 춤 출 때 느낀 체취가 향기가 아닌 냄새 상태라면 두 번째 추는 춤은(춤 에티켓을 지키기 위해, 배려 차원) 기쁨보다는 고통이 될 것이다. 그런데 후각이 이성에게 반하는 것을 좌지우지 한다고 하지만, 벌침이야기는 후각도 시각의 영향을 받아서 향기가 되기도 하고 냄새가 될 수 있다고 믿고 있다. 카바레의 희미한 불빛 아래서 마음에 드는(시각적으로 대부분 아름답게 보일 것이다) 이성에게 춤을 추자고 제안하면 상대방의 체취가 향기로 작용할 것이다. 하지만 춤을 출 때 약간의 신체적 접촉을 하면서 문제가 발생한다. 카바레에 춤을 추러 가는 이들은 거의 중년 이상의 사람들이다. 그러다 보니 벌침을 즐기지 않은 사람들은 대부분 아랫배(똥배)가 볼록하게 나온 상태이다. 이성의 신체에 약간 접촉할 때 상대방의 똥배 상태를 금방 느낄 수 있다. 촉각으로 충분히 가능한 것이다. 얼굴 모습은 그럴 듯하지만 아랫배가 많이 부풀어 오른 이성이라면 상대방의 체취는 그것을 느낀 순간부터 향기에서 냄새로 변할 것이다. 침침한 불빛 아래서 시각적으로 아름답게 보여서 상대방의 체취가 향기롭다가 춤을 추면서 촉각으로 똥배가 볼록한 것을 알게 되면 냄새가 나서 춤을 추고 싶지 않게 된다는 것이다. 이렇게 간사한 것이 사람의 오감이다. 아무리 향수로 냄새를 감추려 해도 감출 수 없다. 사랑하는 사람의 체취는 언제나 향기로울 것이고 그렇지 않은 이성의 체취는 냄새가 심하여 혐오스러울 것이다. 후각이 독립적으로 작용하지 않고 시각이나 촉각 등의 영향을 받는 것이다. 카바레에서 춤을 출 때 아랫배를 들키지 않은 비법이 있다. 벌침 마니아가 되면 아랫배(똥배)의 지방이 사라진다. 카바레 아니라 수영장에서도 당당할 수 있게 되는 것이다. 언제나 향기로운 사람으로 살아가는 방법이 벌침 마니아라고 보면 무리가 없다는 것이다.

078 _ 보톡스

중년 이상의 사람들이 좋아하는 보톡스 주사에 문제가 생긴 모양이다. 미국에서 보톡스 주사를 맞은 사람 중에서 여러 명이 사망했다는 보도가 있었다. 벌침이야기가 볼 때 그냥 지나칠 수 없는 일이다. 인간은 나이가 들면서 피부노화와 함께 주름살이 생긴다. 텔레비전 드라마에 가끔씩 나이든 연기자들이 화면에 비칠 때가 있다. 얼굴에 보톡스 주사를 맞았는지 표정과 피부가 따로 노는 듯이 이미지가 보여서 어색하기 그지없었다. 주름살을 감추려고 너나 나나 보톡스 주사를 맞고 연기를 하는 것 같이 보인다. 연기자들이야 수입이 괜찮으니 비용이 아주 많이 드는 보톡스 주사를 즐길 수 있지만 일반인들은 그림의 떡이다. 보톡스 주사를 맞고 여러 명이나 사망한 것이 사실이라면 앞으로는 목숨 걸고, 돈도 걸고 보톡스 주사를 맞아야 하는 세상이 되겠다. 이런 위험한 보톡스 주사 대용으로 벌침을 맞으면 좋겠다. 돈도 들지 않고, 목숨도 걸지 않고 누구나 쉽게 즐길 수 있는 것이 벌침이다. 벌침을 즐기면 노화가 진행되는 피부 조직이 재생되어 싱싱한 피부가 된다. 벌침이 혈액순환을 활발하게 만들어 피부 노화를 억제하고, 피부에 기생하는 균들을 모두 죽이기 때문이다. 벌침을 공짜로 스스로 즐기는 벌침 마니아가 되어 얼굴, 머리, 허리, 배, 다리, 팔, 목, 어깨, 손, 발, 성기 등에 자유스럽게 벌침을 즐기면 스스로 그 효과를 느끼게 될 것이다. 같은 또래의 사람들보다 훨씬 더 주름살이 많은 사람은 당장 벌침 마니아가 되면 좋겠다. 그리고 주름살이 두려운 사람이 있으면 빨리 벌침을 스스로 공짜로 즐기는 벌침 마니아가 되어야 한다. 백문이 불여일견이라고 벌침이야기가 아무리 말해 봤자 하지 않으면 믿을 수 없는 것이 벌침이다.

079 _ 하얼빈 아저씨

"따르릉."
"여보세요?"
"벌침이야기 저자 분 아닌가요?"
"맞습니다. 어디에 사는 누구십니까?"
"중국교포입니다. 올해 53살이고요, 당진에서 일하고 있습니다. 벌침이야기를 읽고 급한 마음에 전화를 걸었습니다. 전립선이 안 좋아서요. 오줌발도 약하고 발기도 잘 되지 않습니다. 중국에 들어가기 전에 벌침 마니아가 되어서 가족들에게 벌침을 놓아주려고요."
"중국 어디에 살다가 오셨는데요?"
"하얼빈이요."
"그곳에도 꿀벌이 있습니까?"
"예, 많이 있습니다. 꽃 피는 계절이면."

"벌침이야기는 어디서 구했습니까?"

"안양에 있을 때 시내 서점에 잠깐 들렀는데 벌침이야기를 발견하고 구했습니다. 몇 번 읽고 빨리 벌침 마니아가 되어 아픈 것으로부터 탈출하려고 합니다. 혹시 꿀벌 파는 곳 아시면 알려주십시오."

"이제 20여일 정도 지나면 꿀벌이 회양목꽃에 날아들 것인데 참을 수 없는 모양입니다. 당진 같으면 인근에 혹시 비닐하우스 농사짓는 곳에 들러서 몸이 안 좋으니 꿀벌 몇 마리 부탁하면 얻을 수 있을 것 같은데."

"비닐하우스가 보이질 않습니다."

"인터넷은 하실 수 있습니까?"

"할 줄 모릅니다."

"벌침을 거시기에 즐기시려면 반드시 벌침 마니아가 되셔야 합니다. 그리고 벌침이야기 내용을 따라 벌침 적응 훈련을 하신 후에 가능합니다. 욕심 부리지 마시고 벌침이야기 내용을 숙지하시고 적당히 즐기면 문제가 풀립니다. 초보자는 벌침을 놓자마자 침을 빼야 합니다, 빨리요."

"예 알았습니다."

중국 교포가 한국에 돈 벌러 와서 건강이 많이 좋지 않다며 벌침이야기를 구해서 벌침 마니아에 도전하려고 했다. 겨울철이니 꿀벌을 구하기 힘들어서 양봉원을 알려달라는 것이었다. 아는 양봉원 핸드폰 전화번호를 가르쳐 주었다. 하얼빈 하면 안중근 의사가 이토 히로부미를 저격한 곳이라서 귀에 익은 도시였다. 아저씨가 중국에 들어가서 동포들에게 벌침을 전해주었으면 좋겠다.

080 _ 꿀벌이 사라지면

며칠 전에 벌침 마니아 두 명이 찾아왔었다. 작년에 벌침이야기를 접하고 벌침을 스스로 즐기는 마니아가 된 사람들이다. 한 명은 81세의 전직 약사 출신인 할아버지, 다른 한 명은 양봉을 직접 하는 55세의 아줌마였다.

"77세인 아내가 왼쪽 무릎 위 허벅지 바깥쪽에 통증이 있다고 합니다. 병원에 다니면서 가끔씩 치료를 하지만 나이가 들어서인지 신통치 않아서 벌침을 놓아주고 있는데 어디에 맞으면 좋습니까?"

"사모님이 벌침 마니아가 되셨나요? 벌침에 적응이 되셨다면 허리에 벌침을 즐기시면 좋습니다. 그리고 머리에도 벌침을 맞아야 합니다. 신체를 통제하는 곳은 머리입니다. 나이가 들면 뇌세포가 파괴되는 경우가 많습니다. 치매, 파킨슨씨병 같은 것이 대표적이지요. 벌침을 머리에 즐기면 뇌세포에 있던 줄기세포가 재생될 수 있습니다. 그리고 손상된 뇌혈관 벽이 치료되어 신경전달 물질 같은 것이 원활하게 전달 될 수 있습니다. 머리에서 만들어진 신경전달 물질 등이 신체 각 부위에 활발하게 전달되면 신경통 같은 것은 사라질 것 아닙니까? 다리로 내려가는 신경이 허리가 아프면 간섭을 받아 다리에 통증이 오는 경우도 많습니다. 그래서 허리도 벌침을 즐겨야 하는 것입니다."

"아내도 벌침 마니아입니다. 아직 머리는 벌침을 맞지 않습니다."

"벌침이야기에 있는 노약자용 벌침 적응 훈련을 할 때 머리에 벌침을 맞는 날이 있을 것입니다. 어디에 어떻게 벌침을 맞을 지 잘 모르시면 벌침이야기에 있는 벌침 적응 훈련에 나와 있는 대로 벌침을 맞으면 편리할 것입니다."

81세의 할아버지가 77세의 아내를 위해 벌침을 배워 열심히 놓아주고 있다는 것이 아름답게 보였다. 양봉을 하는 55세 아줌마는 양봉을 직접 하면서 벌침을 즐긴다고 했다. 할아버지가 집안 어른이시기 때문에 모시고 왔다는 것이었다. 두 사람 모두 벌침이야기가 얘기하는 철학을 잘 이해했다. 꿀벌이 사라지면 4년 안에 지구가 멸망할 수도 있다고 양봉하는 아줌마가 말을 했다. 전자파, 농약, 환경오염, 지구온난화 등의 요인으로 꿀벌이 많이 줄고 있는 것이 현실이다. 벌침을 즐기는 사람들이 많이 늘어나면 꿀벌의 수요가 엄청날 것이다. 그러면 양봉을 꿀을 목적으로 하는 것이 아니라 벌침용 꿀벌을 목적으로 하게 되면 꿀벌이 세상에 넘쳐날 것이다. 벌침용 꿀벌을 목적으로 한 양봉이 돈이 되기 때문이다.

081 _ 만져 봤어?

현장의 중요성을 강조한 말들이 있다. 책상에 앉아서 탁상 공론하는 사람들을 깨우치기 위한 것이다. 대표적인 것이 '해 봤어?, 가 봤어?, 만져 봤어?' 이다. 결재를 올릴 때는 언제나 '만져 봤어?' 라는 말을 하는 관리자가 있었다. 지금 생각하면 그것이 현장경영의 꽃이라는 생각이 든다. 벌침이야기도 실습을 중요하게 여기고 있다. 해 보지도, 만져 보지도, 가 보지도 않은 사람들이 원래 뒤에서 말이 많은 것이다. 벌침에 대하여 왈가왈부 하는 사람이 있다면 이렇게 질문해 보면 그가 벌침을 얼마나 알고 있는지 알 수 있을 것이다.

"꿀벌을 잠자리채 만들어서 잡아 보았나요?, 고추에 벌침 몇 마리나 꽂아 보았나요?, 부모님을 포함하여 가족에게 벌침 놓아주고 있나요?, 작품은 만들어 졌나요?"

이와 같은 질문에 대하여 머뭇거리는 사람은 벌침의 ㅂ자도 모르는 사람이라고 보면 틀림이 없다. 그런데 세상이라는 것이 원래 만져 보지도, 해 보지도, 가 보지도 않은 사람이 더 그럴 듯하게 감언이설로 사람들을 현혹하는 것이다. 벌침이야기는 만져 본, 해 본, 가 본 사람이 벌침을 공짜로 스스로 즐길 수 있는 방법을 공개한 비법이다. '책가방 크다고 공부 잘하는 것 아니다' 는 말이 있다. 아직도 이 말을 깨우치지 못하고 그저 껍데기 포장지만 보고 사물을 판단하여 금전적으로나 정신적으로 많은 피해를 보는 민초들이 있다. 민초들의 따뜻한 이야기가 바로 벌침이야기인 것이다. 그래서 누구나 쉽게 즐길 수 있는 것 아니겠는가?

082 _ 거시기에 벌침을

벌침의 꽃은 거시기에 벌침을 즐기는 것이다. 벌침 적응 훈련을 하여 자연에 널려 있는 꿀벌을 잠자리채로 잡아 공짜로 벌침을 즐기는 사람을 벌침 마니아라고 한다. 사람이 직립보행을 하면서 오줌보(방광)바로 밑에 있는 전립선이 늘 오줌보에 고여 있는 오줌으로 인하여 압력을 받게 되었다. 그리고 앉아서 생활할 때도 마찬가지로 바닥의 압력을 전립선은 받을 수밖에 없다. 다시 말해 앉으나 서나 전립선에 압력을 받는 구조가 남자들인 것이다. 그리고 육식, 담배, 공해, 스트레스 등으로 혈관이 조금씩 막히게 되어 전립선에 신선한 혈액순환이 원만하지 않게 되는 것이다. 식생활 변화와 더불어 전립선에 염증이 생기거나 암이 생기는 남자들이 굉장히 많이 늘고 있다. 전립선 환자들에게 운전을 가능하면 하지 말라고 하는 이유가 전립선에 압력을 덜 받게 하여 혈액순환을 활발하게 하기 위함인 것이다. 전립선에 좋다는 음식을 보면 대부분이 식물성이다. 동맥경화 같은 것을 방지하는 음식물을 먹으라는 것이다. 이유는 전립선에 혈액순환을 활발하게 하기 위해서이다. 혹독한 환경 속에 있는 것이 전립선이다. 여러 사람과 성관계를 하면 잡균에 감염될 확률이 많아서 전립선염에 걸릴 수 있다. 물론 성관계를 너무 하지 않는 사람도 전립선 액을 배출하지 않아서 전립선염에 걸릴 수 있다. 인간의 직립보행으로 인한 전립선의 혹독한 환경과 음식, 성문화 등으로 인한 열악한 조건으로 인하여 남자들은 전립선 질병으로부터 자유스럽지 못한 것이 현실이다. 나이가 들어가면서 오줌발이 약해지고 발기가 시원치 않고, 오줌을 시원하게 누지 못하고, 잔뇨감이 있으며, 오줌을 잘 참지 못하는 징조가 보이면 일단 전립선에 이상이 있다고 보면 틀리지 않을 것이다. 바지에 오줌을 묻히고, 소변기에 아주 가까이 다가서야만 오줌을 소변기에 눌 수 있는 사람들도 전립선에 이상이 온 것이다. 벌침을 즐기면 망가진 혈관 벽을 재생시키고, 혈액을 맑게 하여 혈액순환을 활발하게 만든다. 그리고 지저분한 잡균을 죽이는 힘이 벌독이 페니실린보다 1,000배 이상 강하다고 한다. 따라서 남자나 여자나 잡균으로부터 가장 공격당하기 쉬운 거시기에 벌침을 즐기면 전립선염이나 질염 같은 것으로 고생하는 일은 사라질 것이다. 덤으로 거시기 작품도 만들어 진다.

083 _ 마트의 아줌마들

대형마트가 많이 늘었다. 불과 몇 해 전만 하더라도 도시의 명물이었던 것이 이제는 동네 공중화장실 수만큼이나 많이 보인다. 여기에 근무하는 직원들은 대부분 동네 아줌마들이다. 비정규직, 파트타임직, 아르바이트직의 비교적 젊은 주부들이다. 아이들 우유 값이나 학원비라도 벌어서 보태려고 가사생활의 피곤함도 잊고 시간제 일을 하고 있는 여인들이다. 계산원이든 판매원이든 앉아서 일을 할 수 없다. 오로지 주어진 근무시간에 두 다리로 서서 근무를 해야 한다. 계산원 같은 경우엔 오줌이 마려워도 고객들이 있으면 참고 일을 해야 한다. 이런 열악한 노동환경 속에서 남는 것은 골병일 것이다. 하지정맥류, 허리디스크, 손목저림, 어깨결림, 무릎관절염, 방광염, 감기, 불면증, 생리통, 천식, 스트레스(만병의 원인), 혈액순환 장애로 인한 잡병 등이 우리의 아줌마들을 괴롭힐 것이다. 예전엔 남자 혼자서 열심히 일하면 적어도 4인 가족 정도는 그럭저럭 먹고 살았는데, 그놈의 사교육비, 생활비, 기타 공공요금 인상 등으로 인하여 부부 둘이 벌어도 빠듯한 살림살이인 것을 보면 삶의 질 향상이 아니라 완전히 삶의 고통이 점점 더 심해지는 기분이 든다. 아프고, 피곤하고, 오줌이 마려워도 꾹 참고 일을 해야만 하는 아줌마들이 안타깝기 그지없다. 그렇다고 병원에도 자주 갈 수 없는 환경이다. 병원비도 점점 인상되고, 한가롭게 병원이나 찾을 여유가 없는 것이 더 큰 문제이다. 벌침이야기는 주장한다. 조금이라도 몸에 이상이 있으면 무조건 벌침을 즐기는 벌침 마니아가 되어야 한다. 조건이 필요 없다. 돈이 드는 것도 아니고 시간이 그렇게 필요한 것도 아니다. 스스로 공짜로 누구나 벌침을 즐길 수 있는 비법을 공개한 벌침이야기가 있기 때문에 그것이 가능한 것이다. 지금 당장 벌침을 즐길 여건이 아니면 추후 언제라도 벌침이야기를 잊지 말고 살다가 몸이 도저히 아파서 참을 수 없을 때, 그냥 벌침을 즐기면 된다. 3월 달부터 11월까지는 전국 어디에서나 꿀벌을 잠자리채로 잡을 수 있다.

084 _ 풍차를 향하여

전업 주식투자자를 만났다. 돈키호테처럼 도전의식이 강한 사나이이다. 세력들의 심리를 파악하여 승리를 하려고 불철주야로 노력하는 사람이다. 세력들의 심리전에 절대로 속지 않겠다는 각오로 매일 연구에 매진하고 있다. 돈키호테가 풍차를 향해 돌진하는 것처럼 작전 세력들에게 감히 도전장을 내민 것이다. 벌침이야기가 그에게 벌침을 가르쳐 주었다.

"이제 며칠 후면 원 없이 벌침을 즐길 수 있겠네요. 지구 온난화로 벌침 마니아들만 좋아지겠어요. 온도가 상승하면 꿀벌이 빨리 날아다닐 것이니까요."

"벌침 마니아들에게 겨울도 필요합니다. 벌침도 가끔은 적당히 쉬면서 즐겨야 하니까요. 겨울철이면 많은 벌침 마니아들은 봄을 기다리며 휴식을 취합니다."

"작년에 벌침을 거시기에 맞으니까 시도 때도 없이 거시기가 발기를 해서 이상한 생각이 들게 되더라고요. 주식을 공부하면서 이상한 생각이 드니 집중력이 떨어지더라고요. 거시기가 자주 발기를 하니 엉뚱한 생각이 들어서 주식공부에 지장을 줄까봐서 몇 달 간 벌침을 맞지 않았습니다."

"그래도 적당히 즐기시면 전립선염 같은 것을 예방할 것입니다."

"물론입니다. 올해는 벌침을 꾸준히 즐길 것입니다. 거시기 작품도 만들고 말입니다. 요즘 거시기를 보면 대견스럽습니다. 벌침 마니아 되기 전과 비교를 해보면 거시기가 놀랄만하게 커졌습니다."

"벌침은 벌침이고 주식은 주식이니까 꿀벌이 나오면 욕심 부리지 말고 적당히 즐기면 무병장수할 것입니다."

사나이의 얼굴에 만족감과 봄꽃에 대한 그리움이 가득하였다. 그녀에 대한 그리움보다도 꿀벌에 대한 기대감이 더 찐한 것이 벌침 마니아들의 요즘 생각일 것이다.

085 _ 고드름과 굼벵이

아이들은 고드름을 즐겼다. 먹을 것이 부족하다보니 그랬을 것이다. 초가집 처마 끝에 매달린 먹음직스러운 커다란 고드름을 아이들은 원했다. 오랫동안 입으로 빨아 먹을 수 있기 때문이었다. 초가지붕은 볏짚으로 이엉을 엮어서 2~3년에 한 번 정도로 교체했다. 초가지붕을 교체할 때 썩은 지붕의 잔재는 거름으로 쓰였다. 그 속에는 굼벵이가 많았다. 통통하게 살이 찐 굼벵이는 먹음직스럽기 보다는 징그러웠다고 하는 편이 옳았다. 아이들이 먹는 고드름은 볏짚이 썩은 물이 얼은 것이었고, 굼벵이의 배설물이 녹아 든 것이었다. 바람 속에 있는 먼지 같은 찌끄러기도 고드름을 만드는 원료가 되었을 것이다. 투명한 고드름을 햇빛에 비춰 보면 이물질들이 보였다. 볏짚 썩은 잔재든, 굼벵이 배설물이든, 흙먼지 일부든지 간에 고드름 속에 듬성듬성 보였었다. 하지만 아이들은 신경 쓰지 않았다. 그런 고드름이 맛이 있었다. 동네 아이들 중에 우두머리처럼 보이려면 가장 큰 고드름을 입에 물고 있어야 체면이 섰다. 요즘 건강 상식으로 그 때를 생각하면 온통 비위생적인 것이다. 하지만 아이들은 감기도 잘 걸리지 않았다. 감기 같은 질병이 걸리지 않은 것인지 아니면 감기가 걸려도 치료할 병원이 없어서인지 아무튼 아이들은 콧구멍에 누런 콧물이 기관차처럼 들락거렸지만 병원에 가는 경우가 거의 없었다. 볏짚 썩은 물, 굼벵이 배설물, 자동차가 많이 없던 시절의 공기 중의 분진 등이 아이들을 건강하게 무럭무럭 자라게 한 것인지 알 수 없다. 어쨌든 요즘 아이들처럼 콜록거리면서 드러눕지 않은 것만은 확실했다. 볏짚은 우리들의 주식인 쌀을 만들어 주는 원천이다. 굼벵이는 고단백 식품이라고 증명이 되었다. 일부러 볏짚을 썩혀서 굼벵이를 사육하기도 하는 것이 현실이다. 도시에서 아토피를 앓는 사람이 시골에 가서 살면 깨끗이 낫는 것이 현실이다. 환경이 예전 같지 않다. 모든 것이 오염되었다고 해도 무리가 아니다. 환경을 예전처럼 되돌릴 수는 없을 것 같다. 그렇다고 마냥 무기력하게 환경오염에 따른 불이익을 그대로 받아들이기에는 억울한 측면도 있다. 어차피 오염된 환경 속에서 살아가야만 하는 운명이라면 벌침 마니아가 되면 좋겠다. 벌침은 면역 치료법이다. 면역력을 세게 하여 불리한 환경 속에서 생활하지만 나쁜 바이러스, 세균들로부터 신체를 보호하며 살면 질병의 공격을 피할 수 있을 것이다. 벌침을 스스로 공짜로 즐기는 사람들이 감기에 걸려 콜록거리지 않는 것이 그것을 증명한다.

086 _ 그러면, 거시기에도

"따르릉."
"여보세요?"
"벌침이야기 저자분이신가요."
"그렇습니다."
"천안에 사는 ㅌ이라는 사람입니다. 벌침이야기를 접하고 의문점이 있어서요. 아내가 오십견이 왔는지 밤에 잠을 잘 못잘 정도로 통증이 있습니다. 정형외과, 한의원 등에서 치료를 받았으나 나아지질 않아서 벌침이 어깨결림에 좋다는 말을 듣고 벌침이야기를 구해서 읽었습니다. 벌침이야기에 나와 있는 벌침 적응 요령대로 훈련을 한 후에 벌침을 환부에 맞아야 합니까? 아픈 부위에 먼저 벌침을 놓아주고 싶어서요."
"그런 사정이 있었군요. 물론 아픈 부위에 약하게 벌침을 하루에 2방 정도로 놓아주시면 통증이 완화되는 기분을 맛볼 수 있습니다. 직침으로요. 벌침 적응 요령을 지키라는 것은 자신의 신체를 완전히 벌독에 적응시켜 벌침 마니아가 되어 스스로 공짜로 꿀벌을 잡아 벌침을 즐기는 수준이 된다면 사소한 질병뿐만 아니라 거의 모든 질병을 예방하게 될 것입니다. 사모님 혈압이 얼마인데요?"
"저혈압에 가깝습니다. 나이는 55세이고요."
"벌침을 일단 약하게 시작해야 합니다. 꿀벌로 직침하고 몸에 박힌 침을 빨리 뽑으면 됩니다. 오른손으로 벌침 놓고 왼손으로 침을 뽑으면 편리합니다. 노약자나 저혈압인 사람은 정상인의 절반수준으로 벌침 적응 훈련을 해야 합니다. 벌침이야기 내용을 숙지하면서 벌침 적응 훈련을 하시면 좋겠습니다. 사모님에게 벌침을 놓아드리기 앞서 선생님께서 먼저 벌침 적응 훈련을 해서 벌침 마니아가 된 후에 사모님에게 벌침을 놓아드리면 최선의 방법이 될 것입니다. 남편이 벌침 맞는 것을 보면 아내도 벌침을 긍정적으로 생각할 것이고 그러면 벌침에 적응이 빨라지기 때문입니다."

"좋은 말씀 고맙습니다. 인터넷에서 벌침 자료를 찾아보니까, 오줌발이 약하고 발기가 완벽하지 않은 남자들이 벌침을 거시기에 맞고 효과를 봤다는 분들이 많던데 사실입니까?"

"물론입니다. 남자들이 나이가 들어가면 대부분 전립선 같은 곳에 이상이 생기게 마련입니다. 벌침을 거시기에 즐기면 전립선염 같은 것을 예방하니 발기, 오줌발 이상 같은 것이 정상으로 됩니다."

"그리고 거시기에 벌침을 즐기면 거시기가 커진다고 하던데 벌침 맞으면 부어서 그런 것 아닐까요?"

"벌침을 거시기에 맞아보지 않은 사람들은 그렇게 상상을 합니다. 거시기에 벌침을 맞으면 초기에는 많이 붓다가 적응이 되면 붓지 않습니다. 오히려 실리콘 같은 것을 삽입한 것 같이 딱딱하게 벌침 맞은 부위가 변합니다. 벌침을 맞으면 혈액순환이 활발하게 되어 발기가 왕성해지는 것입니다. 하지만 주의할 점이 있습니다. 반드시 절차에 따라서 벌침을 거시기에 즐겨야 합니다. 벌침이야기에 있는 내용을 준수하시면 됩니다. 남자들이 술을 과하게 먹으면 일시적으로 발기가 잘 되지 않듯이 벌침도 한꺼번에 과하게 맞으며 발기가 잘되지 않을 수 있습니다. 이때는 벌침을 중단하시고 몇 주간 쉬면서 발기가 정상적으로 되돌아온 후에 다시 과하지 않게 벌침을 즐기면 됩니다. 사람마다 주량이 다르듯이 벌침도 사람마다 적응 량이 다릅니다. 일단 가장 약하게 시작해서 서서히 자신의 벌침 량에 맞추어 가는 것이 벌침이야기의 철학입니다."

"벌침은 꿀벌로만 즐겨야 합니까?"

"그렇습니다, 꿀벌은 인류 역사와 함께 사람들이 양봉을 하면서 많이 쏘였기 때문에 임상실험이 완벽하게 되었다고 해도 무리가 없을 것입니다. 비만, 우울증, 불면증, 저혈압, 고혈압, 중풍, 동맥경화, 디스크, 관절염, 오십견, 심근경색, 류머티스. 이명, 노안, 수족냉증, 손발 저림, 눈꺼풀 떨림, 피부노화, 암, 염증, 정력 강화 등등 거의 모든 질병에 도움이 되는 것이 벌침이니까요."

087 _ 한방의 블루스

시대가 복잡해지면서 인생은 나그네 길이 아니라 한방의 블루스인 것 같다. 잘 나가던 사람들이 한방의 블루스로 저 세상으로 아니면 반신불수가 되어 잊혀 가고 있다. 선생님 중에서 체육 선생님이 가장 빨리 죽는다는 말이 있다. 체육 선생님이 자신의 건강을 너무 믿는 탓에 어느 날 갑자기 고혈압이나 뇌출혈 같은 것으로 돌연사하는 경우가 많기 때문에 그런 말이 나온 것 같다. 평소에 운동만 열심히 하면 건강 문제는 발생하지 않을 것이라는 자체견적 때문에 세심하게 건강에 관심을 기울이면서 살아가는 선생님들보다 먼저 사망하게 될 확률이 높다는 것이다. 두 달 전에 멀쩡하게 통화했던 사람이 며칠 전에 죽었다는 소식을 들었다. 물론 그에게 벌침을 가르쳐주지 않았다. 워낙 보약이나 운동 같은 것에 흥미를 갖고 살아가기에 벌침 같은 것을 소개해줘도 무시할 것 같다는 선입견이 있어서 가르쳐 주지 않은 것이다. 고혈압으로 인한 뇌출혈이 원인이라고 했다. 온도 차이가 많은 환절기에 갑자기 손상된 뇌혈관이 터져서 쓰러진 것이라고 했다. 중년을 넘어서 인생을 정말로 즐기면서 살던 사람인데 죽음이 너무 빨리 그에게 찾아간 것이다. 벌침을 누구나 쉽게 즐길 수 있도록 벌침이야기를 세상에 내놓았다. 벌침은 아픈 사람도 아프지 않은 사람도, 남녀노소를 막론하고 즐겨야 한다. 인류의 기원이 아담이라면 대략 7,000년 정도 전에 역사가 시작된 것 같은데(아담의 족보를 역으로 추적하면 정확한 기원을 알 수 있겠다), 이집트 고대 신석기 유적에서 양봉의 흔적이 발견되기도 했다. 인류가 살아오면서 양봉의 역사도 함께 한 것이다. 양봉인들은 다른 사람에 비해 무병장수하는 경우가 월등히 많다는 것이다. 암, 고혈압, 비만(양봉인은 뚱보가 거의 없음), 중풍, 전립선암, 뇌졸중, 당뇨, 관절염, 신경통, 두통, 편두통, 류머티스 등의 성인병들이 양봉인에게는 거의 발병하지 않는다는 것이다. 같은 나이의 양봉인과 비양봉인의 얼굴을 관찰하면 양봉인이 훨씬 더 젊어 보인다. 피부가 탱탱하고 주름이 없고 머리카락도 흰 것이 드물게 보이는 것이다. 모든 것이 양봉을 하면서 꿀벌에게 매일 쏘이기 때문에(벌침을 자연적으로 맞게 됨) 혈액순환이 왕성하여 노화가 더디게 되는 것이다. 모든 질병의 원인은 혈액순환 장애에 따른 면역력 저하가 그 원인인 것이다. 벌침을 공짜로 스스로 즐기는 벌침 마니아가 되면 면역력 저하 요인인 혈액순환 장애가 사라지기 때문에 아플 일이 없게 된다. 벌침을 즐기면 혈액순환 장애가 사라지는 원리는 붓는 원리, 피를 맑게 하는 청혈작용, 강력한 천연 항균 작용으로 인한 바이러스 퇴치가 그렇게 만드는 것이다. 어떤 인생도 한방의 블루스로부터 자유롭지 못하니 이 것저것 따질 것 없이 벌침을 공짜로 즐기는 벌침 마니아가 되어야 한다.

088 _ 동아줄

어린 시절 겨울철 밤마다 화롯가에 둘러앉았었다. 화롯불에 고구마 몇 개 묻고 도란도란 어머니의 옛날이야기를 들으면서 겨울밤을 보냈었다. 자식들 내의를 벗겨 이를 잡으시면서 옛날이야기를 들려주시는 것이었다. 해님 달님 이야기를 암기할 정도로 많이 들었다. 레퍼토리가 많지 않으셨는지 아니면 그 이야기가 최고의 교육 효과가 있다고 느껴서 밤마다 들려주신 것인지 알 수 없다.

"나 떡 하나 주면 안 잡아먹지!"

이러면서 못된 호랑이는 손녀, 손자와 함께 살아가는 떡장수 할머니의 떡을 전부 빼앗아 먹고, 할머니까지 잡아먹는다. 그것도 모자라서 손자, 손녀들까지 잡아먹으려고 할머니 목소리를 흉내 내면서 아이들에게 접근을 한다. 큰 손자가 할머니 목소리가 이상하다고 하니 감기가 들었다고 둘러대고, 할머니 손을 보자고 하니 아주까리 잎으로 손을 감싸고 보여주는 치밀함을 보여주면서 아이들에게 접근하게 된다. 아직 어린 막내 손자를 이불속에서 잡아먹으면서 콩 볶은 것을 먹는다고 거짓말을 하기도 했다. 이것을 눈치 챈 큰 손자가 동생과 함께 오줌이 마렵다며 뒷간에 다녀오겠다고 핑계를 대고 방안에서 도망쳐서 우물 옆에 있는 나무 위로 도망친다. 뒷간에 간 아이들이 돌아오지 않자 호랑이는 아이들을 찾아 이곳저곳을 뒤지다가 우물에 빠져 죽은 줄 알고 우물 안을 살핀다. 우물에 비친 아이들의 모습을 보고 어떻게 건져서 잡아먹을까 하고 설치는 호랑이를 보고 동생이 그만 깔깔 웃는 바람에 호랑이는 나무 위에 있는 아이들을 발견하게 된다. 호랑이가 나무에 올라가는 방법을 물으니 큰 손자는 부엌에 있는 참기름을 바르면 된다고 하여 호랑이는 참기름을 바르고 나무에 오르려고 한다. 여러 번 미끄러지는 모습을 보다 못한 착한 동생이 그만 도끼로 나무에 홈을 파서 올라오면 된다고 말해 준다. 드디어 호랑이는 도끼로 나무에 홈을 파서 오른다. 급박한 위기에 인간이 기댈 수 있는 것이 신이다.

"하느님, 저희들을 가엽게 여기시면 새 동아줄을 내려주시고 그렇지 않으시면 헌 동아줄을 내려 주십시오."

아이들이 간절히 기도를 한다. 하늘에서 동아줄이 내려오고 아이들은 호랑이에게 잡히기 일보직전에 하늘로 올라간다. 이 광경을 목격한 호랑이도 아이들이 그랬던 것처럼 기도를 한다. 하늘에서 동아줄이 내려오고 호랑이도 동아줄을 타고 하늘로 오르려고 한다. 얼마 후 하늘로 오르던 호랑이가 매달린 동아줄은 헌 동아줄이었기 때문에 중간에서 끊어지게 되고 호랑이는 수수밭에 떨어지고 수수를 수확한 수수깡에 똥구멍을 찔려서 죽는다. 지금도 수수깡에 선명하게 호랑이 핏자국이 남아있다. 하늘로 올라간 아이들은 오빠는 해님이 되었고 동생은 달님이 되었다는 얘기이다. '새 동아줄이냐, 헌 동아줄이냐' 이것이 문제이다. 사람들은 살아가면서 늘 선택을 강요당한다. 이 줄에 설까, 아니면 저 줄에 설까? 판단은 본인의 몫이다. 잘못 선택하여 헌 동아줄을 잡으면 떨어져서 수수깡에 똥구멍이 찔려 죽을 것이다. 건강, 정치판, 대선판, 검찰 판, 사기꾼 세상, 진로, 입학시험 등등 거의 모든 분야에서 일생에 몇 번씩 동아줄을 선택해야만 하는 상황을 접하는 것이 인간이다. 건강 관련하여 동아줄을 고르라고 하면 무조건 벌침이야기를 택하면 된다.

089 _ 맘모스 히프

여성들이 남성들에게 성적 매력을 느끼는 것은 우람한 상체의 근육질이 아니라 단단한 엉덩이라고 한다. 요즘 나이트클럽에서 남성 무희들이 엉덩이춤을 현란하게 추는 것을 보니 사실일 것이다. 남성들이 여성에게 성적 매력을 느끼는 것이 무엇일까? 곰곰이 생각해 봤지만 사람마다 취향이 다르니 딱 꼬집어서 어느 곳을 가리킬 수 없다. 어떤 이는 맘모스 히프, 어떤 이는 발달된 유방, 어떤 이는 검은 머리, 어떤 이는 롱다리의 각선미, 어떤 이는 개미허리의 S라인 등등 사람마다 차이가 많을 것 같다. 여성들은 모두 아름답다. 하지만 남성들이 볼 때 여성들이 아름답지 않게, 성적 매력을 느끼지 못할 경우도 있다. 옆모습을 봤을 때 히프가 튀어나온 것보다 더 나온 똥배, 아주 빈약한 히프, 탄력 없는 피부, 초점이 부정확한 눈동자 등이 그런 것들이다. 마드라스(인도 첸나이)에 세인트 조오지성이 있는데, 서구열강의 각축장이었다. 군인들이 주둔하고 있었다. 그 곳에서 인도 여군들과 대화를 나눌 기회가 있었다. 삼사십 년 전 우리나라와 같이 카메라, 시계 같은 것에 인도 사람들은 관심이 많았다. 싸구려 손목시계와 카메라를 만져보면서 부러워하는 눈치였다. 똥(흙)색의 인도 군복을(바지) 입은 인도 여군들의 맘모스 히프가 인상적이었다. 인도 여성들은 주로 소음인 체형의 사람들이었다. 롱다리에 맘모스 히프가 특징이었다. 벌침을 공짜로 스스로 즐기는 벌침 마니아가 되면 똥배가 나오는 것을 억제한다. 창자(내장)에 지방이 끼는 일이 없기 때문이다. 그리고 신체의 혈액순환이 활발하여 피부도 탄력 있게 되고 엉덩이도 흐물흐물한 것이 아니라 맘모스 히프처럼 탱탱함을 유지하게 된다. 남자나 여자나 배우자가 바람을 피우지 못하게 하려면 늘 성적 매력을 유지하면 된다. 그러기 위해서라도 벌침을 즐기는 벌침 마니아가 되어야 한다. 탱탱한 엉덩이와 날씬한 허리를 유지하려면.

090 _ 어깨결림

"따르릉."
"벌침이야기 저자분인가요?"
"그렇습니다."
"천안에 사는 56세 된 벌침 마니아 초년생인데요, 궁금증이 있어서요. 벌침이야기를 접하고 어깨와 팔목이 아파서 벌침을 맞고 있는데, 벌침을 중단하니 또 아픕니다. 얼마나 더 벌침을 맞아야 하나요?"
"벌침을 맞으면 금방 어깨결림이나 팔목 저림이 사라지는 기분이 듭니다. 만약에 그런 질병이 염증을 일으키는 균에 의한 것이라면 벌침을 맞으면 벌독이 균을 죽이기 때문에 시원한 기분이 금방 들게 됩니다. 발악하는 균을 벌침 몇 방으로 다 죽일 수 없기 때문에 한두 달 정도 벌침을 즐겨 완전히 균을 퇴치해야 치료가 완료되는 것입니다. 일단 벌독이 주입되면 활발하게 활동하던 염증 유발 균이 죽은 척 시늉을 합니다. 그러다가 벌독이 사라지면 다시 발광을 하려고 할 것입니다. 그러므로 벌독을 사정없이 나쁜 균에게 주입하여 완전히 몰살시켜야 상황이 종료되는 것입니다. 벌침을 한두 달 정도 즐기면 어깨결림, 팔목 저림 같은 것은 치료가 됩니다. 그렇다고 치료가 끝난 것은 아닙니다. 어깨결림,

팔목 저림 같은 것이 발병하게 된 원인이 있을 것입니다. 심한 육체노동으로 어깨와 팔목에 무리를 주는 행동을 계속한다면 또 다시 염증 유발균이 면역력이 떨어진 그 곳에 발광을 하려고 할 것입니다. 근본치료는 심한 노동을 하지 않아야 되는데 서민들이 그렇게 할 수 없는 것이 현실입니다. 일을 해야 돈을 벌고 밥을 먹으니까요. 자신이 처한 환경에 적응하여 살 수밖에 없잖습니까? 그래서 벌침 마니아라는 개념이 있는 것입니다. 벌침을 공짜로 스스로 즐기는 것입니다. 아프거나 아프지 않거나 벌침을 스스로 즐겨 신체 면역력을 업그레이드 시켜 놓으면 감히 나쁜 균이 발광하려는 꿈도 꾸지 않겠지요. 돈이 들어가면 좀 곤란하지만 자연에 널린 꿀벌을 잡아서 벌침을 즐기면 됩니다. 고혈압, 암, 중풍, 뇌경색, 뇌졸중, 당뇨, 저혈압, 심근경색, 관절염, 류머티스, 통풍, 사십견, 허리디스크, 비만, 편두통, 만성피로, 감기, 어깨결림, 목디스크, 비염, 이명, 피부병 등등 이루 말할 수 없을 정도의 질병들이 있으나 양봉을 오래 하신 분들은 그런 질병에 걸리는 경우가 거의 없다는 것입니다. 양봉인들을 자세히 보면 비만인 사람이 드뭅니다. 똥배 나온 분들이 거의 없다는 것입니다. 그리고 양봉인들이 병원에 가는 경우가 일반인들에 비해 훨씬 적답니다. 벌침 마니아는 양봉을 하고 있지 않으나 양봉인들처럼 꿀벌의 독을 몸에 주입하면서 즐겁게 사는 사람입니다. 그러면 만병에 걸릴 위험이 사라진답니다. 조류독감이 발병할 계절입니다. 벌침 마니아가 되시면 그런 질병이 하나도 두렵지 않습니다. 면역력이 굉장히 강하기 때문입니다."

091 _ 숙면과 불면

많은 사람들의 얼굴이 생각난다. 벌침 마니아가 되어 자신의 신체, 정신, 건강 상태의 변화를 직접 체험하고는 너무도 신기한 벌침의 효과에 입에 침이 마르도록 열심히 벌침예찬을 하는 이들이 주를 이룬다.

"제가요, 밤마다 잠 못 이루고 뒤척이던 시절이 있었습니다. 사춘기 때라면 연애편지 쓰려고 그렇다지만 나이가 들어서 그런 일이 있으니 너무 큰 고통의 연속이었습니다. 하지만 선생님께서 세상에 공개한 벌침이야기를 접하고 벌침 마니아가 되어 벌침을 스스로 공짜로 즐기니까 모든 문제가 사라졌습니다. 다른 것은 몰라도 밤에 잠을 푹 잘 수 있다는 행복을 얻었습니다. 1시간을 자도 숙면을 하다 보니 아침에 일어날 때 피곤하고 찌뿌듯한 기분이 하나도 없게 되었습니다. 그리고 골치 아픈 것들이 완전히 사라졌습니다. 너무 감사드립니다. 처음에 벌침 마니아가 되기 위해서 벌침이야기 내용에 따라 벌침 적응 요령을 실행하면서 긴가민가하기도 했습니다. 벌침 훈련 초기에 가렵고 퉁퉁 붓는 것을 보고는 놀래기도 했습니다. 하지만 벌침 초기에 나타나는 당연한 것이라고 벌침이야기 내용을 믿었습니다. 아무튼 잠 잘 자는 것도 큰 행복이라는 것을 요즘 깨달았습니다. 인생에서 잠이 차지하는 비중이 만만치 않습니다. 몇 십 년을 잠만 자는 것이 인생 아니겠습니까. 요즘 너무 좋습니다."

여러 가지 사정으로 인하여 잠을 잘 이루지 못하는 중년 부인이 벌침 마니아가 되어 숙면이 가능해졌다며 기뻐하던 모습이 가장 인상적이었다. 예쁘장하게 생긴 소녀와 같은 중년 부인의 천진난만한 표정이 늘 가슴에 남아 있다. 특히 늦가을의 쓸쓸함이 내 주위를 맴돌 때면 그녀의 웃는 모습이 눈앞을 가려 떨어지는 낙엽도 감상할 수 없게 된다.

092 _ 신문 광고

신문광고를 보니 상당한 양의 의료관련 광고가 판을 치고 있다. 주로 성인병 관련 광고가 주를 이루고 있지만 가끔씩 아토피 피부염 관련한 것도 보인다. 대충 신문광고 내용을 보니 벌침을 즐기는 벌침 마니아가 되면 쉽게 사라질 것들이다. 이명, 어지럼증, 두통, 편두통, 만성두통, 불면증, 탈모, 천식, 눈 침침, 스트레스, 비염, 뒷골 때림 등 머리에 혈액순환이 잘 되지 않아서 오는 증상들은 벌침 마니아가 되어 머리에 벌침을 즐기면 감쪽같이 사라질 것이다. 벌침을 즐기면 뇌혈관이 팽창되고 혈액이 맑게 되어 머리에 혈액순환이 활발하게 되기 때문에 잡병들이 사라지는 것이다. 그리고 머리에 있는 나쁜 바이러스나 세균을 벌독이 깨끗하게 청소를 해주니 골치 아픈 것들이 사라지게 되는 것이다. 또한 관절염, 류머티스, 손발 저림, 수족냉증, 어깨결림, 건초염, 사십견, 오십견, 허리디스크, 목디스크, 삔 곳, 타박상 등 염증성 질환이나 혈관장애로 인한 질병은 벌침을 환부 아시혈에 즐기면 역시 시원한 기분을 언제나 맛보면서 살 수 있다. 그런데 벌침을 즐기는 벌침 마니아가 되려면 벌침 적응 훈련을 해야만 된다. 그 훈련 내용이 벌침이야기에 있다. 벌침 적응 훈련을 마치고 스스로 공짜로 벌침을 즐기는 벌침 마니아가 되면 신문광고를 보고 고민할 일이 없을 것이다. 벌침을 거시기에 즐기면 남성 확대술이나 전립선염, 조루, 발기부전 같은 것이 문제가 되질 않는다. 물론 비싼 정력제도 사 먹을 필요가 없다. 벌침은 남여 평등이다. 남성들만 거시기에 벌침을 즐기는 것이 아니다. 여성들도 벌침을 거시기에 즐기면 빈모(나이가 들어 체모가 빠지는 것), 요도염, 방광염, 질염, 생리불순, 냉대하 같은 아주 지긋지긋한 부인병을 사라지게 할 수 있다. 그런데 남자나 여자나 벌침을 거시기에 즐기려면 벌침 적응 훈련을 반드시 마친 후에 가능하다.

093 _ 전쟁에서 이기려면

침침하던 눈이 벌침을 즐기니 많이 좋아졌다는 말을 자주 들었다. 물론 만성 비염에 시달리던 사람이 벌침을 즐기고 비염이 완치되었다고 기뻐하던 모습도 생생하다. 벌침을 즐기는 벌침 마니아가 되면 염증성 질환은 무조건 좋아진다. 염증의 종류는 가리지 않는 것이 벌침이다. 페니실린보다 1,000배 이상의 항균 능력을 가진 벌독이다 보니 웬만한 잡균은 싹쓸이할 수 있다. 애꾸눈 장군이 있었다. 물론 다른 나라 얘기이다. 우리나라는 애꾸눈 장군이 존재하기 힘들었다. 장군이라면 전쟁에서 승리할 수 있는 능력이 있으면 되는데 우리나라 장군들은 정치에 관심이 많다보니 외모의 조건도 장군 진급에 상당한 영향을 끼치기 때문일 것이다. 이스라엘의 모세 다얀 장군이 애꾸눈이었다. 1967년 6일 전쟁이 발발했을 때 모세 다얀 장군은 이렇게 말했다고 한다.

"No alternative!"

각료들이 이러쿵저러쿵 갑론을박할 때 모세 다얀 장군의 이 한마디는 이스라엘이 중동국가들과의 전쟁에서 승리할 수 있었던 가장 막강한 무기가 되었다. 애꾸눈 장군이었지만 결국 전쟁에서 승리하여 나라를 구한 장군이 되었다. 벌침을 스스로 즐기는 벌침 마니아가 되는데 별다른 조건이 있는 것은 아니다. 애꾸눈 장군이든 외팔이 장군이든 전쟁에서 이길 수 있는 전략전술을 가지고 있다면 진정한 장군감이듯이, 벌침은 영원한 장군감이다. 질병과의 전쟁에서 반드시 승리할 수 있는 능력을 갖고 있는 것이 벌침이다. 질병의 종류를 가리지 않는다. 핵폭탄급 세균이든, 감기 바이러스이든, 암을 유발시키는 박테리아이든 벌독으로 제압할 수 있다. 살아있다는 것은 항상 질병과의 전쟁을 의미하는 것이다. 그 전쟁에서 승리하기 위해서는 반드시 벌침 마니아가 되어야 한다. 벌침을 공짜로 스스로 즐기는 벌침 마니아가 되면 질병과의 전쟁에서 지는 일이 없을 것이다.

094 _ 불합리

원행을 했다. 그러면서 몇몇 벌침 마니아를 만났다. 그들에게서 들은 얘기 가운데 불합리한 것이 있었다. 벌침이야기를 접하고 스스로 벌침 마니아가 된 사람들이다. 벌침을 맞고 몸에 박힌 침을 가능하면 빨리 뽑으라고 했는데, 몇몇은 벌침을 오래 꽂아 놓는다는 것이었다. 이해가 가지 않는다고 하니까, 벌독이 아까워서 그런다는 말이었다. 벌침이야기에 성기에 벌침 맞는 요령이 있는데, 거기에 벌침을 성기에 꽂아 놓는다는 내용을 보고 아마 그런 생각을 한 것 같았다. 성기에 벌침을 즐기면서 꿀벌의 침을 꽂아 놓는 것은 근육을 뭉치게 하여 작품을 만들려고 그러는 것이다. 오직 성기 혈자리에만 그것이 가능한 것이다. 성기를 제외한 혈자리에 벌침을 맞을 때는 벌침을 맞고 몸에 박힌 꿀벌의 침을 빨리 뽑는 것이 원칙이다. 성기에 벌침 맞은 흔적이 생기는 것은 괜찮지만(좋은 현상),몸에 벌침 맞은 흔적을 심하게 남길 이유가 하나도 없다. 초보자들이나 몸이 극도로 피곤할 때 과하게 벌독이 신체에 주입되면 나른하거나 두드러기가 심하게 날 수도 있다. 성기에 벌침을 즐길 때도 벌침을 반드시 꽂아 놓는 것은 아니다. 따갑고 아프면 꿀벌의 침을 금방 뽑으면 된다. 이번에 원행을 하면서 느낀 것인데 모두 벌침 욕심이 심하다는 것이다. 어떤 벌침 마니아는 배에 벌침을 꽂아 놓아 벌침 맞은 흔적이 뚜렷한 경우도 있었다. 배에 벌침을 꽂아 놓는 것이 심한 고통이었을 것이다. 차라리 성기에 벌침을 꽂아 놓는 것은 즐거운 기분이지만 다른 곳에 벌침을 꽂아 놓는 것은 아주 어리석은 행동에 불과하다.

095 _ 지엽적이다

"따르릉"
"여보세요?"
"아저씨, 접니다. 꿀벌 잡아 놓은 것 있으면 몇 방 부탁드리려고요. 오늘 꽃에 꿀벌이 나왔더라고요."
"그러면 ,스스로 잡아서 벌침 즐기면 되는데 왜 저에게 부탁을 한다는 말을 합니까?"

"머리, 허리, 목에 벌침을 맞고 싶어서요."

"남편에게 시키면 될 것을 굳이 귀찮게 하려는 것은 이해가 잘 되지 않습니다."

"제가 아직 초짜잖아요. 흐흐."

벌침 경력 3주 정도 되는 중년 부인이 전화를 했다. 발목관절, 허리통증, 뒷골 당김 등으로 고생하고 있어서 벌침을 배워 즐기는 부인이다. 40대 부인으로 같은 또래의 친구를 데리고 왔다. 친구는 늘 졸리고, 피곤하고, 왼쪽 다리에 통증이(신경통) 있어서 침을 맞으러 병원에 자주 다닌다는 것이었다.

"아줌마, 벌침은 지엽적인 질병 치료보다는 노후 된 신체를 완전히 리모델링하여 면역력을 증강시켜 만병을 예방하는 것입니다. 아줌마처럼 발목관절, 허리통증, 뒷골 당김 같은 질병이 찾아오는 것은 신체가 노후 되었다고 신호를 보내는 것입니다. 지엽적인 질병을 고쳐달라고 하면 벌침이야기는 아주 반가워합니다. 그까이꺼 별로이거든요. 벌침 마니아가 되어 완전히 노후 된 신체를 리모델링하는 것이 훨씬 좋습니다. 발목관절 아프다고 아픈 부위에 벌침 몇 방 맞고, 허리 아프다고 아픈 부위에 맞고 이러면 편리하지만 만약에 아줌마 내장에 이상이 있으면 어떻게 할 것입니까? 암이 있는 부위에는 벌침을 맞을 수 없으니까요. 그래서 벌침 마니아가 되어 모든 질병들을 예방하는 것이 원칙이라는 것입니다. 알았지요?"

"이해했습니다."

함께 온 아줌마 친구에게도 다리, 허리, 목, 머리, 아랫배에 벌침 10여 방 서비스해 주었다.

"아저씨, 다음에 올 때는 꿀벌을 구해서 가지고 올게요."

"과부도 아니면서, 남편 부려 먹으세요."
중년의 아줌마 둘이 벌침 맛에 푸욱 빠졌다. 진작 벌침을 즐기지 못한 것을 매우 아쉬워하는 눈치였다. 벌침이야기도 오늘 벌침을 25방 정도 즐겼다.

096 _ 고향 생각

추수가 어느 정도 끝이 나면 마을은 그다지 바쁘지 않았다. 겨울에 필요한 것들을 준비하는 것이 고작이었다. 군불 땔 나무를 확보하고, 소 여물용 재료를 미리 마련하는 것이 그래도 큰 일과였다. 콩깍지, 볏짚, 말린 옥수수 대를 작두로 적당한 크기로 썰어서 헛간이나 건조실에 쌓아 놓았다. 어느 정도 월동준비가 끝이 나면 동네엔 콩쿠르 대회가 있었다. 마을 사람들이 모이기 편리한 장소를 정하여 마을 노래자랑을 여는 것이 콩쿠르 대회였다. 농사철에 논일 밭일 하면서 라디오 틀어 놓고 흥얼거리면서 배웠던 노래를 뽐낼 기회가 바로 마을 콩쿠르 대회였다. 플라스틱 바가지 같은 물건들이 선물이었다. 지게작대기로 지게다리 두드리면서 힘든 농사일을 잊으려고 했던 노래들이 콩쿠르 대회의 주요 레퍼토리였다. 고향, 사랑, 이별, 효도 이런 주제의 노래가사가 유행했던 시절이었다. 모두들 먹고 살기 위해서 도시로 무작정 나갔던 시대이다 보니 이런 주제들이 대중들의 관심을 끌 수밖에 없었다. 굵은 건전지를 사용하는 라디오에서 흘러나오는 노래를 들으면서 마을 사람들은 세월의 무상함을 느꼈었다. 객지 생활을 오래 하면 그리운 것이 고향이다. 고향에서 계속 사는 사람들은 고향의 의미가 타향살이를 하는 사람들보다 덜 중요하겠지만, 몇 십 년 동안 타향살이를 한 사람들이 느끼는 고향은 종교인들이 꼭 가보고 싶은 성지보다도 더 중요한 의미를 갖는 것이다. 고향엔 없는 것이 없다. 첫사랑, 소년의 꿈, 뭉개구름, 뒷동산, 아지랑이, 산등성이, 신작로, 앞마을, 도랑, 살구꽃, 앵두나무, 논두렁, 밭두렁, 버들피리, 보리밭, 콩밭, 밀밭, 외양간, 가마솥, 초가집, 우정, 화로, 연못, 뽕나무밭, 매미, 잠자리, 민물고기, 빨래터, 지게, 품앗이, 우물가, 두레박, 그네, 윷놀이, 자치기, 곱돌, 고무줄놀이, 오솔길, 찔레, 머루, 다래, 대추, 밤, 봉당, 아궁이 등 고향엔 모든 것이 있다. 고향에 첫사랑이 아직도 살아 있다면 고향을 그리는 마음은 세상의 그 어떤 것보다도 절실할 것이다. 이루어 질 수 없는 것이 첫사랑이고 쉽게 갈 수 없는 것이 고향인 것이다. 고향이 그립고 첫사랑이 보고 싶을 때 가장 효과적인 방법이 꿀벌을 잡아 벌침을 즐기는 것이다. 고향, 첫사랑을 언젠가 대하려면 건강해야 할 것 아니겠는가?

097 _ 측은지심

어린 시절 아직 투표권이 없었을 때 보고 듣고 배운 것이 있다. 흰 고무신 선거, 막걸리 선거, 수건 선거, 달력 선거, 구장 선거, 면장 선거 등 순진한 민초들에게 해서는 안 될 짓을 하면서 벼슬을 하려는 자들이 판을 치던 때였다. 말로만 인간의 됨됨이를 보라고 하면서 뒤에서 민초들을(문맹인 민초들도 많았다, 기껏해야 아라비아 숫자 정도 깨우친 수준) 감언

이설로 현혹하는 선거운동이 전부였던 것 같다. 할머니 한 분이 있었다.

"할머니, 기호 몇 번 찍으셨어요?"

투표를 마치고 온 할머니에게 장난삼아 질문을 했다.

"글쎄, 처음에 1번을 찍었는데 옆에 2번 사람에게 미안하다는 생각이 들어 2번도 찍었고, 3번 사람은 불쌍한 생각이 들어서 찍어 줬지."

할머니가 말씀 하신 것이 생생하게 떠오르고 있다. 가장 인간적인 너무나 인간적인 선택이다. 선거에서 당선되려고 발버둥치는 후보자들의 모습을 할머니는 보았을 것이다. 아니 할머니는 득도를 한 것이다. 세상에서 가장 아름다운 것이 있다면 측은지심(모두가 불쌍하다는 마음)일 것이다. 측은지심이 넘치는 세상이 유토피아이다. 그런 세상은 선거도 없을 것이다. 비겁하게 사악하게 남을 헐뜯어서 선거에서 승리를 하려고 하는 사람들에게도 할머니는 표를 주었다. 그렇게 발버둥치는 모습이 불쌍해 보여서 그랬던 것이다. 벌침이야기도 모든 사람들이 불쌍하게 보인다. 시키는 사람이나 시킴을 당하는 사람이나 불쌍할 뿐이다. 불쌍하게 살다가 아프기라도 하면 더욱 불쌍하게 보일 것 같아서 벌침이야기를 세상에 공개했다.

098 _ 별명

하천변을 지나는데 비교적 넓은 면적에 울긋불긋한 꽃들이 피어 있어 가던 길을 멈추고 주머니에서 잠자리채를 꺼내 꿀벌을 잡았다. 200

여 마리 잡아서 돌아오는데, 중년의 남성 둘이 벌침에 대하여 질문을 했다.

"벌침을 즐기는 이유가 뭡니까?"

"살아있는 동안에 아프지 않으려고요."

"친구가 하나 있는데 그 친구는 꿀벌만 보면 손으로 잡아서 고추에 벌침을 맞더라고요. 꿀벌이 귀할 때 보면 그 친구 와이프가 늘 그에게 말하는 것이 있었지요. '여보벌' 이라는 말입니다. 시도 때도 없이 꿀벌만 보면 '여보벌' 이라고 남편에게 말을 해서 우리가 그 친구 별명을 '여보벌' 로 만들어 주었습니다."

"그런데 친구들은 왜 벌침을 즐기지 않았나요? 혹시 그 친구가 벌침을 친구들에게 가르쳐 주면 꿀벌 잡기가 더 힘이 들까봐 벌침 맞으라고 하지 않았나 봅니다. 고추도 커지고 작품도 만들 수 있고, 중풍 걱정 안 해도 되고, 술도 취하지 않고, 노화도 억제할 수 있고, 관절염, 신경통, 탈모도 예방이 되고, 혈압 걱정하지 않아도 되는 것이 벌침입니다. 벌침에 대하여 말을 하려면 1박2일 걸려도 다 못할 것입니다. 그냥 벌침은 사람에게 무조건 좋은 것이라고만 기억하고 살면 됩니다."

이런 말을 하고 돌아와서 벌침을 즐겼다. 꿀벌이 귀한 철에 꿀벌 200여 마리를 공짜로 구했으니 부러울 것이 없는 부자라는 생각이 들었다. 머리에 6방, 거시기에 11방, 배 부위에 5방, 다리에 6방, 허리에 2방, 어깨에 2방, 팔에 4방 등 36방을 맞았다. 벌침이야기이기 때문에 이렇게 많이 벌침을 즐기는 것이 가능한 것이다. 벌침이야기는 훈련이 되었으니 문제가 발생하지 않는 것이다. 초보자들은 벌침이야기에 있는 벌침 적응 훈련을 마치면서 서서히 벌독에 적응해야 한다. 아무렇게나 벌침을 맞으면 큰 낭패를 볼 수 있다. 나머지 벌들은 이웃 사람들과 벌침 파티를 가졌다. 어깨가 아프다며 카드 아르바이트를 하는 중년의 아줌마가 오늘 처음 벌침에 입문을 했다.
"아저씨, 남편이 허리도 아프고 정맥류도 있고 늘 피곤하다고 그러는데, 벌침을 맞을 수 있나요?"
"벌침을 공짜로 스스로 즐기는 벌침 마니아가 되면 그런 것들은 사라집니다."
자신의 어깨결림보다도 남편이 아픈 것을 더 걱정하는 아줌마가 가슴에 남았다. 부부애라는 것이 바로 이런 것 아니겠는가?

099 _ 기네스북과 성기벌침

기네스북이 있다. 온 세상 모든 것들의 세계최고기록을 기록한 책이다. 아직 공식적으로 기네스북에 항목이 없어서 오르진 못했지만 벌침이야기는 기네스북을 초월할 정도의 세계최고기록을 가지고 있다. 기네스북을 기준으로 하다 보니 혹시 지구촌 어느 곳에 벌침이야기만큼의 기록을 갖고 있는 자가 있을지 모르겠지만 아무리 자료를 구해 봐도 찾을 수 없는 것으로 봐서 감히 벌침이야기가 그 분야 지존이라고 해도 무리가 없다고 믿는다. 벌침이야기가 갖고 있는 세계최고기록은 성기에 싱싱한 꿀벌의 침을 35방을 꽂아놓은 것이다. 보통사람들은 흉내를 내면 안 된다. 특별히 단련된 체질이어야만 하기에 아마도 이 기록은 쉽게 깨지지 않을 것이다. 보통사람들은 숙달되었다고 해도 꽂아봐야 십여 방 정도이다. 그것도 성기에 벌침을 즐기려면 신체를 벌침 적응 훈련을 하여 충분히 벌독에 적응시킨 이후라야 가능할 것이다. 보통사람들이 고추에 벌침을 즐기는 요령을 벌침이야기에 하나도 빠짐없이 공개했다. 절차에 따라 성기에 벌침을 즐기면 오줌발 약함, 정력 감퇴, 발기부전, 전립선염 같은 것에 매우 효과가 있다. 물론 벌침에 적응이 안 된 사람이 벌침을 과하게 즐기면 오히려 발기부전 같은 것이 있을 수 있다. 단기간에 벌독을 과하게 섭취하면 신체에 무리가 따르기 때문이다. 마치 술을 갑자기 많이 마시면 발기가 원활하지 않은 것과 같은 원리이다. 이럴 때는 벌침을 몇 주 쉬면 문제가 풀린다. 벌침이야기가 기네스북에 오를 정도의 세계최고기록을 갖게 된 것은 오로지 벌침이야기를 세상에 공개하기 위한 것이었다. 객기도 아니고 영웅심도 아니다. 그저 스스로의 몸으로 임상실험이 필요했기 때문에 그런 것이다. 남자들만 성기에 벌침을 즐기는 것이 아니다. 여성들도 성기에 벌침을 즐길 수 있다. 방광염, 요도염, 질염, 빈모, 냉대하 같은 질병의 예방을 위하여 그럴 수 있다. 이 글을 읽고 일반인들이 벌침을 얕잡아 볼까 걱정이 된다. 벌독에 적응이 안 된 사람은 벌침을 한 방만 맞아도 그 위력을 느끼게 된다. 절대로 벌침은 절차이므로 벌침 적응 훈련을 마쳐야 벌침 마니아가 되어 건강하게 삶을 살아갈 수 있다.

100 _ 시초

오후에 아파트 화단에 국화꽃과 이름을 정확히 알 수 없는 울긋불긋하고 향기가 찐한 꽃이 피어 있는 곳을 자세히 관찰하니 꿀벌이 판을 치고 있었다. 날씨가 쌀쌀했던 탓에 꿀벌 잡기가 힘이 들어서 충분히 벌침을 즐기지 못했는데 따듯한 늦가을의 날씨 덕분에 꿀벌을 50여 마리 잡을 수 있었다. 가족들에게 30여 마리를 서비스하고 벌침이야기도 사관(합곡혈, 태충혈)과 천주혈에 벌침을 즐겼다. 벌침이야기는 스스로 천주혈이나 견정혈 허리의 아시혈에 벌침을 즐길 수 있다. 나머지 꿀벌은 비상용으로 곤충 채집용 플라스틱 통에 눈깔사탕 2개와 함께 보관했다. 내일 날씨도 무난하다고 하니 기대가 된다.

"아저씨, 꿀벌 있으면 벌침 좀 부탁드립니다."

40대 벌침 마니아 1년차인 아줌마가 왼쪽 엄지발가락 관절이 부어서 찾아왔다.

"엄지발가락 관절이 아픈 것은 류머티스 관절염의 시초일 수 있으니 초기에 벌침을 즐겨 퇴치해야 합니다. 오늘 벌침 3방만 맞고 가세요."

부어오른 엄지발가락 아시혈에 벌침을 3방 서비스했다.

"쑤시던 통증이 시원하지요? 아줌마가 바빠서 꿀벌을 잡을 시간이 없으면 아들이나 남편에게 꿀벌 잡아 달라고 하세요. 세상에 엄마, 아내가 아파서 벌침을 맞고 싶은데 꿀벌 잡아 주지 않는 자식이나 남편이 있을까요?"

가족이라는 것은 구성원들이 서로에게 배려하는 것이 전부인 조직이라며, 당장 남편이나 아들에게 꿀벌 잡아 오게 해서 벌침을 스스로 즐기라고 말해 주었다. 벌침이야기는 단호하다. 벌침을 즐기면 관절염, 류머티스 같은 것의 통증이 사라진다. 달리 말하면 특효인데, 어디 관절염뿐이랴, 만병에 좋은 것이 벌침이다. 이런 사실을 알면서도 게을러서, 성의가 없어서 벌침을 즐기지 않는 사람에게는 긴 말을 하지 않는다. 아픈 사람들의 생활방식을 관찰해 보면 아플 수밖에 없는 사고방식으로 생활하고 있다. 벌침이 모든 질병에 좋고, 돈도 들어가지 않는다고 해도 실행하지 않는다면 답은 아파야 하는 것이다.

101 _ 종말

종말이 다가온다고 한다. 그 때 구제받으려면 아주 열심히 믿어야 한단다. 그 날이 가까이 다가오고 있다는 것이다. 믿지 않는 자는 영원히 멸할 것이라고도 한다. 믿는 것은 좋은 것이다. 믿는 것은 긍정이다. 네가티브보다는 포지티브가 더 인간적인 냄새가 나는 것도 긍정의 힘이 부정의 힘보다 강하기 때문이다. 장차 한반도에 병란(病亂)이 병란(兵亂)보다 먼저 찾아들어 믿는 자와 믿지 않는 자를 정리할 것이라는 말도 들린다. 열심히 믿어 천당이나 극락, 하늘나라에 가려는 사람이나 믿지 않아서 구제받지 못할 사람이나 벌침을 즐겨야 한다. 심판의 날이 올 때까지는 살아야 할 것 아닌가? 그 날까지 살지 못하고 병들어 죽는다면 인간으로서 신에 대한 최소한의 성의도 갖지 않는 것이다. 최소한의 노력도 하지 않고 마냥 신에게 모든 것을 맡기는 것은 아주 무책임한 처사라고 하지 않을 수 없다. 그런 사람이 있다면 '너무 한 것 아닌가요?' 라는 말을 해주고 싶다. 사람들이 심판의 날까지 건강하게 살아갈 수 있게 벌침이야기가 태어났다. 심판의 날에 결과가 어떻게 나오든 그것은 신의 영역이다. 벌침이 병란(病亂)을 막을 수 있다고 말하는 것이 아니다. 그것은 신의 영역이기 때문이다. 하지만 병란(病亂)이 올 때까지는 건강하게 살아야 할 의무가 인간에게는 있는 것이다. '내일 지구 종말이 온다 해도 오늘 한 그루의 사과나무를 심을 것이다'는 어느 철학자의 말을 빌리지 않더라도, 태어난 이상 누구나 살아있는 동안만큼은 건강을 유지시켜야 사람 노릇을 제대로 하는 것이 된다. 천연두에 걸려서 곰보가 있는 얼굴로 산 사람은 죽어서 영생을 얻어도 곰보 형상을 할 확률이 매우 높다는 것이다. 살았을 적에 건강관리를 잘 해야 죽어서도 건강한 모습으로 존재할 수 있다는 것이다. 벌침이야기가 입에 침이 마르도록 모두 벌침 마니아가 되자고 주장하는 것은 심판의 날까지 만이라도 건강하게 살아야 신에 대한 최소한의 도리를 하는 것이라서 그렇다. 벌침은 신이 인간에게 내린 선물이다. 벌침을 아주 공평하게 누구나 공짜로 쉽게 즐길 수 있는 것은 신이 준 선물이 아니고서는 설명할 수 없다.

102 _ 팔반

주점 이름이 특이하여 아직도 기억나는 것이 있다. 팔반이라는 주점 이름이 있었다. 아라비아 숫자로 표현하면 8.5이다. 팔반이라는 이름이 뜻하는 바를 정확히 이해할 수 없었다. 작명한 사람을 만날 수 없었기 때문이다. 여덟 달 반 만에 태어난 종업원들이 있다는 의미일 수도 있고, 주점 주인이 좀 덜 완성된 사람 즉 어리석은 사람이라는 것일 수도 있겠다. 아무튼 팔반이라는 주점 이름이 잊혀 지질 않는 것은 주점의 분위기 역시 이름에 걸맞았기 때문이다. 열 달을 채우지 못하고 태어난 사람을 보통 팔삭둥이라고 부른다. 유명한 팔삭둥이 중에는 책사 한명회가 있었다. 세조가 단종을 폐하고 왕이 되는데 결정적인 역할을 한 이가 한명회이다. 머리가 비상한 사람만이 할 수 있는 책사의 역할을 완벽하게 해낸 것으로 봐서 팔삭둥이 한명회가 모자라는 사람이라고 생각하지 않는다. 팔반의 분위기는 좀 어설프게 느껴졌지만 천박한 일반 주점과는 차이가 났다. 종업원들이 한복의 속옷은 입지 않고 겉옷만 입고 근무를 하는 것이었다. 요즘 천박한 주점은 거꾸로 겉옷은 입지 않고 속옷만 입고 종업원들이 근무하는 곳이 있다고 한다. 군대에서 얼차려 받을 때 천박한 군장으로 집합하는 경우가 많았다. 팬티만 입고, 알철모(철모 안쪽을 분리시킨 것)를 쓰고, 맨발에 군화는 왼쪽만 오른발은 슬리퍼를 신고, 탄띠를 허리에 두르고 총을 들고 선착순 집합하여 연병장 구보를 하는 것이었다. 요즘은 이런 군대 패션이 사라졌을 것이다. 몇 십 년 전에 유행했던 것이다. 천박한 너무나 천박한 패션이었다. 벌침에 대하여 사람들과 이야기를 해 보면 팔반, 팔삭둥이, 천박한 군대 패션 같은 말들이 떠오를 때가 있다. 뭐가 그리 의심스러운지, 벌침은 공짜이고 누구나 쉽게 즐길 수 있고, 벌침을 즐기면 아프지 않고 오래 살 수 있다고 하는데도 팔삭둥이 같은 의심으로 아프게 사는 사람들이 보였을 때 그렇다.

'벌침이 좋은 것이 아니라면 왜 벌침 치료가 존재하는 것일까?'

'벌침이 나쁘다면 왜 사람들이 잠자리채 만들어서 벌침을 즐기는 것일까?'

이렇게 자문하면 이것저것 따질 것이 없다.

103 _ 정모

어젯밤에 서울에 사시는 50대 사모님 한 분으로부터 전화를 받았다. 벌침이야기 카페의 정모(정기 모임, 정회원 모임)라도 지역별로 한 번씩 가졌으면 한다는 것이었다. 이유는 벌침을 직접 배우고 싶어서 그런다는 것이다. 정모에서 벌침이야기가 직접 독자들에게 벌침 실습을 강의한다면 보다 더 친근하게 벌침을 대할 수 있겠다는 것이다.

"벌침이야기는 그렇게 하지 않습니다. 그것은 독자 분들을 무시해서가 아니라 벌침의 특성상 어쩔 수 없는 것입니다. 벌침은 남에게 배우는 것이 아니라 공짜로 스스로 배우는 것입니다. 벌침은 남의 신체로 배우는 것이 아니라 자신의 신체가 아니면 배울 수 없어서 그렇습니다. 벌침은 스스로 자신의 신체를 벌독에 적응시켜야만 벌침 마니아가 되는 것입니다. 벌침이야기는 벌침의 이런 특성을 잘 알고 있기에 벌침이야기를 세상에 공개한 것입니다. 공개한 목적은 전 국민이 벌침 마니아가 되어 건강하게 사는 것입니다."

"머리, 어깨, 허리 같은 곳의 혈자리에 벌침을 즐기려면 혼자서 곤란할 경우가 있어서요."

"그래서 벌침은 부부가 함께 즐기면 좋습니다. 서로 상부상조하면서 벌침 놓아주면 부부애도 싹이 트고 공동의 취미생활도 가능하고 너무 좋습니다."

"그래도 벌침이야기님을 만나보고 싶어요. 벌침 관련하여 벌침이야기에 표현하기 곤란한 내용도 듣고 싶어서요."

"벌침이야기 내용을 숙지하고 궁금한 것이 있으시면 이메일을 보내주시면 아는 범위 내에서 성실하게 답해 드리겠습니다. 얄궂은 내용까지요. 흐흐."

　벌침을 무릎관절염 부위에 가끔씩 즐기는 사모님이 벌침의 효능을 맛보고 벌침 마니아가 되어 건강한 삶을 영위하려고 밤늦게 전화를 걸어온 것이다. 벌침만 아니라면 지역별로 정모를 개최하여 모든 독자 분들에게 직접 서비스를 해 줄 것인데 그러지 못하는 것이 안타깝다. 왜냐하면 벌침은 원래 스스로 깨우치는 것이기 때문이다.

104 _ 갱년기

　살아있는 모든 생물은 갱년기가 있다. 그리고 생물은 자신이 얼마 살지 못한다는 낌새를 스스로 느끼면 종족 번식을 위해 최선을 다하려고 한다. 난초를 기르면서 꽃을 피우려면 적당한 영양분과 함께 물을 줘야 한다. 물을 너무 많이 줘도 꽃이 피지 않는다. 오히려 뿌리가 썩을 가능성이 높아진다. 가혹하지만 난초에게 억지로 꽃을 피게 하려면 물을 주지 않으면 된다. 자신이 말라 죽는 줄 알고 얼른 꽃을 피워 종족을 번식하려는 생물의 본능이 작용하여 볼품없는 꽃이라도 피는 경우가 있다. 식물의 가지치기 같은 것도 일종의 식물에게 죽을 수 있다는 경고를 보내서 열매를 많이 맺게 하려는 의도일 수 있다. 동물들도 식물과 마찬가지이다. 스스로 종족 번식 능력이 사라져 가는 것을 느끼게 되면 더 많은 성생활을 하게 된다. 40대 초반의 한 사내가 있었는데 그 사내는 밤마다 여성과 함께 자지 않으면 잠을 잘 수 없다고 고백했었다. 남성이 40대 중반이 되면 갱년기가 시작되기 때문에 아마도 신체가 갱년기가 임박했음을 알고 자신도 모르게 그런 행동을 한 것이 아니었을까? 외도를 하는 사람들을 보면 주로 갱년기 직전의 나이에 그런 짓을 하는 것 같다. 갱년기를 최대한 늦출 수 있는 비법이 있다. 신체의 노화를 억제하는 것이다. 바로 벌침 마니아가 되는 것이다. 벌침을 공짜로 스스로 즐기는 사람을 벌침 마니아라고 한다. 달리 말하면 양봉인처럼 꿀벌에 스스로 쏘이면서 사는 사람이다. 자연의 꽃에 날아다니는 꿀벌을 잠자리채로 잡아 스스로 벌침을 즐기는 사람이 벌침 마니아이다. 벌독이 인체의 혈액순환을 활발하게 만들어 혈액순환 장애로 인한 면역력 저하로 찾아오는 질병을 예방하는 것이다. 벌침을 즐기면 벌독이 모세혈관을 포함하여 모든 혈관의 단면적을 증가시키고(붓는 원리), 걸쭉한 혈액을 맑게 만드는 작용(청혈작용)으로 인하여 혈액의 점도를 묽게 하기 때문에 혈액순환이 되지 않을 수 없는 것이다. 벌침을 신체의 주요 혈자리에 즐기면 신체의 혈액순환이 활발할 뿐더러 벌독은 아주 강력한 천연 항균 물질이므로(페니실린 강도의 1,000배 이상) 신체에 침투한 바이러스 같은 잡것들을 모두 퇴치하게 되니 질병의 공포에서 벗어나게 되는 것이다. 질병, 스트레스, 환경오염 등으로 찾아오는 노화를 벌침을 즐기면 억제하게 되어 갱년기 연령을 늦출 수 있게 되는 것이다. 벌침 마니아들에게는 갱년기, 정력 감퇴, 성기능 저하 같은 말들이 어울리지 않는다, 다른 사람 이야기일 뿐이다.

105 _ 명기와 발가락춤

명기(名器)는 모든 여성들이 되고자 하는 선망의 대상이다. 굳이 명품이라고 하지 않는 것은 사람을 물건과 동격으로 표현하지 않으려는 것이다. 거시기 명품이라고 하면 왠지 어색하게 들린다. 세상이 좋아지다 보니 명기 수술을 해주는 곳도 있다. 예전에 기생학교에 입학하면 명기 훈련을 받아야만 했다고 한다. 수업을 마치면 학생들에게 바늘로 회음혈 부근을 일정한 시간 간격을 두고 약하게 자극하는 훈련을 숙제로 내주었던 것이다. 그런 생활을 하다 보면 자신도 모르는 사이에 명기(名器)가 되었다는 얘기가 있다. 명기가 되려는 것은 아마도 여성들의 본능인 것 같다. 잠들기 전이나 깬 후에 발가락춤을 추는 여성들이 있다. 본인의 의지와는 무관하게 엄지발가락이 하늘로 향하여 춤을 춘다. 자세히 관철해 보면 발가락춤이 정말로 아름답게 보인다. 불규칙한 것 같지만 규칙적인, 리듬이 없는 것 같지만 박자가 있는 것이 발가락춤이다. 엄지발가락이 사방팔방으로 요동을 친다. 멍청한 남성들은 발가락춤을 추는 여성을 보면 방정맞다는 말을 한다. 복이 달아난다고도 한다. 모두 무식의 극치인 남성들이다. 여성이 누워서 본능적으로 발가락춤을 추는 것이 종족번식을 위한 행동이라는 것을 이해하지 못하는 어리석음이다. 그런데 문제가 있다. 발가락춤을 출 때는 양발을 평행하게 하고 춤을 춰야 하는데 왼쪽 발목을 주로 오른쪽 발목 위에 올려놓고 춤을 추는 여성들이 있다. 본인도 모르는 사이에 그런 자세가 되는 것은 아마도 질 내부의 감각을 스스로 느끼려는 무의식적인 행동일 것이다. 여성들은 젊어서는 잘 느끼지 못하지만 나이가 들면 왼쪽 발목이 아프기 시작한다. 왼쪽 발목의 인대가 발가락춤을 추면서 왼쪽 발목을 오른쪽 발목 위에 올려놓았기 때문에 서서히 늘어나서 아프기 시작하는 것이다. 발목이 아픈 여성들이 많다. 벌침 마니아가 되어 벌침을 아시혈(아픈 부위)에 몇 방 즐기면 감쪽같이 통증이 사라지게 된다. 무시하면 발목 관절염이 되어 죽을 때까지 고생할 수도 있다. 바늘이 동이 날 것 같다. 많은 여성들이 돈 들이지 않고 명기에 도전하려고 할 것이기 때문이다. 그리고 여성들이 반듯하게 누워서 발가락춤을 많이 출 것이다. 주의할 점은 벌침을 발목에 즐기면서 발가락춤을 춰야 좋다.

106_ 거절하다

오늘 두 여성을 만났다. 일기예보가 비가 온다는 것을 맞춘 하루였기에 점심 식사 후에 꿀벌을 잡으러 나가지 않고 휴식을 취하고 있을 때 중년 여성이 한 명 찾아왔다. 손에는 쬐그만 귤을 몇 개 사서 들고 왔다. 벌침이야기는 언제나 꿀벌을 비상용으로 확보하고 있다는 확신을 갖고 사는 여성이었다.

"꿀벌 있으면 몇 마리 부탁드립니다. 몸이 으스스 한 것이 개운치 않아서요."

"다음에 꼭 갚아야 합니다."

이런 말을 하면서 신정혈, 천주혈, 수삼리혈, 삼음교혈, 관원혈, 중완혈, 허리의 아시혈에 벌침을 11방 정도 서비스했다. 벌침 경력 2년 차인 40대 초반의 아줌마이다.

"아줌마, 벌침은 남의 신세를 지는 것이 아니라 스스로 공짜로 즐기는 것입니다. 남의 신세를 지면서는 절대로 벌침을 이해할 수 없습니다. 남편과 함께 즐기시면 모든 것이 술술 풀리게 됩니다."

"남편이 말을 듣지 않으니까요."

"아내가 벌침을 간절히 원하는데 꿀벌을 잡아다 주지 않는 남편은 근본적으로 문제가 있다고 봅니다. 아내가 아프면 남편이 벌어온 돈을 쓰게 되는데 결국 자신의 돈을 쓰는 것을 모르는 사람이라는 것이지요. 부자가 되려면 돈도 많이 벌어야 하지만 나가는 돈을 아껴야 합니다. 수입보다 지출이 많으면 적자이고 수입보다 지출이 적으면 흑자이니까요."

"아저씨, 제가 꿀벌 한 통 사다드릴 테니 저에게 벌침 좀 놔 주세요. 물론 아저씨도 그 꿀벌로 벌침 즐기시면서요."

"불가능한 일입니다. 저는 신경 쓰는 것을 죽는 것만큼 싫어하는 성격입니다. 꿀벌 한 통 사서 남편에게 놓아달라고 하는 것이 가정의 평화를 유지시키는 비법입니다."

얼마 지나지 않아 또 다른 아줌마가 발목과 어깨가 너무 아프다며 꿀벌을 빌리려고 왔다. 꿀벌 8마리를 빌려 주었다. 역시 남편이 아픈 아내가 벌침을 맞고 싶어 하나 관심을 기울이지 않는 처지였다. 이 아줌마도 역시 똑 같은 제안을 했다. 꿀벌 한 통 사줄 것이니 벌침 좀 놓아달라는 것이었다. 벌침은 스스로 즐기는 것이라며 단호하게 거절했다. 벌침이야기는 한글만 알면 누구나 벌침전문가가 될 수 있는 비법이다. 꽃마다 꿀벌이 있는데 벌침을 즐기고 싶으나 즐길 수 없다는 것은 그 어떤 핑계도 통하지 않을 것이라며, 손 안대고 코를 푸는 방법은 세상에 별로 없다고 말해주었다. 벌침을 수많은 사람들에게 가르쳐 주면서 느낀 것이 있다. 남자들의 성품이었다. 아내가 아프면 절대로 안 된다는 믿음을 갖고 세상에 몸에 좋은 것이라면 이것저것 가리지 않고 적극적으로 행동하는 남자가 있었고, 아내의 아픈 것과 자신은 관계가 없다며 절대로 아내의 건강에 관심을 기울이지 않는 남자들이 있었다. 전자인 경우의 남편은 아내의 손을 잡아끌고 벌침을 배우려고 찾아왔으며, 후자의 경우는 아내가 벌침을 그렇게 원해도 꿀벌 한 마리 잡아다 주지 않았다. 벌침이야기가 볼 때는 전자인 남자가 정답인데, 후자의 남자들은 무슨 낙으로 세상을 살고 있는지 이해할 수 없다.

107 _ 택시

"아저씨, 손에 들고 있는 것이 뭐예요?"
"아, 이것 말입니까? 꿀벌입니다. 내일 비가 올 수 있다는 일기예보가 있어서 벌침을 맞아야만 하는 사람에게 놓아주려고요. 50마리 정도 됩니다."
꿀벌을 잡아 바쁘게 택시를 탔다. 양파 포장용 망에 곤충을 바글 바글 잡아 손에 들고 타니 택시 기사 아저씨가 궁금증이 발동하여 말을 걸어 온 것이다.
"허리디스크, 목디스크, 류머티스, 관절염, 통풍, 신경통, 두통, 혈액순환 장애가 있는 사람들이 말벌이나 바다리 같은 애벌레를 볶아서 먹으면 치료가 된다는 말을 들은 적이 있습니다만."
"말벌이나 바다리 같은 벌들은 독이 많아서 잘못 섭취하면 낭패를 볼 수 있습니다. 꿀벌은 사람들이 양봉을 하는 것이라서 안전한 것입니다. 꿀벌로 맞는 벌침은 사람들이 걱정 없이 안전하게 벌독을 섭취하는 비법입니다."

"아무튼 벌침이 만병통치라는 말은 종종 들었습니다. 이렇게 살아있는 꿀벌을 잡아 벌침을 즐기는 분을 직접 만난 것은 처음입니다. 선생님 제가 어깨가 뻐근한 것이 몸이 신통치 않습니다. 아플 나이도 되었지만요."

"택시 하시면서 커피 마실 때도 있고 담배 피우실 때도 있을 것입니다. 때로는 졸려서 휴식을 취하는 경우도 있을 것이고요. 꿀벌은 꽃이 있다면 어디든 있습니다. 관심을 갖고 꿀벌을 잡아 벌침을 즐기면 벌침의 위대함을 느낄 것입니다. 피로, 졸림, 눈 침침, 어깨 뻐근함, 무릎관절염 같은 것이 확실히 사라지는 기분을 맛볼 것입니다."

"벌침 좀 가르쳐 주세요."

"벌침을 가르쳐 드리려면 1박2일로도 모자라니 벌침이야기를 구해 스스로 실행하시면 벌침전문가가 될 것입니다."

"아저씨 오늘 택시 요금 받지 않을 테니 벌침 좀 부탁드립니다. 어깨 아픈 곳에요. 운전대를 오래도록 잡고 있어서 그런지 밤에 잠을 못잘 정도로 쑤시고 뻐근합니다."

"알았어요."

50대 말의 택시 기사 아저씨의 어깨에 벌침을 2방 놓아주었다. 음식 끝에 마음 상한다는 말이 있듯이 아픈 사람이 사정하는데 뿌리칠 수 없는 것이 벌침이야기이다. 벌침 마니아가 되면 자꾸 남에게 벌침을 놓아주려고 한다. 하지만 벌침은 남에게 함부로 놓아주어서는 안 된다. 벌침이야기에 있는 벌침 맞을 시 주의사항을 읽어보면 '자신의 성기에 벌침을 30방 정도 꽂을 수 있는 경지'에 도달하기 전에는 남에게 벌침을 놓지 말라고 했다. 그것은 벌침을 완전히 이해하고 남에게 놓으라는 말이다. 벌침을 놓아주려는 사람이 있을 때 무조건 이렇게 물어보자.

'벌침을 성기에 몇 방까지 꽂아 보았는데요?'

대답이 시원치 않은 사람에게는 벌침을 맞아서는 큰일 날 것이다. 벌침의 ㅂ자도 모르는 사람이니까.

108 _ 기본안주

아침이면 누구나 일어나야 한다. 죽을병에 걸리지 않은 사람이라면 예외가 있을 수 없다. 그런데 아침에 일어나려는데 몇 분만 더 누워 있고 싶은 사람들이 많다. 자명종 소리가 울렸는데도 또 다시 잠이 들어 지각을 하는 경우도 비일비재하다.

"그냥 피곤해요. 만사가 귀찮다는 생각이 들 때도 있고요. 간이 나쁜 것 같은 데 간수치 검사는 이상 없다고 하네요."

"내가 피곤하지 않게 사는 법을 가르쳐줄게요. 돈도 들지 않는 비법입니다. 다만 믿음만 있으면 됩니다. 피곤하지 않게 살려는 의지와 함께요. 기본이라는 말이 있습니다. 속말에 주점이나 나이트클럽에 가면 기본안주를 시키는 것과 같이 특별한 사고가 없어도 남성들이 병원에 가서 진단을 받으면, 30대 남성인 경우는 기본 2주, 40대인 경우는 기본 4주, 50대 이상은 기본 12주짜리 진단서 발급이 가능하다고 합니다. 그만큼 신체가 무리를 하고 있다는 것입니다. 무리한 상태로 신체를 휴식 없이 살다보면 어느 날 갑자기 이상한 질병이 찾아들 것입니다. 몸이 그냥 피곤하고 아침에 죽지 못해 일어나는 것 같은 기분이 드는 사람이라면 조짐이 좋지 않다는 것입니다. 질병에 대한 예고편입니다. 연령대에 맞는 기본진단서(30대 2주, 40대 4주, 50대 이상 12주)만큼 휴식을 취하면 어느 정도 문제가 풀리지만, 기본진단서 만큼 휴식을 취할 수 있는 여건을 갖고 있는 사람이 드물다는 것입니다. 처한 여건에 따라 생활할 수밖에 없는 것이 현실입니다. 그렇다고 다가오는 질병을 뻔히 알면서도 미련하게 속수무책으로 당하는 것은 어리석은 짓입니다. 잘 먹고 잘 살려고 고생하는 것이 오히려 죽음으로 가는 지름길이 되는 것이니까요. 이것저것 따지지 말고 벌침 마니아가 되세요. 그러면 기본진단서에 해당하는 휴식을 갖지 않아도 신체 면역력이 강해지고 아침에 일어날 때 거뜬하다는 기분이 듭니다. 그냥 피곤한 것도 사라질 것이고요."

　40대 초반의 남성이 그냥 피곤하다고 하여 벌침을 가르쳐 주면서 나눈 대화였다. 벌침 10여 회 정도 즐기고는 이른 아침에 일어나도 피곤하지 않다는 말을 들었다. 그가 스스로 벌침의 맛을 경험했으니 평생 벌침 마니아로 살아갈 것이다.

109 _ 느꼈어요

"아저씨, 저 느꼈어요."
　벌침을 공짜로 스스로 즐기는 벌침 마니아인 아줌마가 종종 이렇게 말을 한다. 아직도 그 짜릿한 맛을 잊을 수 없기 때문에 자신도 모르게 그렇게 말을 하는 것이다. 아줌마는 사십대 초반이었는데 언제부터인가 왼쪽 어깨 부위가 결리기 시작했다. 오십견이 아니라 사십견이 아줌마에게 찾아온 것이다. 어깨 결림이 심하여 잠도 잘 이루지 못할 지경이 었는데, 그런 그녀에게 벌침이야기가 벌침을 어깨의 아시혈에 한 방 놓아주었었다.

"아저씨, 고요한 호수에 돌을 하나 던지면 물결이 일어나서 사방팔방으로 퍼져 나가듯이 찌르르하고 시원한 기운이 아픈 부위를 감싸는 기분입니다."

"아줌마 그 맛이 벌침 맛이랍니다. 벌침 맛을 잘 느끼는 사람은 많은 고통 속에서 고생을 한 사람입니다. 그렇게 괴롭히던 고통을 벌침 한 방이면 날려 보내니 느낄 수 있는 것이랍니다."

벌침 맛을 느낀 사람은 평생 벌침을 멀리할 수 없다. 그 짜릿하고 시원한 맛을 도저히 떨쳐버릴 수 없다. 벌침 맛을 느낀 사람은 쉽게 벌침 마니아가 된다. 말로 쉽게 표현할 수 없는 쾌감을 스스로 경험했기 때문이다.

"아저씨, 저 느꼈어요."

이런 말을 들을 때 벌침이야기는 즐겁다. 모든 사람들이 단 한번이라도 느꼈으면 좋겠다. 그래서 평생 벌침을 공짜로 스스로 즐기는 세상이 온다면 아픈 세상은 아프지 않은 세상으로 변할 것이다. 그러면 벌침이야기 존재 이유를 사람들이 깨우칠 것이다. 느끼는 강도는 어떤 이는 약하게 어떤 이는 강하다. 빛이 어둠이 있으면 더 밝게 느껴지는 것처럼 벌침 맛도 아픈 고통이 심한 사람이 더 찐하게 느끼는 것이다.

110 _ 강직도

　서양 남자와 동양 남자의 거시기를 비교해 보면 생활방식과 밀접한 관련이 있어 보인다. 발기 시에 서양 남자의 거시기는 크지만 강직도가 약간 모자란다는 것이다. 반면에 동양 남자의 거시기는 상대적으로 작지만 박달나무 몽둥이처럼 강직도가 월등하다는 것이다. 서양 여자들이 동양 남자를 좋아하는 이유가 바로 강직도인 것이다. 쇠 코쟁이 같은 거시기에 매력을 느낀다는 것이다. 동양 여자들이 서양 남자를 좋아하는 이유는 아마도 크기가 아닌가 싶다. 동양과 서양의 식생활을 비교해 보면 동양 사람들은 초식(풀 종류) 위주였고, 서양 사람들은 육식(고기 종류) 위주였다. 육식을 많이 하면 혈관 벽에 지방이 많이 쌓여 혈액순환을 간섭하게 될 것이고, 발기의 원리가 혈액순환이므로 강직도 면에서 동양 사람들보다 떨어지는 것이 아닌가 싶다. 동양 남자들이 벌침을 거시기에 즐기면 크기가 놀랄 만큼 증대한다. 서양 남자들이 벌침을 거시기에 즐기면 혈액순환이 원만하여 크기도 증대하겠지만 강직도가 상당히 개선될 것이다. 결국 동양, 서양 남자 가리지 말고 벌침을 고추에 즐기면 부족한 것들이 둘 다 개선될 것이다. 그리고 전립선염 같은 나쁜 병이 예방되어 오줌발이 약하거나 발기부전 같은 것이 찾아오지 않게 될 것이다. 서양 포르노 같은 것을 보면 가끔씩 항문섹스 화면이 있는데, 동양 사람들이 그것을 한다면 매우 위험하게 된다. 이유는 동양 남자들의 강직도 때문이다. 강직도가 세다보니 거시기의 표피에 상처가 나서 그곳으로 에이즈 균이 침범할 수 있으니 그렇다. 나쁜 것은 하지 않은 것이 건강에 이롭다.

111 _ 핑계

"아저씨, 꿀벌 잡아왔는데, 벌침 좀 부탁합니다."
"어디서 꿀벌을 잡았는데요?"
"노란 국화꽃이 피어 있는 화단에서 잡았습니다."
이웃에 사는 관절염을 앓고 있는 할머니가 흰 비닐봉지 2개에 꿀벌을 잔뜩 잡아왔다. 벌침 경력 2년차인 할머니로 벌침에 신체가 완전히 적응이 된 벌침 마니아이지만 벌침을 즐기고 싶어도 꿀벌을 잡을 수가 없어서 신통치 않게 벌침을 맞던 할머니이다. 다행히 국화꽃에 꿀벌이 날아들어서 다리, 허리가 불편한 할머니이지만 손에 일회용 비닐장갑을 끼고 흰 비닐봉지로 국화꽃에 앉아 있는 꿀벌을 잡아서 갖고 온 것이다. 비닐봉지 2개를 확인해 보니 꿀벌은 서너 마리에 불과했고 전부 등에다. 가을철에 기온이 내려가면 등에가 설쳐댄다. 꿀벌보다 낮은 기온에서 잘 버티는 것 같다. 할머니에게 허리, 다리, 목, 어깨에 벌침을 11방 놓아드렸다. 벌침이야기에게 있던 꿀벌을 보탰다.
"병원에 가서 침을 맞고 왔는데, 벌침 맞아도 되는지요?"
"일반 침을 맞았으면 괜찮습니다."
노인 분들이 관절염이나 신경통 같은 것으로 고통이 굉장하다는 것을 알 수 있었다. 하지만 자식들 귀찮아 할까봐, 꿀벌 잡아서 벌침 놓아달라고 말을 못하고 죄 없는 벌침이야기만 귀찮게 하는 것이다. 자기 자식 귀한 줄 알면 남의 자식 귀한 줄 알았으면 좋겠다. 남에게 아쉬운 소리 하지 말라고 벌침이야기를 공개했는데, 아직도 벌침을 남에게 놓아달라고 하는 사람들이 있다는 것이 안타까울 뿐이다. 물론 혼자 사는 노인 분들은 누구에게 벌침을 놓아달라고 할 수 있으나 그렇지 않은 사람들은 자신이 즐기기 힘이 들면 자식들이 놓아주면 좋겠다. 돈 주고 벌침을 즐기려면 비용이 아주 많이 들어가는 것이기 때문에 일반인들에게 그림의 떡일 것이다. 산삼이 좋은 줄 알지만 비싸서 못 먹는 것은 이해할 수 있으나 벌침을 돈이 들어가기 때문에 못 맞는다는 것은 지나가는 소가 웃을 일이다. 잠자리채 만들어 꿀벌을 잡아 공짜로 스스로 즐길 수 있는 비책이 공개되어 있으니 그 어떤 핑계도 통하지 않을 것이다.

112 _ 등장인물

오늘도 사람들을 만났다. 사람들을 만났다는 것보다는 민초들과 이야기를 나누었다는 것이 맞겠다. 점심을 먹고 맑은 날 늘 하던 방식대로 잠자리채 들고 인근에 코스모스꽃이 피어 있는 곳으로 가서 꿀벌을 잡았다. 바람이 불지 않은 날씨라서 꿀벌들이 제법 보였다. 꿀벌 40여 마리를 잡아서 잠시 벤치에 앉았다. 잠자리채에 살아있는 꿀벌을 잡아서 들고 있으려니 주위에 있던 민초들이 궁금해 하는 눈치였다.

【 벤치 주위의 등장인물 】

할머니
69세로 남편과 함께 살고 있으나 늘 전신이 쑤시고 아파서 사는 것 자체가 고통이라고 느끼고 있음. 허리, 다리, 어깨, 무릎, 팔, 두통 등 신체의 아픈 부위가 아프지 않은 부위보다 훨씬 많음. 몇 해 전에 벌침에 대한 상식도 없이 꿀벌을 잡아서 십여 방 맞고는 두드러기가 심하여 약국에서 벌에 쏘였을 때 먹는 약을 사 먹은 경험이 있음. 벌침을 즐기고 싶으나 자신이 없어 재고만 있는 할머니임.

● 벌침이야기
벌침은 신체가 벌독에 적응하기 전까지는 아주 서서히 맞아야 함. 벌침 적응 훈련이 필요함. 벌침 적응 요령은 벌침이야기에 공개되어 있음. 훈련을 마치면 벌침을 밥 먹듯이 즐길 수 있음.

중년부인1
50세로 중풍에 걸린 친정어머니를 운동시키고 있었음. 오십견으로 왼쪽 팔을 잘 들지도 못하고 있음. 다리엔 하지 정맥류 증상이 보였음.

● 벌침이야기
일단 벌침 맛을 한방 보여줬음. 왼쪽 어깨의 아시혈에 직침 한방 놓음. 전기가 통하듯이 찌르르하게 어깨의 환부가 느껴진다고 함.시원함 맛에 감탄을 하는 눈치였음) 빨리 벌침 마니아가 되어 벌침을 즐기라고 충고함.

할아버지
75세로 지팡이를 지니고 다님. 몇 해 전 교통사고로 인하여 신체활동이 부자연스러움. 꿀벌을 잡아 벌침을 직접 즐기는 모습을 보더니 벌침을 놓아달라고 사정함.

● 벌침이야기
벌침은 스스로 즐기는 것임. 할아버지의 상태를 알 수 없으니 벌침을 놓아드리지 못한다고 함. 방법은 아들이 벌침 마니아가 되어 아버지에게 벌침을 놓아드리면 문제가 풀림.

아저씨1

45세로 작년에 무거운 것을 들다가 허리가 삐걱 하여 요통이 심하다고 함. 아직 결혼도 하지 않은 총각이었음. 허리가 아파서 그런지 다리가 저리기도 함. 가끔씩 없는 돈에 침을 맞지만 맞을 때뿐 재발한다고 함.

중년부인2

45세로 허리, 무릎, 엄지발가락이 아프다고 함. 류머티스 관절염으로 엄지발가락 마디가 심하게 부어 있음. 종아리 부위에 정맥류 증세도 있음.

● 벌침이야기

웬만한 허리 아픈 것과 정맥류, 류머티스 관절염은 벌침 즐기면 뚝. 허리, 다리, 아시혈에 벌침을 즐기면 아픈 것이 사라질 것임. 벌침이야기를 접하고 벌침 적응 훈련을 당장 시작하라고 함. 벌침이야기만이 벌침 마니아가 될 수 있는 비결임.

아저씨2

44세로 간염으로 인하여 늘 피곤함을 느끼고 있음. 신체 여러 곳을 수술한 흔적이 있음. 벌침 적응 훈련을 스스로 하고 있음. 5일차로 피로감을 훨씬 덜 느끼기 시작함. 가려움증도 극복하고 있음. 긍정적인 사고로 벌침 마니아가 곧 될 것으로 보임.

아무튼 점심시간에 벤치에서 민초들과 어울렸다. 문제는 민초들의 적극성 결여였다. 많은 사람들이 잠자리채로 꿀벌을 잡아 벌침을 즐기는 것을 보면 호기심을 갖고 적극적으로 대들어야 하는데, 늘 패배주의에 빠진 삶이다보니 호기심도 갖지 못하고 자포자기로 살고 있는 느낌이었다. 꿀벌을 잡아 벌침을 즐기는 벌침 마니아들을 보면 '왜 따가운 벌침을 사람들이 직접 잡아서 즐기는 것일까? 라는 호기심만 있으면 건강문제는 풀릴 것인데 그러지 않는 것이 민초들의 실정인 것이다. 벌침은 공짜로 스스로 꿀벌 잡아서 즐기면 되는 것이기 때문에 밑질 일도 없는데도 이리 재고 저리 재다가 버스 지나간 뒤에 손을 드는 것이 민초들의 실상이다. 그런데 아프지 않은 민초는 없었다. 모든 민초들은 질병 한두 개씩은 지니고 있었다.

113 _ 내가 세상이다

인간이 동물보다 뒤쳐진 것이 있다면 자식들에 대한 지나친 집착이다. 대부분의 동물들은 자신의 새끼들이 스스로 독립할 수 있을 때까지만 보살펴 준다. 그런 다음에는 새로운 새끼를 낳아 기르면서 독립된 새끼들에 대한 미련을 버리는 것 같다. 하지만 인간은 눈을 감고 죽는 그 순간까지도 자식들 걱정을 한다. 벌침이야기는 '내가 세상이다' 는 믿음으로 살아가고 있다. 내가 죽으면 세상도 끝이 날 것이다. 인내천이라 하여 사람이 곧 하늘이라는 말이 있다. 사람을 하늘처럼 귀하게 여기라는 말이다. 벌침이야기가 '내가 세상이다' 고 주장하는 것은 사람들 모두 스스로가 가장 중요한 존재라는 진리를 깨우치고 살아가면 좋겠다는 바람에서 그러는 것이다. 내가 세상이기 때문에 내 몸이 중요한 것이다. 자신의 몸을 건강하게 유지시키는 것은 세상을 건강하게 만드는 것이다. 모든 사람들이 자신이 세상의 전부라는 것을 알고 스스로 건강을 지킨다면 아마도 세상은 아름답게 변할 것이다. 세상을 지키기 위해서 벌침이야기는 태어났다. 누구나 자신이 세상의 전부라는 사실을 믿는다면 무조건 벌침을 스스로 즐겨야 한다. 그것이 세상에 대한 도리라고 본다. '내가 세상이다' 는 믿음을 갖고 생활을 하는 사람들이 진정한 인간이다. 세상인 자신을 스스로 질병에 걸리지 않고 건강하게 살아가게 한다면 자식, 부모, 친구, 지인들에게 크나큰 선물을 주는 것이다. 자신의 존재를 하찮은 미물로 여기며 사는 사람들은 주위의 모든 사람들에게 죄를 짓는 것이다. 가족 중에 질병에 걸려 아픈 생활을 하는 사람이 있다면 가족들은 그 사람이 완쾌할 때까지 걱정, 스트레스, 심려 속에서 생활을 하게 되니 어떤 이유로도 아파서는 안 되는 것이다. '내가 세상이다' 는 믿음이 있는 사람들은 반드시 벌침을 공짜로 스스로 즐겨야 한다. 자식들이나 부모를 정말로 아낀다면 벌침 마니아가 되어 아프지 않아야 한다. 세상(조직)에 누를 끼치는 것은 좋은 것이 아니다. 잘못하면 따돌림을 받게 될 수도 있다.

114 _ 오다리 할머니

저만치 할머니 한 분이 절뚝거리면서 걷다가 벤치에 앉아 있다. 이웃에 사는 60대 중반의 할머니였다. 누구나 나이가 들면 오다리가 되지만 특히 여성들이 심한 것 같다. 뒷모습을 바라보면 그렇게 아름답던 각선미는 어디로 가고 무릎관절 부위의 연골이 마모되어 밖으로 휘어져서 오다리가 되는 것이다. 여성들이 남성들보다 심한 것은 무릎관절에 무리를 주는 일상생활이 많았던 것이라고 짐작해 본다. 방 닦고 청소하고,

밥 하고 설거지하고, 앉아서 오줌 누고, 차타는 것 보다는 걸어서 다니는 행동반경 등이 오다리의 주범이 아닐까? 벤치에 앉아서 쉬고 있는 할머니에게 작년에 벌침을 가르쳐 주었었다. 초기에 벌침 2방으로 시작해서 무릎, 허리, 어깨, 팔 부위로 벌침을 적응시켜 드렸는데, 초기에 벌침을 무릎관절에 2방 맞고 너무 시원한 나머지 할머니가 시장 갔다 오다가 토끼풀에서 스스로 꿀벌을 잡아 12방을 맞고는 두드러기가 심하게 나서 병원에 가서 치료를 받기도 했다고 말씀하셨다. 벌침 적응이 되지 않은 상태에서 과하게 벌침을 맞은 것이었다. 오죽 관절이 아프면 그러셨을까? 벌침 초기에 사람들이 욕심을 부리는 것은 벌침을 맞으니 시원한 기분이 들기 때문이다. 하지만 벌침 상식을 조금이라도 깨달은 사람이라면 절대로 그렇게 해서는 안 된다. 벌침이야기의 벌침 적응 요령을 지키는 것이 순리이다. 초보자는 꿀벌로 벌침을 맞고 벌침도 빨리 뽑으면서 아주 약하게 벌침 적응 훈련을 해야 한다. 텔레비전에 가끔씩 나오는 일반인들의 벌침 맞는 모습을 보면 기가 막힐 때가 종종 있다. 초보자에게 벌침을 놓고 몸에 박힌 꿀벌의 침을 늦게 뽑는 경우가 많았다. 무식의 극치를 나타내는 화면들이었다. 벌침에 입문하려면 벌침의 ㅂ자 정도는 알고 해야 하는데 개구리 점프처럼 어디로 뛸지 모르는 행동을 하는 이들이 많았다. 할머니는 아들 내외가 맞벌이를 하고 있어서 집안 살림을 해야 한다고 하셨다. 손자들 돌보는 것과 부엌일을 도맡아서 하니 안타까울 뿐이다. 육체가 건강하다면 즐거운 일이겠지만 무릎관절과 허리가 좋지 않은 상태로 집안 살림을 해야만 하는 할머니가 자식들에게 아프다는 말도 제대로 하지 못하고 끙끙 대면서 살림하시는 모습이 눈에 선하다.(허리, 다리가 아프다고 하면 자식들이 할머니가 일하기 싫어서 그러는 줄 오해할까봐서 꾹 참고 일을 하신단다)

"할머니 다리 걷어 보세요. 벌침 좀 놓아드릴 테니, 허리에도 벌침 맞아야 하고요."

야외 벤치였지만 잠자리채에 꿀벌 잡은 것을 들고 있었기에 핀셋이 없었지만 손톱으로 잠자리채 속의 꿀벌을 눌러서 질식시킨 후에 손가락을 이용하여 무릎관절과 허리에 벌침을 4방 서비스했다. 앞 벤치에 앉아서 이 광경을 지켜보면 젊은 사내와 할머니 한 분이 신기한 듯 바라볼 뿐이었다.

"고맙습니다."

벌침이야기는 아픈 사람을 보면 안타깝다. 아프지 않게 사는 길이 있는데 그 길을 찾지 못하는 사람들이.

115 _ 기진맥진

"아저씨, 기 좀 돌려주세요."

40대 말의 중년의 커리우먼 아줌마가 기진맥진 상태로 말했다.

"어제 밤에 잠을 충분히 자지 못하여 피로합니다. 수험생 아들 뒷바라지 하느라고요."

"나이가 40살을 넘어서 숙면을 취하지 못하면 굉장히 피곤합니다. 젊었을 때와는 다르죠. 오늘 운이 좋아서 꿀벌을 많이 잡았습니다. 기를 왕창 돌려드릴 테니 느껴 보세요."

목의 천주혈, 머리의 신정혈과 백회혈, 허리의 아시혈 2곳, 손목의 신문혈, 다리의 족삼리혈과 아랫배의 단전에 벌침을 10방 서비스했다. 늘 골치가 아프고 피로를 느끼는 아줌마였다. 금방 표정이 밝아졌다. 벌침 맛을 아는 아줌마였다. 벌침 마니아인데 직장 생활하느라 충분히 벌침을 즐기지 못하여 가끔씩 벌침을 부탁하는 처지였다.

"아저씨, 내일 비가 온다는 일기예보가 있었나요? 내일은 코스모스 꽃 길에서 작정하고 꿀벌을 잡으려고요. 꿀벌 잡아서 오늘 빌린 것 갚을게요. 고맙습니다."

벌침 마니아는 벌침 마니아의 사정을 잘 알게 된다. 벌침을 즐기고 싶을 때 꿀벌 몇 마리 부탁하면 토 하나 달지 않고 빌려 주게 된다. 왜냐하면 벌침 맛을 충분히 알고 있으므로 상대방의 입장을 역지사지로 고려해서 그러는 것이다. 똥 먹은 얼굴로 찾아와서 활짝 웃는 모습으로 변한 중년의 아줌마를 보고 벌침의 위대함을 느낄 수 있었다. 이것이 벌침이다.

116_ 소망

그녀는 벌침 마니아이다. 중년의 그녀가 요즘 벌침 즐기느라 정신이 없다. 여기저기로 꿀벌 잡으러 다니느라고 별도로 걷기 운동을 하지 않아도 충분하다고 했다. 겨울이 좀 늦게 왔으면 하는 눈치였다. 그래야 가을의 벌침 맛을 오래도록 즐길 수 있기 때문이다. 아파트에 살고 있는 그녀는 기회가 되면 단독주택으로 이사를 가고 싶다고 했다. 마당이나 정원에 계절별로 꿀벌이 좋아하는 꽃을 심어 놓으면 꿀벌 잡으러 다니는 수고는 사라질 거라는 믿음을 가진 그녀였다. 봄에는 회양목꽃, 살구꽃, 앵두꽃, 영산홍, 벚꽃, 여름에는 크로바꽃, 쥐똥나무, 망초대, 무궁화 꽃, 가을에는 코스모스꽃, 국화꽃, 호박꽃 같은 것들을 심어 놓으면 꿀벌을 별도로 키우지 않아도 스스로 날아드는 것을 잡아서 벌침을 즐길 수 있다는 확신을 가지고 있는 그녀였다.

"아파트 옥상에 꿀벌 한 통 양봉원에서 구입하다가 놓고 벌침을 즐기면 되잖아요?"

"아파트 관리소장이 옥상 출입문을 걸어 잠갔어요. 아파트 관리소장이 벌침 마니아가 되면 아파트 화단에 꽃을 심으라고 하면 좋을 것인데요. 벌침을 모르는 사람은 이해할 수 없으니 아쉬울 뿐이지요. 꽃을 심어도 꿀벌이 좋아하는 꽃으로 심으면 되는데, 향기가 없는 서양 꽃 같은 것을 심으니 아무 생각이 없는 듯합니다."

"꿀벌 잡기가 불편하면 양봉원에 가서 꿀벌 한 통 구입해서 적당한 곳에 두고 벌침을 즐기는 것도 나쁜 것은 아니랍니다. 바쁘게 사시는 분들도 많으니까요. 꿀벌 한 통이라야 십 만원 남짓이니까요. 그 정도면 일 년 내내 즐길 수 있을 겁니다."

바쁜 사람들은 꿀벌 잡는 것이 상당히 부담스러울 수 있으나(주말, 휴일 날에 잡아야 함) 그렇지 않은 사람들은 잠자리채 들고 꿀벌 잡는 것도 유산소 운동이므로 건강에 도움이 될 것이다. 일부러 걷기 운동을 하는 이들이 많이 보인다. 하지만 걷는 것도 나이가 들어서 무리하면 관절에 상당한 부담을 주게 된다. 관절연골이 빨리 마모될 수 있다는 것을 명심하고 적당히 운동을 해야 한다. 꽃이 귀한 곳이라면 설탕물을 진하게 만들어서(꿀을 널빤지에 조금 발라 놓아도 됨) 화단 같은 곳에 놓아두면 꿀벌이 날아들 수도 있다. 사스, 스페인 독감, 조류 독감 같은 나쁜 질병들이 벌침 마니아들은 무섭지 않다. 신체 면역력을 벌침을 즐겨 그런 바이러스들이 접근하지 못하게 강화시켜 놓았기 때문이다.

117 _ 암과 보험료

　건강한 사람이야 건강에 대하여 크게 고민하고 있지 않지만 암 같은 난치병, 불치병에 걸린 사람들은 '이 병만 극복한다면 못할 것이 없다'는 각오를 눈만 뜨면 할 것이다. 환자 본인이야 말할 것도 없지만 가족, 친지, 친구 등 주위 사람들도 매일 기도를 하며 하루하루를 보낼 것이다. 우리들이 어렸을 때 사마귀가 많았다. 전신에 사마귀를 달고 사는 친구들도 있었다. 요즘은 사마귀를 가진 이들을 찾기가 힘이 든다. 충분한 영양 섭취로 인하여 면역력이 강해진 결과라고 본다. 사마귀가 내 장기관에 생기면 암이라고 할 수 있다. 인류 최고의 숙제가 암을 정복하는 것이다. 그런데 현대의학은 이미 발생한 암을 정복하는 것에 몰두하는 인상이다. 소극적인 대책 수립에 정신을 팔고 있다는 것이다. 그것보다는 암이 인체에 발병하지 못하도록 사전에 예방하는 것이 근본 대책이 아닐까? 암 같은 난치병, 불치병으로 사망하는 이들이 늘고 있다. 차선책으로 사람들이 정기적인 종합검진을 받아 암을 조기에 찾아서 수술하는 것으로 암에 대처하는 것이 현실이다. 차선책보다는 최선책이 좋을 것이다. 벌침이야기는 주장한다. 암 같은 난치병, 불치병에 대한 최선책은 미연에 그런 질병이 사람들에게 발병하지 못하도록 하는 것이다. 벌침을 밥 먹듯이 즐기는 벌침 마니아가 되면 면역력이 배가 된다. 면역력이 강화되면 만병이 발생하지 않는다. 벌침이야기는 종합 검진을 잘 받지 않는다. '알면 병이 된다'는 진리와 '모르는 것이 약이다'는 평범하지만 중요한 사실을 믿기 때문이다. 벌침이야기가 종합검진을 잘 받는 것보다 더 중요하게 여기는 것이 적극적으로 벌침을 즐기는 것이다. 벌침이 생활인 것이다. 벌침이 취미인 것이다. 혈액순환을 활발하게 하고 면역력을 강화시키는 적극적인 건강관리법인 벌침 마니아 생활을 하고 있는 것이다. 암 같은 질병에 대한 해답은 이미 밝혀졌다. 신체가 면역력이 떨어지면 그 같은 질병이 찾아온다는 것이다. 그렇다면 사람들이 항상 면역력을 강하게 유지한다면 그 같은 질병은 발병하지 않게 만들 수 있다는 얘기이다. 인류역사와 함께 양봉인들이 존재했고 그들이 꿀벌에 거의 매일 쏘이면서 아주 확실한 임상이 이루어졌다. 양봉인들이 비양봉인보다 무병장수하는 경우가 훨씬 많다. 결론은 간단하다. 면역력 강화인데, 문제가 있다. 사람들이 벌침을 즐기면 면역력이 강화되어 무병장수할 수 있다는 것을 적극적으로 행하지 않는 것이다. 벌침을 돈 들여서 맞아야 하는 시스템 때문이다. 벌침은 스스로 공짜로 즐기는 것이라고 벌침이야기가 공개했다. 공짜로 직접 벌침을 즐겨야 벌침 마니아가 되는 것이다. 암 보험료가 인상되고 있다. 보험회사가 암 보험료를 인상하지 않으려면 고객들이 벌침 마니아가 되게 하면 된다. 건강보험료도 사정이 좋지 않다. 국민들에게 벌침 마니아 생활을 권장하면 건강보험료 사정이 좋아질 것이고, 그것만이 다가오는 노령화 사회에 대한 근본대책이라고 벌침이야기는 강력히 주장한다.

118 _ 벌침파티

　벌침 즐기기에 좋은 계절이다. 가을꽃이 봄꽃보다 더 오래 피어 있는 듯하다. 이름을 알 수 없는 꽃들이 가을의 입구에서 자태를 뽐내며 꿀벌들을 유혹하고 있다. 벌침 마니아들은 거의 매일 벌침 파티를 즐길 것이다. 돈도 들어가지 않는 벌침 파티이기에 부담이 없이 즐길 수 있을 것이다. 다가오는 겨울에 아프지 않으려고 월동 준비를 하는 것이다. 벌침을 가을에 즐기면 겨울에 덜 춥고, 감기도 잘 걸리지 않게 되기 때문이다. 어제 벌침 파티가 열렸다. 벌침 마니아 아줌마 2명, 벌침 마니아가 되려고 벌침 적응 훈련을 하는 아줌마 2명, 아저씨 한명과 함께였다. 모두 벌침이야기에만 있는 벌침 적응 훈련을 하여 벌침 마니아가 되었거나 되려는 사람들이다. 자신의 건강을 지키려는 의지를 갖고 있는 사람들이다. 따갑고, 가렵고, 퉁퉁 붓고 벌침 훈련 초기에 나타나는 것들을 잘 이겨낸 사람들이다.

　"벌침 초보자는 벌침을 즐길 때 무조건 벌침을 빨리(놓자마자) 뽑아야 합니다. 방송 같은 곳에서 벌침을 놓는 사람들을 보니 벌침을 놓고 오래도록 뽑지 않는 분들이 많더라고요. 미련한 사람들입니다. 벌침을 살아있는 꿀벌을 오른손을 이용하여 핀셋으로 놓고, 왼손으로 벌침을 '놓자마자' 뽑는 기술이 있어야 합니다. 무식하게 몸에 박힌 벌침을 늦게 뽑는 것은 안 됩니다. 벌독에 적응이 안 된 초보자가 벌독이 과하게 신체에 주입되면 곤란하니까요. 그런 사람들은 벌침의 ㅂ자도 모르는 분들입니다. 정신 바짝 차리고 벌침 마니아에 도전하십시오. 벌침을 우습게 보면 안 됩니다. 벌침 한방의 위력이 초보자에겐 굉장한 것일 테니까요."

벌침이야기가 주장하는 것은 벌침에 대하여 무식하게 접근하는 분들이 많이 있어 제대로 알고 벌침을 즐기자는 것이다. 그러면 아픈 것으로부터 도망칠 수 있게 될 것이다. 벌침은 무조건 절차이다. 절차에 따라 서서히 신체를 벌침에 적응 훈련하여 벌침 마니아가 된다면 후회 없는 인생을 살게 될 것이다.

119 _ 수퍼마켓 아저씨

어제 잡아 놓은 꿀벌이 제법 있어서 오늘은 어머니에게 벌침을 놓아드렸다. 80살을 넘긴 어머니에게 벌침 23방을 놓아드렸다. 머리 4방, 허리 3방 배 2방, 어깨 4방, 팔 4방, 다리 6방 벌침을 놓아드렸다. 노약자이기에 초기에 2방으로 벌침 적응 훈련을 하여 이제는 7~10일에 한 번씩 20여 방을 1회에 즐길 수 있게 된 것이다.

"아저씨, 벌침 좀 놓아주세요."

오후에 수퍼마켓 사장 아저씨가 찾아왔다. 40대 중반으로 결혼 후 지금까지 쉬지 못하고 사업을 해서 요즘 너무 피곤하다는 것이었다. B형 간염이 있어서 그렇다는 것이었다. 처음에 이웃 통닭집 아저씨에게 피곤하다고 하니 나를 찾아보라고 해서 벌침을 가르치고 있는 중이다. 벌침 적응 훈련을 하여 벌침 마니아가 되려고 마음을 먹은 것이다.

"꿀벌이 있으니 내가 놓아주지만 꿀벌을 직접 잡아서 스스로 즐겨야만 벌침 마니아가 될 수 있습니다. 잠자리채 만들어서 꿀벌 잡아보세요."

이런 말을 해주면서 벌침을 7방 놓아 주었다. 머리와 목 3방, 배 2방, 다리 2방 벌침을 놓아준 것이다.

"아내와 장모님도 그냥 피곤하다고 하네요. 아내는 손이 저리다고 하고요, 장모님은 고생을 많이 해서 안 아픈 곳이 없을 정도입니다."

"빨리 벌침 마니아가 되어 아내와 장모님에게도 벌침을 가르쳐 주세요. 애기 엄마와 장모님에게 처음 한번은 내가 벌침을 놓아줄게요. 무서워한다고 하니까요."

수퍼마켓 아줌마가 벌침이야기를 찾아왔다. 아저씨가 집에 가서 아줌마를 벌침이야기에게 보낸 것이다. 아줌마에게 수삼리혈, 족삼리혈에 벌침을 4방 약하게 놓아 주었다. 초보자이므로 벌침을 놓자마자 빼는 기술을 발휘해서 놓아준 것이다. 잠시 후에 50대 사모님 한 분이 찾아왔다.

"아저씨 벌침이야기를 구하려고요. 벌침 혈자리 좀 배우려고요."

"뭐하시는 분인데 벌침 혈자리를 배우려고 그래요."

"양봉하고 있어요. 혼자서 100여 통 넘게 꿀벌을 키우고 있어요. 벌침을 아무렇게나 즐기려니까 불편해서 체계적으로 즐기려고요. 다른 것들은 일반인들이 즐길 수 없도록 너무 어려운 말로 되어 있어서 이해할 수 없어서요."

"벌침을 즐기시니까 어떠세요?"

"꿀벌 키우고 충치 때문에 치과에 간 것 빼고는 병원에 간 적이 없습니다. 감기 한번 앓지 않았으니까요."

"저도 그렇습니다. 빨리 많은 사람들이 벌침 마니아가 되어야 양봉인들이 돈을 벌 수 있을 텐데요. 꿀을 목적으로 한 양봉은 경쟁력에서 뒤지는 것 같아요. 세계화 된 세상에서 말입니다. 외국의 꿀 가격을 따라 잡기 힘들 것입니다."

"맞습니다. 앞으로 양봉은 수정용이나 벌침용이 주목적이 되어야 할 것 같습니다. 수정용은 호박벌보다 경쟁력이 없으니까, 아마도 벌침용 양봉이 주가 될 것입니다. 저도 양봉을 하면서 양봉인들의 축제에 매년 참석하고 있지만 방법은 벌침용 꿀벌로 양봉의 목적을 바꿔야 할 것 같습니다."

"나이에 비해 상당히 젊게 보입니다. 피부도, 아랫배도 40대 초반으로 보입니다. 벌침의 위력이 대단합니다."

"저도 그렇게 믿고 있습니다."

바쁜 일요일이었다. 어머니, 수퍼마켓 주인 부부, 여성 양봉인을 만나면서 눈으로 직접 벌침의 위대함을 확인하는 성과도 있었다.

120 _ 당뇨

열심히 꿀벌을 잡고 있었다. 스치며 지나가는 사람들이 가끔씩 관심을 갖고 뭐하는 것이냐며 질문을 했다. 그러면 그냥 벌침 맞으려고요 라고 퉁명스럽게 대답을 했다.

"아저씨, 벌침 맞으려고 꿀벌 잡고 있네요."

나이가 70살쯤 되어 보이는 황혼의 신사 한 분이 말을 걸어왔다. 꿀벌 통을 옥상 위에 사다 놓고 벌침을 즐긴다고 했다. 아마도 잠자리채로 꽃에서 직접 꿀벌 잡는 것을 처음 보는 듯 했다.

"벌침을 얼마나 즐기셨나요?"

"18년 정도 되었는데요."

"그럼 고추에도 벌침 즐기시겠네요?"

"고추에 직접 벌침을 맞는다고요?"

"그럼요."

"저는 배꼽 아래 부위 혈자리에 벌침을 즐겼습니다. 그래도 정력이 많이 좋아지더라고요."

"단전, 중극혈, 곡골혈 같은 혈자리에 벌침을 즐겼겠네요. 추가로 고추에 직접 벌침을 적당히 즐기면 전립선염 예방도 되고 오줌발도 세져서 좋습니다. 물론 작품도 만들어지고요."

"그렇군요. 무조건 고추에 벌침 맞는 것은 아니겠지요."

"물론입니다. 절차에 따라 즐겨야 됩니다. 벌침이야기가 그 비법입니다."

황혼의 신사는 계속해서 말을 걸었다.

"여러 사람에게 벌침을 소개했습니다. 고엽제 환자, 당뇨병 환자, 중풍 환자, 간염 환자, 류머티스 환자, 신경통 환자, 관절염 환자, 디스크 환자, 치매 환자, 우울증 환자 등 말할 수 없을 정도로 많은 환자들에게 벌침을 소개해 주었답니다. 모두 벌침으로 효과를 보고는 지금은 벌침을 생활화하고 있습니다. 그리고 느낀 것은 벌침을 남자들에게 소개해 주니 두 집 살림을 차리는 사람들이 있더라고요. 반드시 벌침 때문에 그런 것이라고는 할 수 없지 만요. 어떤 40대 사업가에게 벌침을 소개해 주었는데 건강할 때는 그저 그런 눈치였는데, 송사(소송) 몇 번하고는 건강이 많이 악화되어서 살려달라고 하더라고요. 아픈데 장사 없잖아요."

"벌침은 취미생활입니다. 돈 들이지 않고 벌침을 즐기면 그 어떤 취미활동보다도 건강에 유익한 것이라고 봅니다."

　황혼의 신사 한 분과의 대화에서 느낀 것은 벌침을 즐기는 사람들은 공통적으로 벌침예찬만 하는 것이었다. 벌침 나쁘다는 사람은 없었다.(의지가 약한 민초들 중에는 벌침 서너 번 맞고 가렵고 붓는다고 투덜거리는 경우도 있었다. 당연한 것을 이기지 못하는 자신이 의지가 약한 것을 죄 없는 벌침에게 뒤집어씌우는 몰지각한 사람이다, 무식한 것이 죄다) 아픈 사람을 자세히 관찰해 보면 아플 수밖에 없는 정신 상태를 가진 이들이 많다. 긍정적, 적극적인 사고로 살면 아픈 일이 거의 없어질 것이다. 벌침 마니아들이 일반인을 대할 때 느끼는 것이 있다. 벌침을 소개해 줘서 호기심을 갖는 이들은 아주 긍정적인 사람이라고 판단하게 된다. 이유를 알려면 벌침 마니아가 되어야 한다.

　'단 한 번의 삶인데 아프게 고통스럽게 살 수는 없잖아요. 벌침 공짜이니까 망설일 필요가 없잖아요. 아프지 않게 사는 길이니까요.'

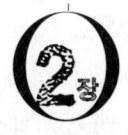

우리들의 벌침이야기

121 _ 멍청이 서울에 가다

　벌침 시즌이다. 여름에 비해 벌침을 더 즐긴다는 말이다. 코스모스 꽃, 가을의 잡꽃들에 꿀벌이 찾아들고 있다. 아무렇게나 만든 잠자리채로 꿀벌을 잡아서 공짜로 스스로 즐기는 벌침 맛이 제법이다. 부산이나 목포에서 서울에 가는 방법은 여러 가지가 있다. 기차, 자동차, 고속버스, 비행기 등 각자 처한 상황에 따라 합리적인 교통편을 이용하는 것이 인지상정이다. 누가 시키지 않아도 스스로 알아서 자신에게 맞는 교통편을 선택할 것이다. 서울에 가는데 미국, 알래스카, 북극을 거쳐서 간다면 아주 멍청한 사람이거나 미친 사람이라고 손가락질을 받을 것이다. 돈 자랑도 아니고 못난이 자랑도 아니다. 그저 모자라는 사람 취급을 받을 뿐이다. 벌침에도 아주 멍청하고 못난이 같은 방법을 쓰는 사람들이 있다. 벌침은 꿀벌을 직접 잡아 즐기는 것이 비교우위인데(다른 어떤 건강 관련 방법들보다 무조건 편리하고 경제적이고 효과적임), 아주 복잡하게 벌침을 맞는 사람들이 있는 것이다. 벌침 즐기는 원칙은 살아있는 꿀벌을 잠자리채로 직접 잡아서 공짜로 스스로 즐기는 것이다. 더 이상 말을 하면 사족을 붙이는 것이다. 이것이 벌침의 경쟁력이다. 이것이 신이 인간에게 내린 선물인 것이다. 누구나 쉽게 즐길 수 있는 것이 벌침이다. 돈이 있는 사람이나 없는 사람, 노인이나 젊은이, 남자나 여자, 아프지 않은 사람이나 아픈 사람 모두 아프지 않고 오래 살려는 의지만 갖고 있다면 벌침을 즐길 자격이 있는 것이다. 벌침은 모든 질병에 효과가 있다. 신체 면역력을 증대시키는 지름길이 벌침이다. 서울 갈 때 곧장 가면 된다. 이리 저리 헤매면서 서울에 가려고 한다면 서울 가기도 전에 늙어 죽을 것이다. 벌침이야기가 서울에 공짜로 가는 숨겨진 길을 알려 줄 것이다.

122 _ 잡꽃을 찾다

벌침 마니아들은 추석 명절이 가장 바쁘다. 본가, 처가의 친지들이나 오랜만에 만나는 친구들에게 벌침 서비스를 해주어야 하기 때문이다. 젊은 애들 빼고는 모두 한 가지 이상 아픈 곳을 갖고 있는 것을 알 수 있었다. 아픈 사람이 아프지 않은 사람보다 훨씬 더 많았다. 성인이면 거의 전부가 아픈 곳이 한 군데 이상 있다고 보면 틀리지 않았다.

"어깨결림이 있는데요."
"허리가 아파요."
"손가락 마디 관절이 몹시 아파서요."
"발목, 무릎관절이 너무 아파요."
"그냥 피곤해요."
"눈이 침침해요."
"소화가 잘 안되네요."
"장염이 있어요."
"머리가 아파요."
"목덜미가 뻐근하고 근육이 뭉쳤어요."
"고혈압과 당뇨가 있어요."
"오줌발이 약해요."
"탈모가 있어요."

"......................"

아무튼 벌침을 공짜로 가르쳐 주면서 들은 얘기가 어디 어디가 아프다는 말뿐이었다. 잠자리채로 논두렁이나 도랑둑 같은 곳에 피어 있는 이름을 도저히 알 수 없는 잡꽃에서 꿀벌을 수 없이 잡았다. 수백 마리를 잡았다.

"꿀벌을 잡을 수가 없어요. 그래서 벌침을 즐기질 못했어요."

이런 말을 하는 사람들에게 짧은 시간에 꿀벌을 잠자리채로 바글바글 잡아서 벌침을 놓아주니 모두 어리둥절 하는 눈치였다. 잡꽃도 어느 정도 세력을 유지하면서 피어 있는 곳이면 꿀벌이 찾아든다고 말해주었다. 잠자리채로 꿀벌 잡아서 벌침 놓아주느라고 벌침이야기가 몸살이 났다. 스스로 벌침을 즐길 수 없는 사람들은(노인, 노약자) 자식들이 꿀벌을 잡아서 놓아주어야 하지만 웬만하면 본인이 직접 공짜로 벌침을 즐기는 것이 벌침원칙이다. 벌침이야기가 명절을 여유 있게 즐기는 때가 빨리 와야 된다. 타인의 도움을 받아 벌침을 맞으면 벌침 마니아가 될 수 없다. 스스로 공짜로 즐겨야만 벌침의 위대함을 깨우칠 수 있다.

123 _ 양심의 가책

사람은 양심이 있다. 심장이 좌심, 우심으로 나누어져 있다. 40대 중반의 벌침 마니아 아줌마가 꿀벌을 잡아서 왔다. 서로 혼자서 벌침 즐기기가 불편한 혈자리에 벌침을 놓아주며 상부상조하고 있다.(머리, 목, 허리, 어깨)

"아저씨, 이웃 사람들에게 벌침 좀 그만 가르쳐 주세요. 꿀벌 잡기가 어려워서요. 꿀벌 잡는 사람들 모두 경쟁상대니까요. 오늘 코스모스꽃에서 꿀벌 잡아서 돌아오는데 머리가 하얀 할아버지 한 분과 30대 중반의 스포츠머리 스타일의 남성이 잠자리채 들고 꿀벌을 잡으러 나왔더라고요. 30대 중반의 남성이 '아줌마가 꿀벌 다 잡아 가네요' 라고 말을 했으나 못 들은 척하고 그냥 돌아왔어요."

"나도 거기서 점심시간에 꿀벌 40마리 잡았는데요."

"아저씨 며칠 전에 집안에 제사가 있어서 다녀왔어요. 친척 중의 50대 초반의 동서가 있는데 허리디스크로 고생을 많이 한다고 해서, 지난번에 전화로 벌침을 즐기면 된다고 말을 해주었었는데, 아직도 벌침을 즐기지 않더라고요. 손님들 있는데 허리가 아파서 얼굴 찡그리고 있으니 집안 분위기가 가라앉았더라고요. 아저씨 왜 내 말을 믿지 않는지 모르겠어요. 벌침은 돈 들어가는 것도 아닌데 말이에요. 저는 벌침을 혼자만 즐기면 미안한 것 같아서 얘기해 주었는데요. 달리 말해서 양심의 가책을 느낄 것 같아서 벌침 즐기라고 말했을 뿐인데요."

"아줌마, 그것은 아줌마가 하버드 의과대학을 나오지 않아서 그럽니다. 평범한 아줌마가 벌침 즐기면 아프지 않고 좋다고 말을 하니 누가 믿겠어요. 이마에 하버드 의과대학 졸업장을 붙이고 말하기 전에는 잘 믿지 않을 거예요."

"몇 번 말해 주었으니 양심의 가책은 느끼지 않을 거예요. 하고 안 하고는 본인의 선택이니까요. 병원에 한 달간 다녔는데 다시 재발해서 다니던 직장도 그만두었어요."

"벌침을 여러 사람들에게 가르쳐 주면서 느낀 것은 죽어봐야 아픈 줄 안다는 말이 틀린 말이 아니더라고요. 아파서 고생하는 것이 안타까워서 말해 주는 것인데 말입니다."

124 _ 낌새

갈 곳 없는 사람만큼 불행한 이도 없다. 아무 곳에서도 반겨주지 않을 사람이라면 외로움으로 인하여 상당한 스트레스를 받을 것이다. 이것도 해 보고 저것도 해 보고 그것도 해 보았지만 아픈 것이 차도가 없는 사람들이 갈 곳 없는 사람들이다. 있는 돈 없는 돈 다 모아서 여기저기로 찾아다니며 노력을 했지만 돈만 축내고 몸은 점점 더 아파만 오니 아무 데도 갈 곳이 없는 것 아닌가. 벌침은 비용이 발생하지 않는 것이다. 벌침의 원리를 이해만 하면 벌침을 마다할 이유가 하나도 없다. 벌침은 공짜이고, 몸에 혈액순환을 잘 시켜서 면역력이 강화되고, 인체에 침투한 나쁜 바이러스나 세균을 벌독이 청소를 해 주기 때문에 무조건 즐겨야 하는 것이다. 특히 갈 곳이 없는 사람들은 잠자리채 만들어서 자연에 널려 있는 꿀벌을 잡아 스스로 즐기면 좋겠다. 꿀벌을 잡아 벌침을 스스로 즐기다보면 어느 날 본인의 건강이 상당히 회복된 것을 알 수 있는 것이 벌침이다. 벌침을 즐기는 사람들은 누가 시켜서 꿀벌을 잡아 즐기는 것이 아니다. 본인의 의사가 그렇게 만드는 것이다. 왜냐하면 건강이 그냥 좋아지기 때문에 그렇다. 벌침은 질병을 가리지 않고 대한다. 어떤 병이든 상관이 없다. 벌침을 공짜로 스스로 즐기는 벌침 마니아가 되면 질병을 우습게 여기게 된다. 질병에 자신이 생기기 때문이다. 어떤 질병이든지 무섭지 않게 된다. 성인병, 노인병, 부인병, 전염병

등등 벌침 마니아들은 이런 질병을 대수롭지 않게 여기게 된다. 아플 낌
새가 있든지, 아플락 말락 느낌이 오는 사람이라면 서둘러서 벌침 마니
아가 되어야 한다. 손가락 마디, 무릎관절, 류머티스, 통풍, 뒷목, 어깨,
머리, 소화불량, 만성피로, 눈 침침, 기침, 천식, 비염, 이명, 장염, 폐결
핵, 폐렴, 심장 두근거림, 탈모, 주부습진, 허리, 신경통, 무좀, 오줌발 약
함, 발기부전, 전립선염, 동맥경화, 고혈압, 저혈압, 성기 왜소, 당뇨, 간
염, 지방간, 십이지장염, 신장염, 맹장염, 요도염, 질염, 자궁근종, 생리
불순 등등 만병의 증상 낌새가 조금이라도 보인다면 즉시 벌침 마니아
가 되어야 한다. 원래 벌침은 아프기 전에 즐기는 것이다. 벌침이야기
는 취미로 벌침을 즐긴다. 그러면 귀찮고 불편한 아픈 것을 잊고 살 수
있다. 벌침이야기는 약장사가 아니다. 약장사들의 말에는 귀가 얇아서
잘 당하면서 돈도 들지 않는 벌침이야기에 귀를 기울이지 않아서야 되
겠는가? 벌침이야기를 따라 스스로 행하면 만사형통이다. 벌침은 늦은
만큼 후회도 깊다. 다른 것들은 돈이 들어가는 구조이다. 오직 벌침이
야기만이 공짜로 벌침을 즐길 수 있는 비법인 것이다. 오늘 벌침이야기
는 잠자리채로 코스모스꽃에 앉아 있는 꿀벌을 30여 마리 잡아서 벌침
을 즐겼다, 아프지 않고 오래 살다가 가려고.

125 _ 장님 코끼리 만지다

속말에 장님들이 코끼리를 만지고 하는 말이 제각각이라는 말이 있
다. 코끼리 다리를 만진 장님은 '코끼리는 기둥 같다'고 말을 하고, 코

끼리 귀를 만진 장님은 '코끼리는 연잎 같다'고 할 것이며, 코끼리 배를 만진 장님은 '코끼리는 벽 같다'고 단정을 하고 믿는다고 한다. 벌침도 이런 '코끼리 장님 법칙'을 벗어날 수 없다. 벌침 서너 방 맞고 '벌침은 가렵고 붓는 것이다' 벌침 일주일 정도 맞고 '벌침은 알레르기 반응이 있는 것이다' 벌침 2주일 정도 맞고는 '벌침은 괴로운 것이다' 벌침 한 달 정도 맞고는 '벌침은 효과가 별로이다' 그리고 벌침을 돈 주고 몇 달 맞고는 '벌침은 돈이 많이 들어가는 것이다' 고 벌침에 대하여 장님 같은 믿음을 갖는 이들이 있다. 벌침은 공짜로 자연에 널려 있는 꿀벌을 잠자리채로 잡아 살아있는 꿀벌로 스스로 즐기는 것이며, 숨을 쉬듯이 아무 때나 누구나 즐겨야 하는 것이라고 말해주지만 마음이 장님인 관계로 진실을 보지 못하는 사람들이 있었다. 그러면서 절뚝거리면서 다닌다. 그러면서 입이 돌아가고 잠을 잘 이루지 못하며 고통 속을 헤매고 있다. '벌침 별로네요' 이런 말을 하는 사람을 만났을 때, '벌침 얼마나 즐겼는데요? 벌침 고추에 몇 방까지 꽂아 보았는데요? 벌침 머리에 얼마나 즐겼는데요? 벌침으로 살이 빠지는 것을 경험했는지요? 고추에 작품이 만들어졌나요? 여자인 경우 거시기에도 벌침을 즐기나요?' 이런 질문을 해보면 대답을 하지 못하는 것이었다. 장님이 코끼리 만지듯 벌침을 경험하고는 이러쿵저러쿵 앵무새처럼 말을 하는 사람이다. 벌침은 인간이라면 그냥 즐겨야 하는 것이다. 그러면 만병으로부터 조금은 자유로울 수 있다. 그것이 벌침이다. 벌침을 자신의 몸으로 직접 경험도 하지 않은 사람들이 벌침을 다 아는 것처럼 왈가왈부 하는 현실이 안타깝다. 벌침은 공짜로 살아있는 꿀벌로 스스로 즐기는 것이다. 그것이 아니라면 전부 벌침이 아니라 돈침이 될 것이다. 그러면 영영 아픈 것으로부터 벗어날 수 없다. 맛만 보고 어떻게 영양을 보충할 수 있을까? 벌침이야기가 벌침의 모든 것이다. 공짜로 스스로 즐기는 벌침 비법이다.

126 _ 관상

이상한 습관이 있다. 특히 여자를 대할 때 무엇보다도 관상을 먼저 보는 것이다. 관상이라는 것이 확률이론의 일종이지만 무시할 수 없는 조상들이 남겨준 삶의 지혜인 것이다. 사람들이 수많은 세대에 걸쳐서 보고 듣고 느낀 것을 토대로 관상이나 사주팔자가 생겨났다. 과거의 경험 자료를 분석하여 현재나 미래의 운명을 예견하는 것이 관상이다. 네모난 얼굴의 소유자는 이렇게 살았고, 둥근 얼굴형의 사람들은 저렇게 살았고, 눈이 작은 사람은 그렇게 살았다는 자료를 바탕으로 관상을 보고 그 사람의 운명도 과거의 그들과 비슷할 것이라고 결론을 내리는 것이다. 사주팔자도 관상과 비슷한 것이다. 태어난 연, 월, 일, 시를 보고 그와 비슷한 사주를 가졌던 사람들의 운명을 참고로 하여 진단을 하는 것이다. 주식투자를 하는 사람들도 기술적 분석을 한다. 어떤 종목의 주식을 5일, 20일, 60일, 120일 등의 과거 궤적을 분석(캔들, 이동평균선)하여 내일 그 주식 종목의 운명을 예상하려는 것이다. 벌침이야기는 절대로 유명 애널리스트들의 추천종목에 대하여 믿지 않는다. 이유는 그 사람의 분석이 틀리지 않았다면 왜 그 사람은 모든 것을 동원하여 몰방을 하지 않는지 모르기 때문이다. 성인 여성을 만날 때마다 무조건 손을 관찰했다. 손의 크기, 골격, 손가락 길이, 손톱 모양과 색깔 등을 관찰하면서 그 여자의 현재 위치나 성격 등을 알아보면 조상들이 전해준 손 관상이 그렇게 틀린 것이 아니라는 사실을 발견할 수 있었다. 손 골격이 억세고 크면 팔자가 센 여성이 많았다. 종종 나이도 많지 않은 중년 여성들의 손등에 굵은 혈관이 돋보이는 것을 보았다. 혈액순환이 잘 되지 않아 혈관이 돋보일 수도 있고, 피부노화로 인하여 혈관만 볼록 튀어 나온 경우일 수도 있겠다. 이런 아줌마들은 상대방과 대화를 나눌 때 손을 감추려고 신경을 많이 쓰는 것이었다.

"벌침 즐기세요. 공짜로 벌침 즐기면 손이 예뻐집니다. 벌침이야기가 세상에 나왔으니 따라 행하면 됩니다. 여러 가지 이유로 손등에 혈관이 돋보이는 분들은 손을 예쁘게 하려는 목적보다도 고혈압 등 성인병이 올 수 있는 징표이니 무조건 벌침 마니아가 되면 좋습니다."

127 _ 유통기한

언젠가 신문에서 북한 관련 기사를 보았었다. 북한적십자사 관계자가 남한적십자사에 의약품을 보내 달라는 내용이었다. 항생제 같은 약이 턱 없이 부족하여 북한 동포들이 남한에서는 거의 사라진 질병을 많이 앓고 있기 때문에 남한에 협조를 구한다는 것이었다. 정상적인 약품이 아니라 유통기한이 조금 지나서 폐기처분하는 의약품을 보내달라는 것이었다. 유통기한이 조금 지난 의약품을 보내달라는 것으로 봐서 그들의 주장이 사실이라고 믿었다. 벌침이야기를 세상에 내면서 이런 생각을 했었다. 돈 들어가고 몸에 그다지 좋지 않는 인공적인 항생제 같은 약품보다는 천연 항균제인 벌침을 북한 주민들에게 보급시켜 북한 주민 대부분이 벌침 마니아가 되게 한다면 질병으로 인한 북한 주민들의 고통을 사라지게 만들 수 있다는 아이디어를 가지게 되었었다. 아직도 이 아이디어는 유효하다. 우리나라 국민들이 먼저 벌침을 공짜로 스스로 즐기는 벌침 마니아가 된 후에 북한 동포들에게 보급시키는 것이 순리라고 믿었는데, 유통기한이 조금 지난 의약품을 보내달라는 기사를 보니 북한 동포들도 빨리 벌침 마니아가 되었으면 하는 바람이다. 벌침 이야기는 아무나 누구나 쉽게 벌침 마니아가 되어 벌침을 공짜로 스스로 즐길 수 있는 비법이다. 벌침이야기는 언젠가 반드시 북한 동포들에게 벌침 마니아의 길을 인도할 것이다. 배고픈 서러움보다 아픈 서러움이 더 잔인하고 불쌍한 것이기 때문이다. 아프면 만사가 귀찮다. 아프면 세상에 좋은 것이 존재하지 않는다. 돈도 빽도 사랑도 명예도 권력도 전부 귀찮은 존재이다. 아프지 않을 비결이 있으니 벌침을 공짜로 스스로 즐기는 벌침 마니아가 되면 된다. 벌침은 아프지 않은 사람이 맞아야 좋다. 면역력을 키워 만병의 발병을 사전에 예방하는 것이 벌침이다. 물론 아픈 사람도 벌침을 즐기면 효과를 볼 것이다, 질병의 종류를 가리지 않고서.

128 _ 종합병원

며칠 전에 47살의 아줌마를 우연히 만났다. 벌침 마니아인 44살 아줌마와 서로 머리, 어깨, 허리의 혈 자리에 벌침을 즐기고 있는데, 47살의 아줌마가 자리를 함께 한 것이었다. 꿀벌 잡는 얘기와 함께 벌침을 즐기면서 변화된 건강 상태에 관하여 이야기가 그칠 줄 몰랐다. 소음인인 44살 아줌마는 벌침 마니아 3년차였고, 47살 아줌마는 벌침을 평생 한 방도 맞지 않은 태음인 아줌마였다. 47살 아줌마가 벌침에 호기심을 갖기 시작했다.

"제가요, 아프지 않은 곳이 없어요. 종합병원입니다. 한의원에 갔더니 혈액순환 장애로 인하여 몸이 아프다고 하데요. 그래서 물리치료를 받고 약을 지어서 먹었습니다. 머리도 아프고, 어깨도 아프고, 팔다리 아프지 않은 곳이 없습니다. 고혈압도 있고, 방광염도 있어요. 소화도 잘 되지 않고요. 다니던 직장도 너무 피곤하고 아파서 그만두었어요. 남편 보기도 미안하고요. 매일 퇴근하면 아픈 모습을 보여주니 그렇습니다. 내과, 산부인과, 한의원 등 가보지 않은 병원이 없어요."

44살 아줌마가 대꾸를 했다.

"아줌마, 저도 3년 전에 아픈 곳이 많았었는데 벌침을 스스로 즐기고부터는 아픈 곳이 사라졌답니다. 발목, 다리, 팔, 위, 두통, 손가락 관절염, 허리, 어깨 등등 40살 넘어서면서부터 그렇게 되더라고요. 멘스도 불규칙 했고요. 지금은 이렇게 꿀벌을 잡아 스스로 벌침을 즐기고 있습니다."

"아줌마, 오늘 내친 김에 서울 간다고 벌침 맛 한 방 보시고 가세요. 오늘 아줌마는 운이 무척 좋은 날입니다. 벌침 마니아 아줌마가 벌침을 즐기는 생방송을 보았으니까요. 대하기 힘든 장면이거든요. 이 아줌마가 벌침 즐기는 모습을 보니 벌침이 그렇게 무서운 것도 어려운 것도 아니라는 것을 알게 됐을 것입니다. 벌침은 실생활입니다. 거창한 것도 무서운 것도 아니고 특히나 꽃에 있는 꿀벌을 잠자리채로 잡아 스스로 즐기니 돈도 들어가는 것이 아닙니다."

　47살 아줌마에게 족삼리혈, 중완혈에 벌침을 약하게 3방 놓아주었다. 아무리 아파도 벌침이 무섭다며 벌침을 맞지 않을 것 같던 아줌마는 오리지널 벌침 마니아 아줌마가 벌침을 이십여 방 즐기는 모습을 눈으로 직접 보고는 벌침을 놓아달라고 했다. 벌침은 지엽적인 질병을 위한 것이 아니라 모든 질병에 효과가 있는 것이다. 모든 질병은 혈액순환 장애 때문에 발병을 하게 된다. 나이가 들어 중년이 되면 누구나 혈액순환 장애가 있게 된다. 혈액순환 장애를 근본적으로 다스릴 수 있는 것은 꿀벌의 벌독 성분일 것이다. 벌독성분을 취미로 섭취를 하면 아픈 것이 사라질 것이다. 일부 몰상식한 사람들이 아직도 벌침을 단순한 침 정도로 알고 있는 것 같다. 벌침은 침보다는 벌독 주사 효과가 대부분이다. 벌침은 한방보다는 양방에 가깝다.

129 _ 서방 죽고

　여름장마가 가을장마에게 항복을 했다. 어제는 지루하게 내리던 가을 장맛비가 드디어 멈춘 하루였다. 서방 죽고 3년 만에 처음인 것처럼 벌침 마니아들은 장마의 지루함에서 해방된 하루를 마음껏 즐겼을 것이다. 잠자리채 들고 하천변으로 나갔다. 가을꽃인 잡꽃들이 풀 속에 은폐를 하고 피어 있었다. 아주 작은 꽃들이다. 보라색, 노란색, 흰색, 붉은색들의 쬐그만 꽃들과 길옆의 코스모스꽃이 꿀벌들을 유혹하고 있었다. 꽃의 유혹에 빠져들게 만드는 유전인자를 지니고 살아가는 꿀벌이기에 꽃들에게 이끌릴 수밖에 없는 운명인 것이다. 정신없이 잠자리 채로 꿀벌을 잡았다. 100여 마리를 채웠다. 오랜만에 즐기는 벌침이기에 그 맛의 짜릿함이 전신을 자극했다. 전신의 혈기를 왕성하게 의미 있는 혈자리에 벌침을 즐겼다. 태충혈, 족삼리혈, 삼음교혈, 곡천혈, 관원혈, 중완혈, 천주혈, 신정혈, 합곡혈, 신정혈, 수삼리혈, 성기, 중극혈 등의 혈 자리에 벌침을 즐긴 것이다. 인근에 사는 벌침 마니아들도 다름이 없었다. 모두 벌침을 며칠 굶은 탓에 무리를 한 눈치였다. 완전히 벌침에 적응이 된 벌침 마니아(6개월 정도 경력)들은 1회에 10~20방 정도로 일주일에 1~3회 정도 즐기면 좋은데, 어제 같은 하루는 30여 마리를 즐겼을 것이다. 벌침을 즐기면서 되살아난 말초신경으로 인해 따끔한 맛이 더 강하게 느껴지므로 벌침을 놓자마자 꿀벌의 침을 빨리 뽑아버려야 한다. 오른손으로 핀셋을 이용하여 꿀벌을 잡아 벌침을 놓고 왼손으로 신체에 박힌 침을 뽑으면 된다. 나머지는 식구들 용으로 사용했다. 소주 한 병 아내와 마시는데, '여보 저 술이 많이 늘은 것 같아요. 소주가 취하지 않으니까요' 라고 아내가 말을 했다. 전에는 소주 한 병이면 둘이서 딱 맞았는데 요즘은 부족한 느낌이 든다는 것이다. 벌침 마니아들은 혈액순환이 활발하여 알코올 분해 능력이 증가한다. 그것이 술이 잘 취하지 않는 이유이다. 이제부터 본격적인 벌침시즌이다. 봄꽃보다는 가을꽃이 더 오래 가는 기분이다. 이 꽃, 저 꽃, 그 꽃, 아무 꽃이나 가을에는 꿀벌이 찾아온다. 왜냐하면 꿀벌들도 겨울이 다가오는 것을 느끼고 있을 테니까.

130 _ 벌침이 뭐예요?

벌침을 알기 쉽게 말하자면,

❶ 양봉인들은 꿀벌을 키우면서 수시로 꿀벌에게 쏘인다. 벌침을 원하든 원하지 않던 거의 매일 맞는 것이다. 그런데 양봉을 오래한 사람들은 그렇지 않은 사람들보다 무병장수한다는 것이다. 신경통, 암, 관절염, 류머티스, 뇌졸중, 뇌출혈, 뇌종양, 뇌경색, 중풍, 치매, 체머리, 오십견, 전립선염, 디스크, 동맥경화, 고혈압, 저혈압, 당뇨, 두통, 아토피, 오줌발 약함, 요통, 요도염, 이명, 스트레스, 피부질환, 심장병, 폐결핵, 각종 염증성 질환(간염, 장염, 기관지염, 비염, 신장염, 대장염, 치질, 눈병, 치주염, 위염, 췌장염, 십이지장염) 등등 아무튼 혈액순환 장애로 인하여 면역력 저하로 발병하는 모든 질병에 강한 것이 양봉인들이다.

❷ 발상의 전환을 하여 보자. 모든 사람들이 양봉을 하는 양봉인이 될 수 없지만 능동적으로 온갖 꽃들에 널려 있는 꿀벌을 스스로 잡아서 꿀벌에게 쏘이는 것이다. 그러면 양봉인처럼 면역력이 증가하여 만병으로부터 자신을 지킬 수 있을 것이다. 이런 사람을 벌침 마니아라고 한다.

❸ 태어나면서부터 양봉인의 자격을 얻는 사람은 없다. 황후장상에 씨가 따로 있는 것이 아니듯이 양봉을 하는데 특별히 자격이 있는 것이 아니다. 노후에 소일거리로 양봉을 하는 분들이 늘어나는 추세이다. 누구나 꿀벌에게 처음 쏘이면 벌독에 적응이 되지 않

아서 가렵고 붓는다. 하지만 서서히 벌독에 적응 훈련을 하여 벌독에 적응이 되면 양봉인들처럼 꿀벌에 쏘여도 가렵고 붓지 않는다.

❹ 벌침이야기가 벌침 적응 훈련을 공개했다. 인체의 핵심 혈자리에 서서히 벌침을 즐기면서 벌독에 적응이 되는 이론이다. 머리, 허리, 배, 어깨, 다리, 팔, 손, 발, 목, 성기 등의 핵심 혈자리에 벌침을 맞으면서 벌독에 적응이 되는 것이다. 1개월 정도 벌침 적응 훈련을 마치면 언제 어디서나 아무런 제약 없이 벌침을 공짜로 즐길 수 있는 벌침 마니아가 된다.

❺ 성인이면 누구나 벌침 마니아가 되어야 한다. 아프지 않고 장수하는 지름길이기 때문이다. 비용이 발생하는 것도 아니면서 항상 즐겁게 살 수 있는 비결이기 때문이다. 벌침 마니아를 달리 말하면 능동적으로 양봉인처럼 사는 사람이다. 비록 양봉을 하지 않지만, 잠자리채 만들어서 꿀벌을 필요한 만큼 잡아서 벌침을 즐기는 것이다.

❻ 이것이 진정한 벌침이다. 부수적으로 성기보정도 할 수 있다. 벌침이야기는 모든 사람들이 언제든지 양봉을 할 수 있는 신체를 스스로 만들어 놓는 비법인 것이다.

131 _ 형광등

형광등 같은 사람이라는 말이 있다. 스위치를 올려도 금방 불이 들어오지 않는 형광등에 비교하여 머리회전이 더딘 사람을 비유하는 말이다. 타고나기를 그렇게 태어났다면 할 수 없지만 스스로 노력을 하지 않아서 그런 소리를 듣는다면 문제가 있는 것이다. 이런 사람이 믿음을 가지면 벽창호라는 말을 들을 것이다. 미련하고 고집이 센 사람을 벽창호라고 한다. 하나를 가르치면 열을 안다는 말도 있다. 어린 시절에 모두 다 몇 번씩 들었던 말이다. 어릴 때는 뇌혈관에 찌꺼기가 덜 끼어 뇌 회로가 작동이 잘 되어 학습능력이 뛰어난 것이다. 벌침을 머리에 즐기면 판단력이 빨라진다. 벌침 마니아들은 보통 사람들보다 어떤 질문에 대한 해답을 빨리 말하는 경향이 있다. 뇌 회로에 혈액순환이 원활하게 되어 그러는 것이다. 공부가 싫어서 못하는 사람에게 벌침을 권하고 싶다. 벌침을 즐기면 막힘이 없는 뇌 회로로 인하여 공부에 자신감이 생겨 공부를 잘하게 될 것이다. 벌침 마니아가 된 사람들을 관찰해 보면 고민하는 경우가 많지 않은 것을 보인다. 상황인식이 빠르기 때문이다. 고집이 센 사람은 둔한 경우가 많다. 고집이 센 이유는 아는 것이 별로 없든지 학습능력이 부족하여 다른 사람의 의견을 이해할 수 없기 때문이다. 둔한 사람이 믿음을 가질 때 가장 위험한 흉기가 된다. 호랑이 같은 마누라와는 살 수 있지만 황소 같은 마누라와는 살 수 없다고 했다. 아둔한 사람과 산다는 것이 무서운 호랑이 보다 더 힘들다는 것이다. 아둔하다는 말을 듣지 않을 비법이 있다. 벌침 마니아가 되는 것이다. 벌침 마니아가 되어 머리에 종종 벌침을 즐기면 복잡한 뇌 회로가 완벽하게 작동되어 판단력, 학습능력, 순간포착 능력 같은 것이 배가 되기 때문이다.

132 _ 풍이나 맞아라

혈관이 막히거나 좁아져서 터지는 사람들이 많다. 굵은 혈관이 막히거나 터지는 것보다 대부분 모세혈관에 그런 증상이 찾아온다. 요인은 혈관 벽에 잡 물질이 쌓여서 단면적이 좁아지거나 노화로 인한 혈관의 탄력성이 줄어들게 되어서 중풍(뇌졸중)이 발병하는 것이다. 사람들이 심하게 스트레스를 받으면 눈 부위의 피부가 저절로 떨리게 된다. 원인은 모세혈관에 혈액순환이 원활 하지 않아서 그러는 것이다. 그리고 심하게 편두통을 앓는 사람, 만성 두통을 가진 사람, 이유 없이 피곤한 사람, 손발 저림이 있는 사람, 고혈압인 사람, 목소리가 큰 사람, 숙취가 심한 사람, 담배를 피우는 사람, 술을 많이 마시는 사람, 불면증이 심한 사람 손발이 냉한 사람 등 이런 증상이 있는 사람들은 중풍 예비환자라고 할 수 있다. 중풍 예비환자(나이가 들면서 대부분 중풍 예비환자가 됨)들은 눈 딱 감고 벌침을 즐기는 벌침 마니아가 되어야 한다. 벌침을 공짜로 스스로 즐기는 사람이 벌침 마니아이다. 벌침 마니아가 되면 중풍 같은 혈관계 질환이 예방된다. 모세혈관 덩어리로 구성된 것이 머릿속이다. 사람들이 풀 수 없는 모세혈관 회로가 우리들의 머리라는 것이다. 벌침을 맞으면 붓는 원리가 혈관 단면적을 증대시키고, 벌독의 청혈작용 효과(혈액을 맑게 만들어 주는 작용)가 혈액의 점도(피가 걸쭉함)를 낮추어서 피를 잘 흐르게 만든다. 이런 원리 때문에 중풍 같은 혈관계 질환의 발병을 예방하게 되는 것이다. 머리(뇌혈관 체계)에 조금이라도 이상 증상이 있으면(혈액이 원활하게 공급되지 않아서 신선한 산소 공급이 이루어지지 않아) 인체 명령체계가 와해되면 암, 반신불수, 중풍, 면역저하 등등 이름을 알 수 없는 모든 질병들에게 질 수밖에 없다. 왜냐하면 사령부가 망가졌기 때문에 질병과의 전쟁을 수행할 수 없게 된다는 것이다. 벌침 마니아가 되어 머리 같은 곳에 벌침을 즐기면 항상 인체 사령부인 뇌가 질병과의 전쟁을 완벽하게 수행하여 만병을 예방시켜 줄 것이다. 이것이 모든 사람들의 벌침 마니아가 되어야 하는 이유이다. 벌침 마니아는 누구나 쉽게 될 수 있다. 잠자리채 만들어서 자연에 지천으로 널려 있는 꿀벌을 잡아 즐기면 된다. 벌침을 아직도 지엽적인 질병만을 위한 것으로 착각하고 사는 사람들이 많다. 그것보다는 인체의 사령부를 보호하여 모든 질병과의 전쟁에서 이기기 위하여 즐기는 것이다. 벌침 마니아가 되어야지 만병들과 싸워서 이길 수 있다. 벌침을 돈을 주고 맞아서는 벌침 마니아가 될 수 없다. 공짜로 즐겨야만 마니아가 되는 것이다.(벌침 몇 방 맞아서는 벌침 마니아가 될 수 없기 때문이다. 엄청난 돈을 감당할 수 없으니까, 산삼이 좋다고 하지만 돈이 없으니 먹지 못하는 것처럼) 벌침 마니아가 볼 때는 모든 사람들이 잠재적인 환자들이다. 율곡이 10만 양병설로 미리 전쟁에 대비하자고 했으나 무시하여 큰 화를 당했었다. 유비무환은 인류역사가 살아있는 한 가장 유효한 생존전략이라고 본다. 가장 나쁜 욕 중의 하나가 '풍이나 맞아라' 는 것이다. 그만큼 중풍 같은 것은 큰 재난이라는 것이다.

133 _ 주치의

장마 아닌 장마가 있는 듯하다. 비가 오다가 햇볕이 들고 갑자기 천둥 번개가 일고, 성질 급한 사나이의 행동과 다를 바 없는 날씨이다. 오늘은 작정을 했다. 비가 또 올 수 있다는 일기예보를 듣고 며칠 간 즐길 벌침을 미리 즐기자는 것이었다. 이곳저곳을 누벼서 꿀벌 34마리를 잡았다. 이름 모를 잡꽃에 듬성듬성 보이는 꿀벌을 정성을 다해 잡은 것이다. 오늘 잡은 꿀벌은 아무에게도 보시를 하지 않았다. 모두 나 자신의 신체가 소화를 한 것이다. 머리에 5방, 어깨와 팔에 8방, 배 부위에 5방, 고추에 7방, 다리와 발에 9방 벌침을 즐겼다. 기분이 하루 종일 맑았다. 가족들(아내, 아들) 몫은 전에 미리 잡아놓았기 때문에 걱정하지 않았다.

"따르릉, 아저씨 꿀벌 잡으러 갔다가 돌아 오셨네요. 벌침 좀 맞으러 가려고요."

"그러세요."

벌침 마니아 사모님이 전화를 하고 잠자리채에 꿀벌을 잡아서 왔다.

"어제, 오늘 이틀 동안 꿀벌 잡아서 온 것입니다. 17마리밖에 잡지 못했어요. 꿀벌 잡는 것이 경쟁이 되니 힘이 듭니다."

"비가 오락가락 하는데 꿀벌 많이 잡았네요. 사모님도 이제 진정한 벌침 마니아가 되었다고 봅니다. 꿀벌 잡는 실력이 전문가 수준이니까요. 흐흐."

"내일부터 비가 올지 모르니까요, 오늘 벌침을 충분히 맞으려고요."

허리에 2방, 머리에 6방, 어깨에 4방, 팔뚝에 5방 벌침을 놓아 주었다. 왼쪽 어깨에 약간의 통증 비슷한 것이 온다고 하여 환부에 벌침을 놓는 것을 잊지 않았다.

"신체에 조금이라도 이상 반응이 감지되면 무조건 벌침을 그곳에 즐기면 됩니다. 물론 벌침 마니아가 되었을 때 가능한 것입니다. 벌침 마니아만 되면 주치의가 따로 필요 없습니다. 스스로 공짜로 벌침을 즐기면 만사가 해결되니 그렇습니다. 주의할 점은 벌침 마니아가 된 후라는 것입니다. 벌침이 좋지만 벌침 적응 훈련을 하지 않은 사람은 곧 죽어도 벌침을 맞을 수 없습니다. 벌침이 그림의 떡에 지나지 않다는 것이지요. 자동차 운전면허를 따듯이 미리 벌침 적응 훈련을 하여 벌침 마니아가 되면 언제 어디서나 벌침을 즐길 수 있습니다. 벌침이야기가 중요한 이유는 벌침 적응 훈련 프로그램이 세계 최초로 공개되어 있다는 것입니다. 그리고 성기에 벌침 즐기는 요령도, 성기보정을 할 수 있는 비법도 세계 최초이자 마지막으로 공개 되었습니다. 가장 중요한 의미는 벌침을 공짜로 누구나 쉽게 민초들이 즐길 수 있는 비법이라는 것입니다. 산삼이 좋다고 하지만 돈이 들어가니 민초들이 즐기지 못합니다. 산삼보다 효험이 더 좋다고 할 수 있는 벌침을 돈 들이지 않고 원 없이 즐기는 비법이 벌침이야기입니다. 벌침을 왜 맞느냐고 의문을 가지는 사람들도 있습니다. 답은 간단합니다. 아프지 않고 살려고요."

134 _ 떡두꺼비

여성들은 모두 외모에 관심이 많다. 아마도 본능적으로 그렇게 태어났을 것이다. 남성들도 물론 외모에 관심이 없는 것은 아니다. 하지만 여성과 남성은 외모에 대한 기준에 차이가 있다. '등짝이 떡두꺼비 같다'는 말을 들었을 때 남성과 여성의 반응이 서로 다를 것이다. 남성은 튼튼하고 힘이 세서 일 잘하는 의미로 받아들여서 기분이 좋게 들리지만 여성은 상당한 스트레스로 작용할 것이다. 튼튼한 처녀 농군이 대접받던 시절도 있었지만 흘러간 노래에 불과하다. 여성에게 해서는 안 되는 말이 되었다. '팔뚝이 역도 선수 같다' 는 말을 들었을 때 여성과 남성이 반응이 정반대라는 것이다. 여름에도 소매가 짧은 옷을 입지 못하는 여성을 본 적이 있다. 팔뚝이 우람하여 스트레스를 받고 사는 여성이었다. 자신감을 저해하는 요인들이 남성과 여성이 반대인 것 같다. 남성은 '크고 굵다' 는 말을 듣는 것을 좋아하고 여성은 대부분 '작고 아담하다' 는 말을 좋아한다.(여성의 경우, 키, 코, 젖, 눈, 엉덩이를 제외하고) 다른 나라 말에는 여자가 쓰는 말과 남자가 쓰는 말을 구분하는 경우가 있다. 한국어도 마찬가지라고 본다. '등짝이 떡두꺼비 같다' 는 말이나 '팔뚝이 역도 선수 같다' 는 말은 남성들에게만 사용해야 한다. 여성들에게 이런 말을 한다면 못된 사람으로 낙인찍힐 것이다. 남성에게 '가냘프다, 번데기 같다' 는 말도 가능하면 사용하지 않는 것이 교양인의 예절이라고 본다. 하지 말라고 하면 더 하고 싶은 것이 사람들이다. 법으로 규제한 것도 아니기 때문에 그럴 바에는 그런 말을 듣지 않으려고 노력을 하는 편이 훨씬 이득이라고 본다. 벌침을 즐기면 체지방이 빠지기 때문에 이런 말을 듣는 근본 원인을 제거하게 될 것이다. 그리고 고추에 벌침을 즐기면 '번데기 같다' 는 말은 듣지 않게 된다.

135 _ 귀농과 부가가치

여우는 죽을 때 머리를 자기가 살던 굴을 향한다는 것이다. 바로 수구지심(首丘之心)의 고사이다. 사람들도 나이가 들면 고향이 그리워진다. 시골에서 태어나서 자란 이들은 시골에 가서 살고 싶을 것이다. 그렇게 하지 못하는 이유는 각자 처한 사정 때문이지 그것이 싫어서 그러는 것은 아니다. 귀농을 하려는 이들도 많지만 자식 교육 문제 같은 것 때문에 실행을 하지 못하고 있다. 아무리 디지털 문화가 좋다고 해도 정다운 아날로그 문화를 완전히 없앨 수 없는 것이다. 귀농해서 부가가치를 발생시켜야 먹고 사는 데, 세계화의 영향으로 농촌에서 부가가치를 창출하는 것이 쉬운 일이 아니다. 잘못하면 뼈 빠지게 일만 하다가 빚에 허덕일 수도 있는 것이 요즘 농촌의 현실이다. 농가소득 증대를 위한 방안이 있다. 물론 전제 조건이 따른다. 우리나라 국민 중 성인 1,000만 명 정도(국민의 20%)가 벌침 마니아가 된다고 했을 경우이다. 앞으로 이보다 더 많은 성인들이 벌침 마니아가 될 것이라고 나는 확신한다.

부가가치 창출액을 계산해 보자.

벌침 마니아
평균 꿀벌 10마리/일, 300일/년(2~3일에 한번씩 20마리 /1회 정도로 즐긴다고 볼 때)

꿀벌
요즘은 1만 마리/꿀벌1통, 100,000원/꿀벌1통(통째로 구입 시), 벌침용 꿀벌로 구입 시에는 200마리 정도를 20,000원 정도로 소포장 통신 판매함, 즉 100원/마리 정도임.

부가가치 창출액
10,000,000명 x 10마리/일 x 100원/마리 x 300일/년 = 3조원/년 정도임.
(인구 5,000만 명 중에서 40% 인 2,000만 명이 벌침 마니아가 된다면 6조원/년 정도임)

5,000만 원 정도/가계, 연 소득을 보장할 때 60,000가구~120,000가구가 단지 벌침용 꿀벌을 키워서 먹고 살 수 있을 것이다. 꿀벌을 직접 잠자리채로 잡아서 벌침을 즐기는 사람들도 있겠지만 벌침 마니아가 늘어나면 사실상 꿀벌을 직접 잡아서 즐기려는 사람은 드물 것이다. 서로 꿀벌 잡으려고 경쟁해야 하고 귀찮게 느낄 수도 있으니까. 벌침 마니아가 빨리 늘어나야 된다. 가물에 콩 나듯 있어서는 불가능한 일이다. 벌침 마니아가 어설프게 늘어나면 꿀벌의 감소로 인하여 문제가 발생할 수 있기 때문이다. 꿀을 목적으로 한 양봉만으로는 어설프게 늘어나는 벌침 마니아로 인하여 전체적인 꿀벌의 감소가 있게 되어 생태계에 나쁜 영향을 끼칠 수도 있겠다.(식량난, 사료난 등) 우리나라 기준으로 대략 계산을 했지만 전 세계를 기준으로 10~20억 인구가 벌침 마니아가 된다고 가정을 하면 양봉을 벌침용으로 키우지 않으면 안 된다는 결론이 나온다. 벌침이야기는 인류를 구원해 줄 것이 있다면 벌침일 것이라고 주장하는 이유인 것이다. 벌침을 공짜로 잡아서 즐기기 때문에 그럴 수 없다고 생각할 수 있지만 천만의 말씀이다. 꿀벌을 잡아서 벌침을 즐긴다는 것이 웬만한 정성이 없으면 쉽지 않다. 사회생활을 하면서 직접 꿀벌 잡기보다는 기분 나쁘지 않은 금액만 지불하면 집에서 편리하게 벌침용 꿀벌을 구할 수 있는 세상을 좋아하는 사람들도 굉장히 많을 것이다. 벌침이야기도 겨울철이나 장마철 그리고 주위에 밀원이 부족하여 꿀벌 잡기가 어려울 때는 벌침용 꿀벌을 인터넷으로 구해서 사용하기도 한다. 돈이 되면 기하급수적으로 양봉이 늘어나게 된다. 그것이 사람들이 만들어 놓은 세상이다. 밀원이 부족하면 설탕으로 꿀벌을 먹여 키울 것이다.

136 _ 세상에 알려지지 않은

세상에 알려진 이야기는 신선하지 않다. 그렇고 그런 이야기는 시간 낭비이다. 바쁜 현대 사회를 살면서 시간 낭비한다는 것은 뒤쳐지는 것이다. 세상에 알려지지 않은 이야기가 벌침이야기이다. 벌침이야기는 귀나 눈을 즐겁게 하는 것이 아니라 몸과 마음을 즐겁게 만들 것이다. 일회성으로 단순히 말초신경만 자극하려는 것이 아니라는 것이다. 벌침이야기를 접하면 세상을 보는 눈이 넓어지게 된다. 늘 어딘지 모르게 맑지 않은 정신과 찌뿌듯한 몸 때문에 자포자기로 살아가고 있는 사람들이 많이 있다. 이것도 해 보고 저것도 해 보고 그것도 해 보았으나 시간이 지나면 다시 반복되는 건강문제를 확 제거할 수 있다면 얼마나 좋을까? 건강문제의 마스터키가 바로 벌침이야기인 것이다. 시계추처럼 같은 궤적만 그리는 인생살이에 변화를 준다면 하루하루를 즐겁게 살 수 있다. 변화를 주는 데 돈도 들어가지 않는다. 벌침이야기는 인류의 생활을 확 뒤집어 바꿀 것이다.

벌침이야기에만 있는 세상에 알려지지 않은 내용으로는

벌침 마니아
벌침을 공짜로 스스로 즐기는 사람이다. 벌침 마니아는 면역력이 강화되어 온갖 질병의 공포로부터 해방될 수 있다. 벌침 마니아는 쉽게 말해서 양봉인이 아니지만 양봉인처럼 꿀벌에 쏘이면서 사는 사람이다. 양봉인들은 지저분한 질병에 걸리지 않고 무병장수 하는 경우가 많다.

벌침을 고추나 머리에 즐기다
고추나 머리에 벌침을 즐겨보지 않은 사람은 인생의 참맛을 모르고 살다가 죽어갈 것이다.

벌침을 누구나 쉽게 즐길 수 있다
아픈 사람, 아프지 않은 사람, 여자, 남자 차별 없이 스스로 잠자리채 만들어 꿀벌 잡아서 즐기면 된다. 그러면 세상에 존재하는 모든 아픈 요인으로부터 해방되는 기쁨을 맛볼 것이다.

인류 생존의 문제
벌침을 사람들이 직접 즐김으로써 꿀벌의 수요가 엄청나게 증가할 것이고 양봉을 꿀을 채취하기 위하여 하는 것이 아니라 벌침용 꿀벌을 공급하기 위하여 양봉을 하게 됨으로써 지구상에 꿀벌들이 넘쳐나게 되어 꿀벌의 감소로 인한 식량난 등을 극복할 수 있다. 난치병, 불치병, 암, 희귀병, 조류독감, 사스 등과 같은 질병이 벌침 마니아에게는 침투할 수 없을 것이다. 워낙 면역력이 강하니 바이러스나 세균들이 침투할 엄두도 내지 못할 것이다.

137 _ 지동설

광주에 사시는 할아버지(70세)께서는 벌침이야기 내용을 따라서 스스로 벌침 적응 훈련을 하는 중에 4회 차정도 벌침을 맞고 코끼리 다리처럼 퉁퉁 부어서 사람마다 체질별로 붓는 것이 다른지 궁금해서 전화를 했다.
 "사람마다 붓는 것이 차이가 날 수 있습니다. 벌침 맞고 하루 만에 붓는 사람도 있고 여러 날 지나서 붓는 사람도 있습니다. 명현반응이 빨리 오는 사람과 늦게 오는 사람의 차이입니다. 붓는다는 것은 살아있다는 증거이니까요, 걱정하실 것 없습니다. 부은 부위에 열을 가하는 뜸 작용을 하니 좋은 것입니다. 다만 벌침에 적응이 되면 더 이상 붓지 않습니다. 사람들이 지구가 돌고 있는 진리가 있음에도 불구하고 태양이 돈다고 믿었습니다. 불과 몇 백 년 전까지 그렇게 살았습니다. 틀린 것을 맞는 것이라고 믿고 산 것입니다. 마찬가지로 벌침 맞고 퉁퉁 붓는 것은 아주 당연한 현상입니다. 이것을 가지고 일부 불순한 의도를 가진 이들이 벌침 부작용이라고 합니다. 초보자가 벌침 맞으면서 붓지 않는 것이 부작용인데 말입니다. 죽은 사람이 벌침을 맞으면 붓지 않습니다. 살아 있는 사람이 벌침 맞고 초기에 붓지 않는다면 그 사람은 이미 죽은 사람과 같이 신체가 맛이 갔다는 것입니다. 이런 사람들은 천동설이 아니라 지동설이 맞는데도 불구하고 천동설이라고 우기는 몰상식한 작자들입니다. 벌침 맞으면 초기에 부어야지만 정상입니다. 붓지 않는 사람도 계속 벌침을 즐기다보면 언젠가 퉁퉁 붓는 날이 옵니다. 망가진 신체가 살아나기 때문이지요."

"잘 알았습니다. 꿀벌통에서 핀셋으로 꿀벌을 잡아서 벌침을 맞으려고 하니 막 대들기도 합니다. 편리한 방법이 없을까요?"

"양파 포장용 망으로 잠자리채 만들어서 몇 마리를 잡아서 집에 와서 편안하게 즐기면 좋습니다. 벌침 맞을 때 초보자는 벌침을 놓자마자 침을 빨리 뽑아야 합니다."

류마티스 관절염이 있다며 벌침을 적극적으로 스스로 깨우치는 할아버지가 빨리 적응 훈련을 마치고 벌침 마니아가 되면 좋겠다. 산악회 회원들에게 스스로 겪은 벌침이야기를 무용담 삼아 알리고 있다고 하셨다.

138 _ 피할 수 없는 현실

경기도 한 작은 공장에서 화재로 여러 명의 할머니들이 사망했었다. 사고사로 열악한 작업환경이 만들어낸 인재라고 했다. 몸이 불편하지만 자식들에게 손 벌리기 싫어서, 부담을 주기 싫어서, 손자들에게 용돈이라도 주고 싶어서 야근을 밥 먹듯이 하면서 쥐꼬리만큼의 월급(시급제)을 벌던 할머니들인데 정말로 안타깝기 그지없다. 피할 수 없는 현실이라면 즐기는 것이 순리라고 본다. 할머니들이 냄새나는 작업환경 속이지만 즐겁게 일을 하다가 사고를 당했다면 안타까움이 덜 했을 것이다. 하지만 모든 사람들이 그러하듯이 노화가 오면 노인성 질환이 함께 찾아드는 것처럼 할머니들 또한 노인성 질환에 시달리면서까지 피할 수 없는 현실을 고통으로 맞이하면서 살아갔다는 것이다. 신경통, 관절염, 두통, 어깨결림, 손발 저림, 당뇨, 고혈압, 류머티스, 눈 침침, 입맛 없음, 요실금, 허리 아픔, 혈액순환 장애 등 노인성 질환은 나이가 들면 누구에게나 있는 것이다. 할머니 여공들이라는 의미의 할순이 등의 신조어까지 만들어지는 시대이다. 나이가 들어도 일을 해야 하는 것은 그다지 나쁜 것은 아니다. 문제는 아픈 곳이 많은 데도 일을 해야 하는 것이다. 어느 할머니는 약값으로 월급여의 절반을 지출하면서까지 공장을 다녔다고 했다. 하지만 민초들에게도 희망이 있다. 하늘이 내린 명약인 벌침이 그것이다. 하늘이 인간에게 준 것이기 때문에 돈이 들어가지 않는다. 공짜인 것이다. 그리고 누구나 쉽게 즐길 수 있는 것이다. 부모들이 아픈 몸을 이끌고 공장에 나가서 중노동을 하는 현실을 받아들일 수밖에 없는 것이 자식들의 심정이다. 현실을 받아들일 때 받아들이더라도 부모님의 아픈 고통은 줄여줘야 하지 않겠는가? 자식들은 당장 벌침 마니아가 되어 부모님에게 벌침을 놓아드리는 효도를 해야 한다. 피눈물이 날 것 같았다. 길이 있는데 행하지 않고 살다가 죽어가야 하는 현실 때문이다. 어디 공장에 나가시는 할머니들만의 문제겠는가? 식당을 하면서 무거운 것을 많이 들어 허리가 아픈 고통 속에서 살아가는 아줌마들, 설거지를 많이 하여 어깨와 손목이 결리고 아픈 사람, 스트레스로 간이 나빠져서 약을 주식으로 하는 사람들 등 주위에 너무 많은 민초들이 아픈 것으로부터 도망치지 못하고 헤매고 있다. 눈 딱 감고 벌침 즐기자. 그러면 아픈 것으로부터 공짜로 도망칠 수 있다.

139 _ 체머리

여느 때와 마찬가지로 잠자리채로 무궁화꽃에서 꿀벌을 잡고 있었다. 산책로 옆에 설치된 벤치에 할머니 한 분이 앉아 있었다. 유심히 무궁화꽃 속을 살피고 있는데 할머니가 말을 했다.

"아저씨, 뭐 하세요?"

"아 예, 꿀벌 잡고 있습니다. 벌침 맞으려고요."

"아저씨 건강해 보이는데 벌침을 왜 맞아요?"

"벌침은 건강할 때 즐기면 좋습니다. 벌침은 모든 질병에 예방효과가 있을 것이니까요. 왜냐하면 면역력이 강해지니까요. 연세가 얼마나 되셨는데요?"

"82살입니다. 할머니들 모아 놓고 의료기 시범보이는 데 다녀오다가 다리가 아파서 잠시 쉬고 있습니다. 기기로 안마, 마사지 같은 것을 하면 아픈 곳이 시원해졌다가 다시 또 아프니 매일 그곳에 다니고 있습니다. 내가 다리, 허리, 어깨가 많이 결리고 아픕니다. 벌침 맞으면 좋습니까?"

"물론입니다. 안마기 같은 것은 물리치료일 뿐입니다. 근본적으로 염증 유발 균이나 바이러스를 죽이질 못하는 것이 한계라고 봅니다. 벌침은 물리 화학적으로 세균이나 바이러스까지 근본적으로 퇴치해 주기 때문에 벌침을 맞으면 시원하게 아픈 곳이 풀립니다."

"아들이 머리가 저절로 흔들거리는 체머리 증상이 있는데, 약을 먹고 있으나 늘 그 상태가 계속되고 있습니다. 아들이 술, 담배 같은 것을 많이 했었습니다. 체머리 증상에도 벌침 맞으면 좋습니까? 병원에서는 더 이상 고치지 못한다고 하니까요."

"제 경험상으론 분명히 효과가 있을 것입니다. 제가 벌침을 가르쳐 준 어느 벌침 마니아의 어머니도 체머리 증상이 있었는데 벌침을 머리 같은 곳에 즐기니 체머리가 사라졌다고 합니다. 이론적으로 머리의 뇌혈관에 혈액순환이 원활하게 되니 효과가 있는 것입니다. 아드님이 벌침 마니아가 되어보시면 스스로 느낄 수 있겠는데요?"

"벌침 즐기려면 어떻게 하면 됩니까?"

"벌침은 절차입니다. 절차에 따라 서서히 벌침을 신체에 적응하면 꿀벌을 잡아서 스스로 즐기는 벌침 마니아가 될 수 있습니다. 그러면 언제 어디서나 공짜로 벌침을 즐길 수 있습니다. 벌침 적응 훈련 절차를 공개한 것이 벌침이야기입니다. 반드시 벌침이야기이어야 합니다. 벌침을 누구나 쉽게 즐길 수 있도록 한글만 깨우쳤으면 가능하니까요."

"아저씨 여기다가 적어주세요."

할머니가 손가방에서 볼펜과 메모지를 꺼내서 벌침이야기를 적어달라고 하셨다.
"할머니, 아드님이 불편하시면, 손자에게 벌침 마니아가 되어 아버지 체머리 고쳐드리라고 하세요. 젊은이들은 쉽게 이해할 테니까요. 오늘 다리 아픈 곳에 벌침 한 방 서비스할 테니까, 맛을 보세요. 벌침 맛이 좋을 것입니다."
"고맙습니다."
할머니가 가장 아프다고 하는 왼쪽 무릎 관절 부위에 벌침을 아주 약하게 한 방 놓아드렸다. 연세가 많기 때문에 벌침을 오른손으로 놓자마자 왼손으로 날렵하게 침을 뽑았다.
"온 몸에 열기가 느껴지는 것이 시원합니다."
할머니의 벌침 맛본 평을 들으면서 꿀벌을 더 잡아 돌아왔다.

140 _ 살았을 적에

사람이 산다는 것이 모두 거기서 거기라고 본다. 밥 세끼 먹고, 결혼해서 새끼 낳고 기르며 늙고 병들고 죽어가는 것이 큰 차이가 없다는 것이다. 하늘 높은 줄 모르고 설치던 이도, 땅 넓은 줄 모르고 까불던 이도 미리 정해진 생로병사의 프로그램에서 벗어날 수 없다. 며칠 전에 한 친구가 전화를 했다.
"요즘 어떠니?"
"그저 그래. 좋은 일도 없고 나쁜 일도 없고 그저 그렇게 하루하루를 소비하고 있다."

"다름이 아니라 못에 손을 찔렸는데, 벌침을 환부에 맞아도 되니?"

"그럼, 벌독은 아주 강력한 천연항균 물질이니까(페니실린의 1,000배 이상), 환부에 벌침을 맞으면 세균에 오염되는 것을 막을 수 있겠다. 어머니께 벌침 종종 놓아드리고 있니?"

"응, 일주일에 한 번에 10~15방 정도로 2번 놓아드리다가 요즘은 10일에 한 번 정도로 줄였어. 어머니가 말초신경이 되살아나서 그런지 너무 따갑다고 하시니까. 가끔 머리 부위에 벌침을 놓아드리고 나면 텔레비전 화면이 더 잘 보인다고 말씀하실 정도로 눈이 맑아지신다고 그래."

"그래 욕심 부리지 않고 적당히 벌침을 어머니께 놓아드리고 있구나."

"다리 부위에 신경이 무뎌지신 곳이 있어서 놓아드렸더니 상당히 좋다고 말씀하시더라고."

"지난번에 말했던 ㅌ친구는 벌침 맞고 있는지 모르겠다. 아버지가 중풍으로 고생하신다면 아들이 벌침 마니아가 되어 벌침을 놓아드리면 좋으련만."

"글쎄, 그 친구도 적극적이지 않으니 잘 모르겠다. 내가 벌침 좋다고 몇 번 말해 주긴 했지만. 무좀, 티눈, 사마귀 같은 피부질환에도 벌침을 맞으면 좋다는 글이 있어서 티눈 부위에 벌침 즐기고 있다."

"그래. 벌침을 수송아지 새끼 날 때까지 잊지 말고 즐겨라. 그것이 돈 버는 일이니까. 아프지 않고 늙어서 죽는 것이 지상 최고의 선물이니까."

"알았어."

작년에 벌침을 어머니에게 놓아드리려고 나에게 이것저것 캐묻던 친구가 이제는 어머니를 벌침 마니아로 만들었다. 당뇨 같은 노인병으로 고생하신다고 했었다. 이 친구 전화를 받고 사람이 살았을 적에 반드시 해야 할 일이 하나 있다면 벌침 마니아가 되어 부모님께 벌침 놓아드리는 것이라고 생각했다. 아마도 친구는 매일 뿌듯한 마음으로 살아가고 있을 것이다. 벌침 마니아가 되어 부모님에게 벌침을 놓아드린다면 자식으로서 이 세상에 태어난 행복을 마음껏 맛보게 될 것이다. 나는 이 친구가 맛보는 행복감을 알 수 있다. 벌침이야기 역시 어머니께 벌침을 놓아드리고 있다. 이와 같이 벌침을 즐기는 벌침 마니아가 된다면 벌침을 모르는 사람들이 도저히 상상할 수 없는 행복을 늘 느끼면서 즐거운 삶을 보낼 것이다. 자신이 가장 사랑하는 가족들에게 벌침 놓아주는 기분은 그 어떤 것보다도 더 짜릿한 기쁨이 될 것이다.

141 _ 권력

권력에도 종류가 있다. 정치권력, 경제권력, 의료권력 등이 그것들이다. 이 세 가지 권력 중에서 가장 무서운 것이 의료권력이다. 정치권력이야 면종복배하면 그만이고, 경제권력은 자신의 물질적 욕망을 줄이면서 열심히 일을 하면 부족하지만 그런 대로 피할 수 있다. 문제는 의료권력이다. 정치권력과 경제권력은 돈을 받으면서 복종하는 것이지만 의료권력은 있는 돈 없는 돈 모아서, 때로는 사글세 보증금이라도 갖다 주면서 찍소리 못하고 무조건 복종해야 한다. 그렇지 않으면 세상을 떠나야할 상황이 올 수도 있기 때문이다. 자신의 의지와는 상관없이 복종해야 하는 것이 의료권력이다. 선택의 여지가 없다. 무조건 시키는 대로 해야 한다. 병원의 응급실이나 중환자실을 가보면 의료권력이 얼마나 막강한 파워를 지니고 있는지 알 수 있다. 의료권력의 영향권에서 벗어나는 길은 아프지 않든지 죽으면 된다. 산 사람이 억지로 죽을 수는 없기 때문에 아프지 않는 방법밖에 없다. 벌침 마니아는 의료권력으로부터 나름대로 자유스럽다. 밥을 먹듯이 벌침을 즐기는 벌침 마니아는 일단 의료권력의 전가의 보도인 질병의 공포로부터 벗어나게 된다. 어찌 됐든 아프지 않으면 그들과 마주칠 일이 없을 것이다. 벌침을 스스로 즐기는 벌침 마니아가 되면 만병의 원인인 혈액순환 장애가 사라진다. 벌침이 만병의 원인인 혈액순환 장애를 해결해 주는 것이다. 그리고 벌독이 신체에 침투한 나쁜 세균이나 바이러스를 죽여주는 것이다. 피가 잘 돌고 세균이나 바이러스를 몽땅 죽이는데 그 어떤 질병도 발병할 수 없을 것이다. 벌침의 혈액순환 강화 메커니즘은 쉽게 이해할 수 있다.

첫째로 벌침을 맞으면 붓는 원리이다. 혈액이 순환하는 길이 혈관이다. 혈관(모세혈관 포함) 단면적이 넓어지기 때문에 혈액이 잘 돌지 않으려고 해도 잘 돌 수밖에 없다.

둘째는 벌독이 혈액을 맑게 하는 원리이다. 혈액이 맑아지면 점도가 낮게 되어 잘 흐를 수 있게 된다. 껄쭉한 피를 묽은 피로 변화시키는 것이 벌침의 청혈작용이라는 것이다. 같은 심장의 힘으로도 혈관이 넓게 되고 피가 묽게 되니 혈액순환이 무척 활발하게 될 것이고, 혈액순환이 활발하다는 것은 말단세포까지 신선한 영양이나 신경전달물질을 확실하게 공급하게 되어 세포의 노화방지 및 면역력이 강하게 된다는 것이다. 세포가 잘 죽지 않고 면역력이 세진다면 어떠한 질병도 발병하지 않을 것이다. 질병이 발병하지 않으면 돈 가지고 의료권력을 찾아갈 필요가 없게 될 것이다. 결국 의료권력으로부터 자유를 얻게 된다. 벌침을 공짜로 스스로 즐기는 벌침 마니아가 되면 진정한 자유를 얻게 된다는 것이다. 벌침 마니아가 되는 비법이 벌침이야기이다. 누구나 관심만 있으면 의료권력의 칼날로부터 벗어날 수 있다. 벌침 마니아는 아프거나 안 아프거나 무조건 되어야 한다. 벌침은 사소한 병을 치료하려는 것이 아니다. 모든 병의 접근을 미리 막는 것이 벌침의 역할이다. 돈 들이지 않고 공짜로 즐길 수 있는 벌침이야말로 인류를 구해줄 구세주라고 본다.

142 _ 드디어 보였다

손가락으로 달을 가리키면서 무엇이 보이느냐고 물으면 사람마다 각각 다른 답을 한다는 것이다. 어떤 이는 손가락 끝이 보인다고 하고, 어떤 이는 하늘이 보인다고, 또 다른 이는 구름이 보인다고, 제법 똑똑한 척하는 이는 반달이 보인다는 것이다. 시력이 좋은 사람은 별이 보인다고도 하겠다. 정답이 없는 것이 우리들 사는 세상이기 때문에 어느 것이 옳고 그르다고 할 수 없다. 각자가 보이는 것이 정답일 것이다. 평상시 관심이 있는 것이 자신의 눈에 들어올 것이다. 벌침 마니아가 되면 변화가 있다. 모든 것이 꿀벌로 통한다. 연꽃을 보고 낭만에 젖던 사람도 연꽃에 앉아 있는 꿀벌이 먼저 보이고, 아름다운 무궁화꽃을 감상하면서 우리나라 꽃이라고 흥얼대던 사람도 꽃 속에 들어있는 꿀벌이 먼저 보일 것이다. 아니 모든 꽃은 아름답다는 철학으로 사는 사람도 꽃이 먼저 보이는 것이 아니라 꽃에 날아든 꿀벌에게 관심이 집중된다.

'아흐,다롱디리! 드디어 찾았다' 벌침 마니아가 된 지 1년 정도 된 사나이가 어느 날 무궁화꽃 속에 꿀벌이 있다는 사실을 발견하고는 너무 기쁜 나머지 내뱉은 말이다. 꽃잎이 큰 서양 꽃에 꿀벌이 날아들지 않는 것을 발견하고는 꽃잎이 큰 무궁화꽃에도 꿀벌이 날아들지 않는다고 추단을 하고 지내던 그가 어느 날 무궁화꽃을 자세히 들여다보고 꿀벌이 앉아 있는 것을 찾았으니 득도를 한 것보다 더 기뻤을 것이다. 고정관념으로 추리소설을 쓰려는 사람들이 자주 범하는 실수가 추단이라는 것이다. '해 보지도 않고 그럴 것이다'고 미리 결론을 내리는 것이니 시간이 지나면 자신의 어리석음을 후회하는 일이 많은 사람들이다.(추리하여 단정하는 것이 추단임) 벌침을 고추에 맞고 작품을 만든다고 하니 설마하고 추단하는 사람, 벌침이 만병에 좋다고 하니 그럴 리가 있나하고 추단하는 사람, 아프지 않은 사람이 즐기는 것이 벌침이라고 하니 뭐하러 따가운 벌침을 아프지 않은데 맞는지 하고 추단하는 사람 등 추단의 노예로 전락한 사람들이 많다. 추단의 노예에서 벗어나는 길이 있다. 눈 딱 감고 해 보면 된다. 경험만이 자신의 눈높이를 업그레이드시킬 수 있다. 해 보지도 않고 앵무새처럼 살아가는 것은 너무 비참한 삶이다. 뭐든지 해 보자! 그러면 보일 것이다.

143 _ 새털

전화 두 통이 걸려왔다. 한 분은 경기도에 사시는 사십대 중반의 중년 남성이었고 또 한 분은 부산에 사시는 오십대 중반의 아줌마였다. 남성은 전립선염과 불면증으로, 여성은 갑상선과 모세혈관이 시원찮아서 염증이 잘 생긴다고 하였다. 두 명 모두 벌침이야기를 따라서 벌침 적응 훈련을 하고 있는 중이었다. 중년의 남성은 전립선염으로 자다가 오줌을 자주 누어야 하기 때문에 불면증으로 고생을 한다고 했다. 약을 먹고 있으나 아직까지 큰 효과가 없다면서 벌침을 즐기고 싶다는 것이었다.

"벌침 적응 훈련을 마치고 벌침을 전립선염에 좋은 혈자리나 성기에 맞으면 분명히 느낄 수 있을 것입니다. 불면증도 사라질 것이고요. 하지만 일단 벌침을 즐길 자격을 갖추어야 되거든요. 서두르지 말고 절차에 입각하여 행하면 됩니다. 성기에 벌침을 즐기려면 먼저 신체를 벌침에 적응한 후에 가능합니다."

오십대 중반의 아줌마는 벌침 적응 훈련을 하면서 벌침을 여섯 번 정도 맞았고, 관원혈과 중완혈에 벌침을 맞았는데 벌겋게 벌침 맞은 부위가 단풍이 든 것처럼 성을 내고 한기를 느껴서 전화를 건 것이다.

"아주 정상적으로 진행되고 있습니다. 관원혈, 중완혈에 벌침을 맞고 명현반응이 온 것으로 사료됩니다. 살아있다는 증거이고요. 벌침을 어떻게 맞았나요?"

"덜 따가울 것 같아서 발침을 하여 벌침을 맞았습니다."

"벌침을 맞고 침을 빨리 뽑으셨나요?"

"아니요. 빨리 뽑지 않고 어느 정도 시간이 지난 후에 뽑았습니다."

"살아있는 꿀벌로 직침하는 것이 벌침의 정석입니다. 발침을 하여 벌침을 맞으면 침을 핸들링하기가 불편하여 늦게 침을 뽑을 가능성이 있습니다. 살아있는 꿀벌로 직침하고 바로 침을 뽑는 것이 초보자들이 벌침을 즐기는 기본입니다. 벌침이야기에는 초보자는 벌침을 맞고 침을 빨리 뽑으라고 했을 것입니다. 그냥 놓자마자 따가우니까 즉시 뽑으면 됩니다. 오른손으로 핀셋을 이용하여 벌침을 놓고 왼손 검지와 엄지손가락으로 침을 뽑으면 아주 편리합니다. 자연에 널려 있는 것이 꿀벌이니까 아까워하지 말고 그냥 빨리 뽑아서 버리면 됩니다. 아줌마가 한기를 느끼는 것은 초보자임에도 불구하고 벌독이 몸속에 좀 과하게 들어가서 그런 것 같습니다. 한기가 사라지면 다시 벌침 적응 훈련을 하면 됩니다. 침을 빨리 뽑으면서요."

"그렇군요. 잘 알았습니다. 고맙습니다."

두 통의 전화를 받고 느낀 것은 건강에 이상이 온 사람들은 벌침을 서두른다는 것이다. 빨리 건강을 되찾고 싶은 조바심에서 그러는 것인데, 벌침은 무조건 절차이다. 절차에 따라 느긋하게 벌침 적응 훈련을 하여 벌침 마니아가 된 후에 자신의 체력에 맞는 벌침을 원 없이 즐기면 되는 것이다. 주량이 소주 반병인 사람이 소주 2병을 한꺼번에 마시면 많이 고생을 하듯이 벌침도 자신의 용량을 지키면서 적응해야 된다. 벌침이야기에 있는 벌침 적응 훈련 내용은 무조건 초보자는 소주 2잔이 주량이라고 가정하고 훈련에 임하여 서서히 벌침에 적응하여 가야만 하는 것이 기본 개념이다. 이때까지 벌침 맞지 않고 있었는데, 이제 와서 서두를 필요가 없다. 새털 같이 많은 세월 뭐가 그리 급한 것인지.

144 _ 스타

언론 보도를 보고 안타까운 마음이 들 때가 종종 있다. 우리와 함께 울고 웃던 스타들이 하나 둘씩 쓰러지고 있다는 것이다. 나이가 많은 것도 아닌데 뇌출혈, 뇌경색, 심근경색, 중풍, 당뇨 같은 질병으로 운명을 달리 하는 것이 현실이다. 그 만큼 힘들게 세상을 살고 있다는 반증이라고 하겠다. 스트레스, 과로, 음주, 흡연, 매연 등이 아마도 그런 상황을 만들고 있는 듯하다. 벌침 마니아인 벌침이야기는 한참 팔팔하게 일할 나이에 딸린 식구들 남기고 떠나는 그들을 볼 때 너무 안타깝다는 생각이 든다. 무엇보다도 더 안타까운 것은 그것을 예방할 수 있는 길이 있는데 접할 기회가 없기 때문에 어느 날 갑자기 사고를 당하는 현실이다. 이것저것 따지지 말고 벌침 공짜로 즐기면서 생활화 하면 된다. 돈 들어간다면 경제적 여건상 못할 수도 있지만 공짜로 즐기는 벌침이야 본인의 관심만 있으면 되는 것이기 때문이다. 스타들이라서 그들의 죽음이 언론 보도에 나오지만 일반인들 중에는 그들보다 더 많은 수의 사람들이 질병의 공격을 받고 운명을 달리 하고 있을 것이다. 건강은 스타나 일반인이나 중요한 것이다. 발버둥 치면서 열심히 노력하여 살다가 어느 날 갑자기 쓰러진다면 주위 사람들에게 커다란 슬픔만을 남겨두고 떠나는 신세가 될 것이다. 갈 때 가더라도 주위 사람들에게 무거운 짐을 남겨두고 갈 수야 없지 않겠는가? 잔소리 같지만 무조건 벌침 마니아가 되어 벌침 공짜로 즐기면서 살아갑시다. 태어나는 것은 순서가 있지만 죽는 것은 순서가 없다고 하질 않습니까?

145 _ 쪽 팔린 줄도 모르고

"아저씨, 꿀벌 잡으려 함께 가 주실 수 있나요? 꿀벌 잡는 방법 좀 배우려고요."

"함께 꿀벌 잡으러 갈 수 없습니다. 무궁화꽃에 꿀벌이 많습니다. 잠자리채 만들어서 가서 잡으면 됩니다. 꿀벌 잡는 것은 사람마다 취향이 다르기 때문에 직접 해보시면 요령이 생기게 됩니다."

"무궁화꽃이 어디에 있습니까?"

"그것도 알려줘서는 안 되는데, 아줌마에게만 가르쳐줄 게요."

사십대 중반의 아줌마가 안달이 났다. 몇 달 전에 벌침이 건강에 좋으니 스스로 즐기라고 추천해 주었는데, 그냥 지나가는 말로 듣더니, 요즘에 난리를 피우고 있다. 건강에 이상 신호가 온 것이다. 다리에 진한 파란색 혈관이 돋보이고, 오른쪽 옆구리와 어깨, 발목 관절, 손목 관절 부위 등이 아프기 시작했다. 남편은 무릎 관절 부위와 당뇨, 고혈압이라고 했다.

"하지 정맥류 검사하고 왔어요. 돈도 많이 들더라고요. 지난번에 텔레비전에서 목디스크가 있던 어떤 아저씨가 꿀벌을 잡아서 공짜로 벌침을 스스로 즐기는 장면을 보고 느낀 점이 많았습니다. 왜 저 사람은 따가운 벌침을 스스로 즐기는 것일까? 효과가 있으니까 그러는 거겠지요. 자신의 아내에게 벌침 놓아주면서 시집 잘 왔다는 말도 하더라고요. 그 아저씨가 하는 말이 맞습니다. 남편에게 아무리 꿀벌 잡아서 벌침 맞자고 했지만 묵묵부답이더군요."

"아줌마, 내가 벌침 좋다고 아무리 말해 봐야 벌침이야기 광고하려는 말이라고 생각할 것입니다. 그래서 저는 아무에게나 벌침 좋다는 말을 잘 하지 않습니다. 정말로 자신의 건강을 위해서 관심을 갖는 사람에게만 벌침을 추천합니다. 쓸데없이 시간 낭비할 필요가 없으니까요. 아줌마와 같은 아파트에 사시는 아저씨 한분이 잠자리채 들고 꿀벌 잡으러 다니는 것을 보았을 것입니다. 그 아저씨 만나면 벌침에 대하여 물어보세요. 뭐라고 말하는지요. 그 아저씨는 내가 벌침에 대하여 한마디 하니까 열 마디를 알아듣고 가르쳐 달라고 사정을 했습니다. 이제는 완전한 벌침 마니아가 되어 늘 건강하게 살고 있습니다."

며칠 전에 한 아줌마를 만나서 나눈 대화이다. 허리가 아프다고 하여 벌침 2방을 놓아주었는데, 거짓말 같이 통증이 사라졌다면서 벌침을 배우려고 노력하고 있는 아줌마이다. 같은 아파트에 사는 벌침 마니아 아저씨를 만나서 벌침에 대하여 물어보았다고 했다. 그 아저씨는 고추에 벌침을 즐기는데 그렇게 좋을 수가 없다고 말을 했다는 것이다.(전립선, 오줌발 약함, 발기부전, 성기보정, 정자 생산 능력 향상) 아무튼 쪽 팔린 줄도 모르고 찾아와서는 귀찮게 하는 아줌마의 모습에서 아프다는 것이 호락호락한 것이 아니라는 것을 알았다. 몇 달 전에 내가 벌침 공짜로 즐기라고 할 때는 콧방귀도 뀌지 않던 아줌마였는데. '죽어봐야 아픈 줄 안다' 는 말이 틀리지 않다는 것을 깨달았다.

146 _ 실버의 환희

"요즘 꿀벌 잡기가 만만치 않지요?"
"새벽에 일어나서 걷기 운동할 때 길옆의 무궁화꽃에 꿀벌이 많이 나왔더라고요. 잠자리채를 가지고 다니면서 꿀벌도 잡고 운동도 하고 있습니다. 새벽이니 덥지도 않아서 너무 좋습니다."

"괜히 벌침을 여러 사람들에게 가르쳐준 것 같습니다. 낮에는 무궁화꽃에 꿀벌이 많지 않아요. 이 사람 저 사람 가리지 않고 꿀벌을 잡으니 그런 것입니다."

"벌침을 1년 가까이 즐기셨으니 신체의 변화가 있겠는데요."

어제 60대 벌침 마니아 아저씨를 만났다.

"벌침에 입문한 지 1년 가까이 되고 있네요. 고추에 벌침을 맞은 것은 4달 정도 지났고요. 고추에 벌침을 1회에 2~5방씩 일주일에 1~2회 정도 즐겼는데, 시도 때도 없이 섹스를 하고 싶어지더라고요. 아내에게 미안해서 벌침을 줄여야겠어요. 한 달에 2번 정도로 고추에 벌침을 맞으려고 합니다. 아내가 주책이라고 핀잔을 주기도 하니까요. 요즘은 벌침을 얼굴에 집중하고 있어요. 코가 눈과 눈 사이의 높이가 너무 낮아서 늘 신경이 쓰였는데요, 벌침을 그곳에 하루에 1~2방씩 10여회 맞으니 상당히 높게 되었습니다. 안경을 써서 사람들이 잘 몰랐지만 상당한 스트레스 이었거든요. 그리고 눈가의 잔주름이 있어 그곳에도 벌침을 맞았습니다. 물론 팔자 주름 부위와 턱 아래 목 부위에도 벌침을 즐기면서요. 나이가 들면 특히 주름이 많이 생기는 부위잖아요. 목, 눈, 이마, 입 주위의 주름이 많이 줄었습니다. 보십시오."

"어떤 이는 귀가 액운이 끼는 형상이라서 벌침을 맞아서 액운 형상을 줄이겠다는 사람도 봤습니다."

벌침에 완전히 적응한 아저씨도 실버의 환희를 즐기고 있었다. 이와 같이 누구나 벌침 마니아가(벌침에 완전히 적응이 된 사람) 되면 여러 가지로 응용이 가능한 것이 벌침이다. 60대의 아저씨가 얼굴이나 목 부위의 주름을 펴려고 벌침을 즐기는 것을 보고 벌침의 위대함을 또 한 번 느낄 수 있었다. 주름뿐만 아니라 나왔던 똥배와 군더더기 살도 사라진 아저씨였다. 이 모든 것을 공짜로 즐기려면 벌침 마니아가 되어야 한다.

147 _ 독수리

정보화 시대에 살고 있다. 본인이 원하든 원하지 않아도 컴퓨터 자판을 두드리는 것이 일상인 시대이다. 마우스를 손가락으로 클릭하는 것도 마찬가지이다. 결재 판에 보고서나 품의서를 끼우던 시대는 지나갔다. 자판기나 마우스가 없는 세상은 상상하기 어렵게 되었다. 자판기를 독수리 타법으로라도 두드려야 먹고 살고, 마우스를 손가락으로 클릭해야 정보에 접근이 가능하고, 컴퓨터 전자파에 노출되어야 직성이 풀리는 것이 현대인들에게 주어진 여건이다. 이런 여건이 준 선물이 있다. 어깨결림, 목 뻣뻣함, 팔 근육통, 눈 침침, 생리불순, 만성피로, 손가락 감각 무뎌짐 등등 이름도 알 수 없는 각종 질병이 현대인들을 괴롭히고 있다. 원인은 하나 바로 컴퓨터 앞에 앉아야 먹고 사는 현대인들의 숙명이다. 피할 수 없는 여건이라면 그것을 즐겨야 하는데 신체에 피해가 심각하니 고민스러울 뿐이다. 문명의 발달로 인한 편리함과 신체의 피해를 고려하면 어차피 세상은 제로섬인 것이다. 이런 고민을 동시에 해결할 수 있는 것이 있으니 벌침이다. 벌침 마니아가 되어 아시혈(통증이 있는 부위)에 벌침을 즐기면 문제가 풀린다. 팔이 뒤로 돌아가지 않게 되고, 밤마다 어깨 부위의 근육통 때문에 잠을 잘 수 없으며, 오른손 검지 끝마디는 굳은살이 생겨 감각이 무뎌지고, 눈 침침이 심한 사람을 여러 명 보았다. 그들에게 벌침을 가르쳐주니 너무 좋다는 것이다. 눈이 침침하면 눈동자에 벌침을 맞는 것이 아니다. 양백혈(눈썹 위 부위), 사백혈(눈 아래 볼록한 부위), 관자놀이 부위, 신정혈 부위 등에 거울을 보고 벌침을 맞으면 된다. 욕심 부려서 한꺼번에 전부 벌침을 맞으면 곤란하다. 오늘 양백혈이라면 이틀 후에는 사백혈, 그리고 다음에는 관자놀이 등으로 돌아가면서 벌침을 즐기는 것이 좋다. 눈을 제외한 어깨, 손가락, 팔 같은 부위는 아시혈(아픈 부위)에 벌침을 맞으면 본인 스스로 벌침의 위대함을 느끼게 될 것이다. 그런데 벌침은 절차이므로 벌침 적응 훈련을 반드시 해야 한다. 벌침을 신체에 적응하지 않으면 이 모든 것이 그림의 떡일 것이다. 벌침 적응 훈련 비법이 벌침이야기인 것이다.

148 _ 기술

"따르릉"

"부산에 사는 사람입니다. 나이는 56살이고요. 벌침이야기 내용을 따라 벌침 적응 훈련을 하고 있습니다. 벌침을 맞고 벌독이 아까운 생각이 들어 침을 금방 뽑지 않고 늦게 뽑아서 그런지 족삼리혈이 많이 부었습니다. 하루가 다 되어 가는 것 같습니다."

"초보자들은 벌침을 맞고 침을 놓자마자 뽑아야 합니다. 벌침을 맞으면 따갑기 때문에 빨리 뽑게 됩니다. 오른손으로 핀셋을 이용하여 꿀벌을 잡고 벌침을 놓고, 왼손 검지와 엄지손가락으로 침을 바로 뽑으면 아주 편리합니다. 왜냐하면 초보자들이 벌독에 적응이 안 된 상태에서 침을 늦게 뽑으면 갑자기 많은 양의 벌독이 인체에 들어가게 되어 고생을 하게 됩니다. 벌독에 완전히 적응한 사람이라면 늦게 뽑아도 큰 문제가 없지만 훈련 기간에는 무조건 빨리 뽑으셔야 합니다. 벌침을 늦게 뽑으면 벌침 맞은 부위에 좁쌀 같은 화농이 생길 수도 있고, 벌침 맞은 부위가 표시가 나게 되니 늦게 뽑을 이유가 없습니다. 몇몇 사람들은 꿀벌이 아까워서(꿀벌을 돈 주고 사서 맞을 경우) 늦게 뽑는 경향이 있으나 그것은 어리석은 일입니다. 꿀벌은 자연에 넘치고 있습니다. 공짜로 언제든지 구할 수 있는 꿀벌을 왜 아까워해야 합니까? 그리고 벌침을 맞으면 따갑습니다. 미련하게 따가운 것을 참을 필요가 없습니다. 놓자마자 침을 뽑아도 벌침의 짜릿한 맛을 충분히 즐길 수 있으니까요. 특히 노약자들이나 환자들은 따가운 것을 참기가 힘듭니다. 그래서 놓자마자 뽑아야 합니다. 또한 벌독에 적응이 안 되었기 때문에 약하게 벌독을 몸에 주입하는 것이 정석입니다. 그렇지 않으면 쇼크가 있을 수가 있고, 심하면 전신에 두드러기가 날 수 있습니다. 침만 빨리 뽑으면 그런 고생하지 않아도 되는데 꿀벌이 아까운 생각에 고생을 자초하는 것입니다. 벌침 기술자는 침을 빨리 뽑는 기술자입니다. 침을 빨리 뽑는 기술이 있어야 노약자들에게 벌침을 가르쳐줄 수 있거든요. 그런 기술이 없는 사람이 노약자에게 무대뽀로 벌침이 좋으니까 놓아주다가는 큰 낭패를 볼 수 있습니다. 벌침은 욕심내는 것이 아니라는 것을 알고 침을 놓자마자 뽑으세요. 그리고 느긋하게 즐기면 됩니다. 벌침 적응 훈련 초기에 코끼리 다리처럼 퉁퉁 붓는 일이 있다면 부기가 어느 정도 가라앉은 다음에 훈련을 계속하는 것도 좋은 방법입니다. 벌침 몇 방 맞고 벌침에 자신이 생겨 얕잡아 봐서는 절대로 안 됩니다. 순서에 입각해서 절차에 충실하면서 벌침 적응 훈련을 하여 벌침 마니아가 되어야 합니다. 벌침 얕잡아 보다가 무리하여 낭패를 보면 벌침을 멀리할 수도 있으니까요. 이 좋은 벌침을 멀리 해서야 인생을 사는 맛이 있겠습니까? 아무 걱정하시지 마시고 벌침이야기 내용에 충실하게 훈련을 하여 벌침 마니아가 되시기 바랍니다. 초보자가 벌침 맞고 코끼리 다리처럼 퉁퉁 붓는 경우가 있습니다. 아주 자연스런 현상입니다. 뜸을 12시간 이상 뜬다고 생각을 하시면 됩니다. 어려운 말로 명현반응입니다. 벌침에 적응이 되면 그런 일은 없습니다. 그리고 가렵지도 않습니다."

"잘 알았습니다. 고맙습니다."

149 _ 까놓고 얘기 합시다

가끔 만나는 이웃집 아줌마가 오늘 찾아왔다. 걷는 것이 부자연스러운 것을 보니 뭔가 아쉬운 소리를 하러 온 것이 분명했다. 나이는 오십 대 초반으로 남편을 사별하고 홀로 살고 있다.

"아저씨, 요즘 꿀벌 잡을 수 있나요?"

"그럼요, 무궁화꽃에 꿀벌이 많던데요. 왜요?"

"제가 좌골신경통이 왔습니다. 병원 다니면서 침도 맞고 약도 먹고 있습니다. 입원을 하면 좋다고 하던데, 서민들이 아프다고 병원에 누어 있을 수만은 없잖아요. 나가서 일을 해야 먹고 살 것 아닙니까?"

"아줌마, 톡 까놓고 얘기 합시다. 작년 이맘 때 아줌마에게 꿀벌 잡아서 벌침 즐기라고 제가 말씀을 드렸지요. 나이가 중년이 지나면 가진 것이라곤 아플 일밖에 남지 않았다고 하면서 말입니다."

"시간이 없어서요."

"벌침은 시간이 필요한 것이 아닙니다. 일주일에 한 번 정도 잠자리채로 꿀벌 잡으면 서너 번은 벌침을 즐길 수 있거든요. 벌침은 시간이, 돈이, 기술이 필요한 것이 아닙니다. 누구나 쉽게 즐길 수 있는 것입니다. 세상에서 가장 불쌍한 사람은 아픈 사람입니다. 아프면 돈도, 빽도, 자식도 통하지 않습니다. 오늘 제가 벌침 3방 정도 보시할 테니 벌침 맛을 보고 좋으면 스스로 꿀벌 잡아서 즐기세요."

벌침이야기는 수캐가 앉으면 가운데 개 고추가 보이는 것이 당연한 진리라는 것을 깨우친 사람이다. 허리와 다리에 벌침을 3방 보시했다. 아프지 않은 사람이 느끼는 벌침 맛보다 아픈 사람이 느끼는 벌침 맛이 훨씬 더 좋기 때문에 아줌마가 벌침을 즐길 것이라는 확신을 갖고 그렇게 했다. 병원 갈 시간도, 돈도 없는 사람들을 보노라면 마음 한 구석에 언제나 슬픔이 찾아든다. 하지만 더 가슴 아픈 일은 그런 사람들에게 벌침은 공짜이니 꿀벌 잡아서 즐기라고 말을 할 때 별 다른 반응을 대부분은 보이지 않는다는 사실이다. 꿩 잡는 것이 매라는 것을 아직 잘 모르는 민초들이 안타까울 뿐이다. 그러다가 몸이 상당히 망가진 다음에야 안달이 나는 경우를 많이 보았다.

150 _ 폐암 말기

"폐암 말기 환자가 벌침을 맞아도 됩니까?"

"벌침이야기가 그런 상황이라면 무조건 벌침을 맞겠습니다. 그리고 가족 중에 그런 사람이 있다면 벌침을 가르쳐서 벌침 마니아가 되도록 하겠습니다."

오늘 벌침 적응 훈련을 하고 있는 한 젊은이와 대화를 나누면서 주고 받은 내용 중의 하나이다.

"폐암 말기라면 잔여 수명이 길지 않을 것입니다. 이것저것 안 해본 것이 없을 것인데, 그래도 낫지 않고 죽어야 하는 상황이라면 벌침에 대하여 망설일 필요가 없을 것입니다. 벌침은 면역강화 요법입니다. 모든 병은 면역력이 약할 때 발병하는 것이고요. 벌침을 즐기면 면역력이 강하게 되는데 벌침을 맞지 않을 아무런 이유가 없습니다. 0.0001% 라도 자신의 면역력이 세진다면 좋은 것 아닙니까? 벌침 즐기는데 돈이 들어간다면 문제가 달라지지만, 누구나 공짜로 원 없이 즐길 수 있는 벌침에 대하여 머뭇거리는 사람이 있다면 무척 부정적인 성격의 소유자로 볼 수 있습니다. 모든 것을 부정적으로 생활하는 태도는 건강에 매우 불리합니다. 낙천적이고 긍정적인 사람보다는 부정적이고 소극적인 사람이 나쁜 질병에 많이 걸리게 됩니다. 스트레스의 폭격을 매일 받으니 신체가 버틸 수 없기 때문입니다. 벌침에 대하여 부정적인 생각이나 소극적인 태도를 보일 필요가 없습니다. 다만 아프지 않고 오래 살고 싶으면 공짜로 벌침을 즐기라는 것이죠. 그 이상도 그 이하도 아닙니다. 괜히 이리 보고 저리 보고 할 대상이 아니라는 것입니다. 벌침을 즐길 것인가, 말 것인가 둘 중의 하나입니다. 벌침 마니아가 되어 보시면 알지만 벌침에 대하여 부정적인 사람이 있다면, 굳이 벌침 즐기라고 말하지 않습니다. 입이 아프니까요. 아무리 벌침 맞으면 아픈 것이 사라진다고 해도 쇠귀에 경 읽기일 테니까요. 긍정적인 사람이나 적극적인 사람이 벌침을 가르쳐달라고 하면 금방 도움을 줍니다. 하지만 부정적인 사람이나 소극적인 사람이 긴가민가하면서 벌침을 배우겠다고 하면 절대로 가르쳐주지 않습니다. 한복 갈아입고 절을 백 번해도 가르쳐주지 않습니다. 그런 사람에게 이렇게 말합니다. 벌침이야기를 하나님처럼 믿을 수 있다면 벌침 공짜로 가르쳐 줄 것이라고 말입니다. 벌침을 남들에게 가르쳐주면서 입이 무척 아팠습니다. 그래서 벌침이야기가 세상에 태어났습니다. 긍정적, 적극적 사고의 사람들은 벌침이야기의 내용에 따라 벌침 적응 훈련을 마치면 벌침 전문가가 됩니다. 하지만 부정적, 소극적 사고의 사람들은 벌침 입문에 앞서 사고방식을 뜯어고쳐야 합니다. 그래야 벌침 마니아가 쉽게 되니까요. 벌침은 강요가 아닙니다. 하기 싫으면 안하면 됩니다. 그렇지만 건강할 때 벌침 적응 훈련을 마치면 먼 훗날 건강에 이상이 있을 때 벌침을 즐길 수 있거든요."

151 _ 새빨간 거짓말

"아저씨, 누가 그러던데요, 벌침을 즐기면 나중에 어떤 약이든지 약발을 잘 받지 않게 된다고 하던데요. 사실입니까?"
"누가 그런 말을 하는지 알고 있습니다. 벌침에 대하여 음해를 하려는 작자들이 그런 말을 하고 있지요. 일반인들이 벌침을 즐겨 아프지 않게 되는 것을 그 누구보다도 싫어하는 사람들이지요. 왜냐하면 일반인들이 아프지 않게 되면 자신들이 손해를 보게 되니까요. 벌침은 자연물질입니다. 어떤 화학반응으로 인공적으로 만든 물질이 아니라는 것입니다. 사람들이 밥이나 빵을 눈만 뜨면 먹지만 밥이나 빵이 인체에 해로운 작용을 하고 있지 않듯이 벌침 또한 그렇습니다. 인간이 만든 항생제는 자꾸 복용하면 단위가 높아지지만 벌침은 인간이 만든 항생물질이 아닙니다. 긴 말이 필요 없다고 봅니다. 꿀벌을 키우는 사람들은 평생 꿀벌에게 많이 쏘이면서 살지만 오히려 약발도 잘 받고 아프지 않고 건강하게 살게 됩니다. 무병장수하는 사람 중에 양봉인들이 많이 있다는 사실을 알아야 합니다. 벌침을 많이 즐기고 있지만 위에 가스가 찰 경우에 소화제 한 알만 먹어도 속이 금방 풀리게 됩니다. 벌침은 오히려 약발이 더 잘 들게 됩니다. 이유는 혈액순환이 활발하니 약 성분을 더 빨리 흡수할 수 있으니까요. 괜히 벌침을 일반인들이 즐기는 것을 방해하려는 이들이 벌독이 천연항균 물질이라는 것을 알고는 그런 거짓말을 하고 있다고 봅니다. 소, 돼지, 닭을 키우면서 항생제를 많이 먹이는 것이 현실입니다. 그렇지 않으면 가축들이 질병이 들어 죽거나 살이 찌지 않으니까 그러는 것입니다. 그래서 고기에 잔류 항생제가 있으므로 사람들도 항생제를 섭취하게 됩니다. 그것을 방지하려고 가축들도 유기농 같은 농법으로 키우는 사람들이 늘고 있습니다. 소, 돼지, 닭을 키우면서 인공 항생제를 사용하지 않고 벌침을 사용하고 있습니다. 가축 유기농 농법입니다. 벌침으로 키운 소, 돼지, 닭의 고기에는 잔류 항생제가 거의 없을 것입니다. 길게 말할 필요가 있나요. 벌침이 나쁜 것이라면 왜 병원에서 벌침으로 사람들을 치료하고 있습니까? 세상에는 사람들이 아파야만 이득을 보는 사람들이 있습니다. 도둑들이 있어야 먹고 사는 사람들이 있는 것처럼 말입니다. 사람들이 아프면 아플수록 이득이 되는 사람들이 하는 말이 있습니다. 벌침 잘못 맞으면 큰일 난다.(말장난, 모든 것은 잘못하면 큰일 난다, 운전, 결혼, 밥 먹는 것, 수영, 술, 담배, 밤일, 사우나, 공부 등) 벌침은 중독이다. (벌침은 하고 안 하고를 손바닥 뒤집듯이 할 수 있다) 벌침을 맞으면 약발이 통하지 않는다. (벌침을 즐기면 다른 약을 먹을 일도 없지만 오히려 약발이 더 잘 받는다, 혈액순환이 잘되니 약 성분이 몸 전체에 흡수가 잘 된다)"

　벌침이야기가 세상에 나오면서 이상한 변화를 감지할 수 있다. 벌침에 대하여 떳떳하게 장단점을 말하지 않고 뒤에서 입방아를 찧는 사람들이 늘었다는 것이다. 그것도 민초들에게 위와 같은 거짓말을 하여 벌침의 확산을 지연시키려고 하는 것이다. 벌침은 가장 안전한 것이다. 인류 역사와 함께 임상이 완벽하게 이루어졌기 때문이다. 바로 양봉의 역사가 벌침의 역사인 것이다. 꿀벌을 키우면서 수천 년 동안 사람들은 임상을 하였다. 양봉인들이 일반인들보다 질병에 걸리지 않고 오래 살았다는 사실이다. 중풍, 관절염, 고혈압, 신경통, 안면마비, 치매, 심근경색, 류머티스, 암, 당뇨, 각종 염증, 각종 통증, 전립선염 등등 질병이란 질병의 억제에 효과적인 것이 벌침이라는 것이다. 벌침에 대하여 험담하는 이가 있으면 그를 피하는 것이 좋다. 자신이 아프게 되어야만 먹고 사는 사람임에 틀림이 없을 것이다.

152 _ 중독

중독이라는 말이 있다. 어떤 것을 자꾸 즐기다보면 그것 없이는 못 살 것 같은 상태로 되는 것이 중독의 후유증이다. 대표적인 알코올, 담배, 마약류 등이다.

"아저씨 벌침을 자주 즐기면 중독이 된다면서요?"

"사람들은 뱃속에서 세상에 나오면서부터 숨을 쉽니다. 그 때부터 평생 숨을 쉽니다. 숨을 멈추는 것을 죽는 것이라고 합니다. 죽는 것을 '밥숟가락 놓다'는 말로 표현하기도 합니다. 밥을 먹지 않으면 죽는다는 것이죠. 물도 마찬가지입니다. 물을 먹지 않으면 죽습니다. 벌침은 공기, 밥, 물보다도 중독성이 없습니다. 벌침은 아무 때나 맞을 수도 있고 맞고 싶지 않으면 언제든지 맞지 않을 수 있습니다. 공기, 밥, 물과 같은 것은 섭취하다가 멈추면 죽지만 벌침은 그렇지 않습니다. 술, 담배, 마약에 중독되어 고생하시는 분들이 많습니다. 술에 중독되었다면 금주학교에, 담배에 중독되었다면 금연프로그램을, 마약에 중독된 사람은 별도로 재활프로그램을 거쳐야 됩니다. 그래도 끊기 어려운 것들입니다. 벌침은 자유스럽습니다. 하고 안 하고를 쉽게 할 수 있는 것이 벌침입니다. 벌침 마니아들이 벌침을 잠자리채로 잡아서 즐기는 것을 보고는 벌침에 대하여 ㅂ자도 모르는 사람들이 '벌침도 중독이 되는 것이구나!' 하고 소설을 씁니다. 벌침 마니아들이 벌침을 즐기는 것은 벌침을 즐기면 건강이 좋아지는 것을 스스로 느낄 수 있어서 좀 더 건강하게 오래 살고 싶어서 그러는 줄 모르고 말입니다. 아주 나쁜 사람들도 있습니다. 스스로 판단력이 부족한 계층들에게 이런 말을 하는 사람들입니다. 왜냐하면 일반인들이 벌침을 공짜로 스스로 즐긴다면 건강하게 되는 것을 누구보다도 잘 알고 있는 자들일 것입니다. 지옥에 갈 사람들입니다. 남들의 불행이 자신의 행복이라는 사고방식으로 세상을 살아가는 이들이니까요. 이런 말을 하는 이들이 있으면 그들을 멀리 하십시오. 자신의 건강을 노리는 사람입니다. 그래서 자신의 건강악화를 빌미로 이득을 보려는 자이기 때문입니다. 자신을 아프게 기도하는 사람이 있다면 멀리 하는 것이 당연한 것 아닙니까?"

민초들의 소박하고 순박한 마음을(나쁘게 말하면 아는 것이 별로 없어서 귀가 얇은 것) 이용하여 별짓을 다하는 이들이 세상에 있다는 것을 알았다. 벌침은 인류역사와 함께 수천 년 동안 가장 완벽하게 임상실험을 했다. 보통사람들이 꿀벌을 키우면서 그랬다. 아마도 몇 억 명 이상이 임상실험을 했을 것이다. 그러면서 전해 오는 말이 있다. 양봉인들이 성인병, 노인병, 부인병 등과 같은 병으로 고생해서 죽는 일이 거의 없다는 말이다. 만약에 있다면 사쿠라 양봉인이라고 사람들은 말한다. 벌침이야기를 따르면 양봉인들처럼 살 수 있다. 양봉업에 종사하지 않아도 그들처럼 아프지 않고 평생 건강하게 살 수 있다는 것이 벌침이야기가 주장하는 벌침 마니아이다. 물론 벌침은 공짜로 즐기는 것이다.

163 _ 당연한 것을

"갈수록 벌침 맛이 점점 떨어져요."
이런 내용의 메일을 독자들로부터 가끔 받는다. 지극히 당연한 말이다. 벌침을 스스로 즐기는 마니아가 되면 몸 상태가 좋아지니 그런 기분이 드는 것이다. 같은 물 한 컵이라도 목이 마를 때와 그렇지 않을 때 마시는 물맛이 하늘과 땅 차이만큼이나 나듯이 벌침 맛 또한 물맛과 다르지 않다. 벌침을 즐겨서 몸 상태가 좋아진 다음에 벌침을 맞으면 몸이 많이 아플 때보다 벌침 맛이 덜하게 느껴진다. 이런 이치를 잘 모르고 벌침을 즐기다가 벌침 맛이 떨어졌다며 벌침을 대수롭지 않게 여기려는 사람들이 있다. 목이 마르지 않아도 물을 마시듯이 벌침도 벌침 맛이 덜 시원하게 느껴도 가끔씩 즐기는 것이 좋다. 아무튼 벌침 맛이 떨어진다는 것은 상대적으로 자신의 몸 상태가 좋아지고 있다는 것이다. 벌침은 절대로 거짓말을 하지 않는다. 이론적으로 아픈 사람이 벌침을 즐기면 아프지 않게 된다. 아프고 싶어도 아플 수 없게 되는 것이다. 아픈 원인을 일으키는 바이러스나 세균을 죽이고 혈액순환을 원활하게 하는데 아플 사람이 있겠는가? 혈액순환이 활발하게 되는 원리는 혈관팽창 효과와 혈액을 맑게 해주는 청혈작용 때문이다. 같은 심장의 힘으로 혈액을 순환시킬 때, 혈관 단면적이 넓어지고 혈액의 점도(액체의 걸쭉함 정도)를 묽게 만들기 때문에 그냥 혈액순환이 원활하게 된다. 말단 세포와 말초신경까지 신선한 산소와 양분이 충분히 전달되어 면역력이 강하게 되고 노화를 방지하게 되는 것이다. 특히 머리에 벌침을 즐기면 골치 아픔, 스트레스, 기억력 감퇴, 중풍, 치매 같은 뇌혈관성 질환이 예방된다. 신체에서 가장 복잡한 뇌혈관에 위와 같은 원리로 혈액순환이 막힘이 없게 되니 각종 질병이 예방되고, 신경전달 물질이 신체 구석까지 활발하게 전달되어 건강에 자신이 붙게 된다. 벌침이야기는 딸, 아들도 가끔씩 벌침을 놓아준다. 이유는 벌침을 놓아 머리의 혈액순환이 활발해지면 공부를 잘하리라는 확신 때문이다. 뇌 용량은 같은 데 누구는 공부를 잘하고 누구는 공부를 못하고 하는 것은 전적으로 뇌혈관에 얼마나 혈액이 잘 순환하는 정도의 차이일 것이다. 뇌에 신선한 산소와 양분이 활발하게 전달되는데 머리가 잘 돌아가지 않을 리가 없다. 벌침 마니아들에게는 뇌종양 같은 것도 발병하지 않을 것이다.

154 _ 자꾸 어렵게

"아저씨, 이 할머니 발목에 벌침 좀 놓아주세요."
"벌침은 누가 놓아주는 것이 아니라 공짜로 스스로 즐기는 것입니다."
"발목 관절염이 있어서 부항, 침, 사혈도 해봤으나 자꾸 재발이 됩니다. 그런 것을 할 때만 잠시 호전되었다가 얼마 지나니 다시 붓고 아프니 미칠 지경입니다."
"알았어요. 오늘은 제가 벌침 몇 방 서비스해 드릴 테니 벌침이야기의 내용을 따라서 스스로 잠자리채 만들어 꿀벌 잡아서 즐기세요."
이웃 할머니가 발목 관절염이 있어 심하게 부어서 절뚝거리는 할머니를 데리고 왔다. 압박 붕대를 풀어보니 오른쪽 발목 부위가 퉁퉁 부어 있었다.
"할머니, 관절염에 벌침이 특효라는 것을 어디서 들었나요?"
"몇 해 전에 벌침을 놓아주는 곳에서 몇 번 맞았습니다. 그 때 효과를 보고 잊었는데, 다시 재발하여 이렇게 고생하고 있지요."
"관절염을 완치시키려면 염증 유발 균을 다 죽여야 하는데 죽이다가 말은 상태에서 벌침을 중단했거나 아니면 관절염을 일으키는 원인을 제거하지 않아서 재발 된 것 같습니다. 심한 운동이나 아니면 가혹한 조건으로 관절에 무리를 준 것이겠죠. 아니 그 당시 벌침을 맞고 벌침을 접했을 때 집에서 꿀벌 잡아서 스스로 즐기셨다면 이렇게 고생하시지 않을 것 아닙니까?"

"그 아저씨는 꿀벌에서 침을 뽑아서 가느다란 핀셋으로 침을 잡고 살짝 놓더라고요. 벌침은 모두 그렇게 놓는 것인 줄 알고 있으니, 눈도 나빠지고 손도 떨리는 데 어떻게 스스로 벌침 맞을 생각을 하겠어요. 벌침이 어려운 것인 줄로만 알았으니까요."

"벌침의 정석은 싱싱하게 살아 있는 꿀벌을 직접 잡아서 스스로 즐기는 것입니다. 벌침을 뽑거나 얼려서 맞는 것은 변칙 방법이라고 봅니다. 살아 있는 꿀벌을 핀셋으로 잡아서 꽁무니를 피부에 대면 꿀벌이 스스로 침을 놓게 됩니다. 그런 다음 피부에 박힌 꿀벌의 침을 뽑으면 벌침 과정이 완료됩니다. 직침법이라고 합니다. 직침법은 일반인들 누구나 쉽게 즐길 수 있는 벌침 방법입니다. 벌침을 어렵게 민초들에게 설명하여 민초들이 쉽게 따라하지 못하도록 하는 사람들이 있습니다. 벌침은 손가락으로도 즐길 수 있는데 말입니다. 민초들이 벌침을 쉽게 즐기는 것을 좋아하지 않는 사람들이 그런 짓을 합니다. 내일부터 양파 포장용 망으로 잠자리채 만들어 무궁화꽃에 가서 꿀벌 잡아서 하루에 3방씩 즐기세요. 일주일에 2번 정도로요."

벌침은 누구나 쉽게 즐길 수 있는 것이다. 그것을 방해하는 세력이 있다면 사람들이 용서하지 않을 것이다. 가장 싱싱한 벌독을 인체에 섭취해야지 지저분한 벌독(오래되었거나, 죽은 벌의 독)을 함부로 인체에 주사한다면 좋지 않은 것이 불을 보듯 뻔하다. 할머니의 퉁퉁 부은 발목 관절 부위에 싱싱한 꿀벌로 벌침을 3방 놓아드렸다. 다음부터는 벌침을 공짜로 스스로 즐기라고 말해주었다.

155 _ 세력

오랜만에 원행을 했다. 구미에 다녀왔다. 돌잔치가 있어서 그랬다. 남구미나들목으로 들어가서 가까운 공원에서 휴식을 취했다. 인근에 크로바꽃이 피어 있었지만, 꿀벌이 보이지 않았다. 그렇다고 포기하지 않았다. 꽃의 세력이 어느 정도 형성된 곳에는 반드시 꿀벌이 있다는 것을 알고 있기 때문이다. 가뭄에 콩 나듯 한 꽃의 세력으로는 꿀벌을 유인할 수 없다. 조금 떨어진 공원의 잔디밭에 크로바꽃이 제법 세력을 유지하고 있었다. 다가가서 자세히 관찰하니 꿀벌이 열심히 꿀을 모으고 있는 것이 보였다. 검지와 엄지손가락으로 꿀벌의 날개와 등을 살며시 잡아서 아내와 딸의 어깨에 벌침을 놓아 주었다. 벌침에 입문한 초보자들이 알아야 할 것이 있다. 꽃이 피어 있되 반드시 적당한 세력을 형성해야 꿀벌이 날아든다는 사실이다. 듬성듬성 핀 꽃에는 잡벌들이나 가끔씩 보일 것이다. 주식투자를 하는 개미들이 열심히 차트를 분석하여 (일봉, 분봉, 주봉, 월봉, 이동평균선, 거래량, 추세선 등) 급소를 찾는 것도 결국은 세력 등장 및 이탈 여부를 포착하려는 것이다. 세력이 등장해야 떨어진 떡고물이라도 먹을 수 있는 것이다. 마찬가지로 꿀벌도 개미들과 같이 꽃들의 세력을 포착하여 날아든다. 세력도 종류가 있다. 통이 큰 세력과 참새가슴처럼 나약한 세력이다. 통 큰 세력이 등장하면 떨어지는 떡고물도 많지만 참새가슴처럼 나약한 세력이 나타난다면 먹을 것이 별로 없다. 개미들이 세력 등장 및 이탈 여부를 포착하는 실력이 굉장히 높아졌다고 한다. 요즘 세력들이 '세력 노릇하기 힘들다' 는 말을 한다고 한다. 좋은 현상이다. 개미들이 잘 속지 않는다는 얘기이다. 꿀벌들도 꽃의 세력이 적당히 형성되어야만 날아든다. 꿀벌이 주식시장 개미들보다 먼저 세력의 의미를 깨달은 것이다.

156 _ 교통사고

영어에 가정법이 있다. 문법을 열심히 배운 세대이다 보니 아직도 영어의 가정법이 생각난다.

'If I were a bird, I could fly to you.' 라는 문장을 달달 외우면서 가정법을 배웠다. 현재 사실에 반대 되는 것을 가정법으로 말할 때는 과거시제로 표현해야 한다고 영어 선생님이 항상 강조했었다. 학생들이 연애편지를 쓸 때 자주 애용하는 문장이기도 했다. 벌침도 가정법이 있다. 자신의 의지와는 상관없이 불치병, 희귀병, 장애를 가진 사람들이 있다면 벌침을 즐겼으면 좋겠다. 벌침은 면역력을 키워주는 것이기 때문에 그런 사람들이 벌침을 밥 먹듯이 즐기는 벌침 마니아가 되면 좋을 것이다.

'만약 내가 아는 친척 중에 그런 사람이 있다면, 나는 무조건 그를 벌침 마니아로 만들 것이다' 이것이 벌침 가정법이다. 조건이 없다. 무조건이다. 자신의 질병을 치료하는데 0.1%의 도움이라도 된다면 해보는 것이 인간이다. 거창하게 생각할 것이 없다. 이론적으로 벌침을 즐기면 혈액순환이 활발하게 되기 때문에 만병의 원인인 혈액순환 장애를 원천봉쇄하게 되고 이것이 인체 면역력을 키워 질병을 억제하게 될 것이다. 물론 다른 처방을 받으면서 벌침을 즐겨도 된다. 벌침을 그냥 생활화하면 되는 것이다. 교통사고 후유증에 시달리는 사람도 벌침 마니아가 되면 좋다. 교통사고 등으로 신경이 마비되거나, 큰 수술로 몸에 칼을 댄 부위(신경이 잘렸던 부위)를 가진 이들도 벌침을 즐기면 좋다. 벌침을 즐기다 보면 맞으면 맞을수록 점점 더 따가워지는 것을 알 수 있다. 여러 가지 이유로 무뎌졌던 신경조직이 벌침을 즐기면 모세혈관에 혈액순환이 활발하게 되어 신경조직이 되살아나는 것이다. 벌침 가정법을 굳이 사용하지 않으려면 그런 질병을 미리 예방하는 것이 좋다. 그러려면 건강할 때 벌침을 배워 벌침을 스스로 즐기는 벌침 마니아가 되는 것이다.

157 _ 선작과 전립선염

사람들이 살아가는 것이 거기서 거기다. 특별하게 하루에 5끼 먹고 사는 사람 없다는 것이다. 하루 세 끼 정도 먹으면서 자식들 키우며 부모님께 효도하고, 가족들 모두 건강하게 오손 도손 사는 것이 지상 최고의 행복이라고 느끼며 살아가는 것이 일반인들의 바람이다. 그것이 가능하게 하는데 일조하고자 벌침이야기가 태어났다.

"아저씨, 드디어 수치가 정상으로 떨어졌대요. 이제 더 이상 병원에 가지 않아도 된데요. 사타구니 통증도 없어졌고요"

"축하합니다. 벌침은 계속 즐기고 있지요?"

"그럼요. 점심시간이면 잠자리채 갖고 꿀벌을 잡습니다. 아저씨 저 거시기에 벌침 맞아도 되나요?"

"거시기에 실리콘 심었다면서요?"

"오래 전에 그랬는데 다시 빼려고 하니 수술을 다시 해야 할 것 같아서요."

30대 초반의 해병대 출신 사나이로 작년에 허리가 아파서 고생을 한다고 하여 벌침을 가르쳐 주었었다. 허리 아픈 것은 완치가 되었는데 운전을 많이 하는 관계로 전립선염이 발병하여 고생을 하고 있었다. 벌침 이야기의 내용대로 벌침 적응 훈련을 하였고, 특히 전립선염에 좋은 혈자리에 벌침을 집중하여 즐기더니 전립선염이 사라졌다며 기뻐하는 것이다. 그러면서 배 부위를 혈자리를 보여주었다. 관원혈, 중극혈, 곡골혈, 음교혈, 천추혈, 기해혈, 석문혈 등에 벌침 즐긴 흔적이 남아 있다.

"융통성이 그렇게 없습니까?"

"왜요?"

"벌침은 일반 침이 아닙니다. 침보다는 주사에 가까운 것이랍니다. 혈자리를 조금(1~2cm) 벗어나도 문제가 없습니다. 일반인들이 아직도 벌침을 그냥 침과 같다는 고정관념으로 혈 자리의 노예가 되어 벌침 입문에 두려움을 갖고 있지요."

사나이의 천추혈에 선명하게 벌침 즐긴 흔적이 남아 있었다.

"조금씩 벗어나도록 맞으면 그런 흔적이 없잖아요. 벌침의 공차는 조선소에서 배를 만드는 허용오차보다 더 커도 문제가 없습니다. 알겠지요. 벌침이야기를 정독하면 이런 요령을 알 수 있습니다. 오늘은 전립선염 완치 졸업 기념으로 내가 선물을 해줘야겠네요. 벌침을 거시기에 즐기는 일차적인 목적은 오줌발 약함, 전립선염 예방, 정력증강 등이 목적이고 작품 만드는 것은 이차적으로 얻어지는 부수적인 것입니다. 어떤 이들은 작품 빨리 만들려고 벌침을 거시기에 과하게 즐기기도 하는데, 벌침을 너무 과하게 맞으면 술을 많이 마신 것처럼 갑자기 발기가 안 될 수도 있습니다. 그럴 경우 벌침을 몇 주간 쉬면서 사우나도 즐기면서 몸에 축척된 폐독을 배출하면 문제가 풀립니다. 그렇기 때문에 벌침은 욕심 부리는 것이 아닙니다. 뭐든지 적당히 즐겨야 되는 것이 세상일이랍니다."

전립선염에 전과가 있으니 앞으로 벌침 마니아로서의 생활을 하면 좋겠다고 말하면서 사나이 거시기에 벌침을 한 방 놓아주었다.

"주위 사람들이 제 얼굴색이 너무 좋다고 합니다. 상가에 갔는데 친구가 술 따라 주면서 선작이 있었느냐고 말을 하기도 했지요."

아직 젊은 사나이가 어린 애처럼 좋아하는 표정을 짓는 것을 보니 벌침이야기는 행복했다.

158 _ 노랭이

짠돌이들이 많이 보인다. 경기침체기에 짠돌이들이 많이 보이는 것은 당연한 것이다. 수입이 늘어나지 않고 오히려 주는 마당에 지출을 줄이지 않으면 살아남기 힘들 것이다. 품질관리 기법 중에 중점관리 이론이라는 것이 있다. 제품에는 늘 하자가 있기 마련이다. 여러 가지 문제점 중에서 빈도수가 많은 문제부터 풀어나가는 것이 중점관리 이론이다. 100가지 문제점이 있다면 그 중에 상위 5가지 문제를 우선 해결하는 것이다. 문제 발생확률이 1억분의 1 정도 되는 것에 관심을 기울이는 것은 어리석은 짓이기 때문이다. 서민 짠돌이들 유형을 관찰해 보면 중점관리 이론을 모르는 이들이 대다수인 것 같다. 시장에 가서 콩나물 1천원 어치 사면서 입이 아프게 흥정을 해서 100원을 깎고, 붕어빵 사면서 1개 더 얻었다고 만족해하는 사람들이 많다. 시장에서 나는 사람냄새라면 모르겠으나 단지 경제적인 차원에서 물건을 싸게 구입했다고 기뻐하는 사람이라면 짠돌이가 아닌 구두쇠 중의 구두쇠인 노랭이 취급을 받게 될 것이다. 그런데 대부분의 노랭이들 생활습관을 보면 10원 20원 아껴 모아서 결정적인 것에 한 입에 털어먹는 것을 볼 수 있다. 10원 20원 아끼는 것보다 100만원 200만원 나가는 돈을 관리하는 것이 훨씬 중요한 문제인데도 중점관리 기법의 요령을 모르고 10원 20원에 집착하는 것이다. 사람이 살아가면서 가장 중요한 문제는 건강문제이다. 하지만 대부분의 사람들은 (중점관리 이론을 모르는 이들) 닥쳐야 후회를 하면서 없는 돈 있는 돈 다 동원해서 살고 싶다고 발버둥을 친다. 10원 20원 아낀 돈이 아까운 줄도 모른다. 건강해 질 수만 있다면 전세보증금을 빼서라도 문제를 해결하려 할 것이다. 벌침이야기는 그런 짠돌이들에게 이렇게 말하고 싶다.

'평소에 공짜로 벌침을 스스로 즐긴다면 막다른 골목까지 가는 어리석은 행동을 하지 않을 것이다' 벌침이 어렵거나 돈이 많이 들어가는 것이라면 이런 말을 할 필요가 없겠다. 벌침이야기가 세상에 나오면서 벌침은 민초들에게 아주 가깝게 다가갔다. 벌침을 쉽게 말한다면 양봉을 오래 한 사람이 그렇지 않은 사람에 비해 아프지 않고 무병장수하는 경우가 많다는 것에서 힌트를 얻어 양봉을 하지 않은 일반인들도 꿀벌을 잠자리채로 잡아서 벌침을 즐기면 무병장수할 수 있다는 것이다.
　10원 20원 아낄 필요가 없다. 100만원 200만원 아끼는 것이 훨씬 가정에 보탬이 된다. 벌침 마니아가 되면 뭉칫돈으로 나가는 건강유지비를 과감히 절약하게 된다. 돈 들이지 않고 누구나 쉽게 벌침을 즐기면.

159 _ 금쪽

　점심시간에 크로바꽃이 피어 있는 곳으로 잠자리채 들고 꿀벌을 잡으러 나갔다. 하지만 어떤 이가 미리 다녀간 것인지 꿀벌이 보이지 않았다. 괜히 벌침을 이웃들에게 가르쳐준 것이 후회스러웠다. 꿀벌 잡는 것이 이제는 경쟁이 되었다. 가장에게 벌침을 가르쳐주니 자신의 아내, 처제, 부모, 동서까지 벌침을 놓아주는 것이다. 그러다보니 꿀벌의 수요가 많게 되고 꿀벌을 다른 사람보다 빨리 많이 잡아야 하는 입장이 된 것이다. 이와 같이 집안에 벌침 마니아 한 명만 있으면 온 가족 친지들도 벌침 혜택을 보게 되는 것을 많이 보았다. 이것이 벌침의 효능이다. 벌침을 즐기면 스스로 몸이 좋아지는 것을 느끼기 때문에 자신이 사랑하는 가족들에게 적극적으로 벌침을 가르쳐주는 것이다. 누가 시키지 않아도 그렇게 하는 것이다. 저만치 넓은 공터에 망초대꽃이 활짝 피어 있는 것이 보였다. 예상대로 꿀벌이 많이 보였다. 잠자리채로 꿀벌을 50여 마리 잡았다. 돌아오는 길에 벌침 마니아 아줌마 한 명이 크로바꽃에서 꿀벌을 잡고 있었으나 겨우 다섯 마리 정도 잡은 상태였다.
　"내가 꿀벌 많은 곳을 찾았으니 가서 잡으세요. 다른 이들에게는 알리지 말고요. 호호."

"어딘 데요?"

"저기 망초대꽃 핀 공터예요. 혼자만 알고 잡으세요."

"물론이지요."

벌침을 즐기고 잠시 휴식을 취하고 있는데, 며칠 전에 모 방송국의 프로그램에서 꿀벌을 즐기는 부부를 방송으로 보고 자신도 벌침 마니아가 되고 싶다고 했던 아줌마가 찾아왔다. 나이는 40대 초반이다. 운동을 열심히 하는 아줌마인데 다리에 하지 정맥류를 느끼고 있으며, 요통(허리 아픔)과 어깨결림이 있다고 했다.

"아저씨, 몸이 아파서 죽겠어요. 꿀벌 잡은 것 있으면 몇 방만 부탁드릴게요."

"아줌마, 벌침은 누구에게 놓아달라는 것이 아니라 스스로 즐기는 것입니다. 남편에게 꿀벌 잡아서 놓아달라고 하면 되잖아요. 그렇기 때문에 벌침은 부부가 함께 즐겨야 됩니다. 부부 벌침 마니아가 되라는 것입니다. 그러면 서로 혼자서 벌침 즐기기 곤란한 혈자리에 벌침을 놓아줄 수도 있잖아요. 아내에게 남편에게 벌침을 즐기라고 꿀벌 잡아다 주지 않는 부부라면 갈 때까지 간 부부사이라고 봅니다. 사랑하는 배우자가 좋아하는 벌침을 즐길 수 있도록 도와주지 않는다면 남보다 못한 사이 아닐까요."

"남편이 고집불통입니다."

"고집불통 아니라 황소고집이라도 아내가 벌침을 맞고 싶어 하는데 그것을 모른 체 한다는 것은 이해가 되지 않습니다. 자신의 아내 아닙니까. 자신의 자식을 낳아 길러준 사람이고 늙으면 자신을 돌봐줄 배우자인데 말입니다. 저는 아내, 자식, 친척들에게 무조건 벌침을 가르쳐주었습니다. 모두 벌침 마니아가 되었습니다."

"사모님은 결혼을 참 잘했네요. 벌침 놓아주는 남편이니 말입니다. 시아버지께 벌침을 놓아드려야 하는데 며느리보다는 자식이 놓아드리는 것이 불편하지 않을 것인데요. 아무튼 남편이 빨리 벌침 마니아가 되어야 합니다."

"아줌마, 이렇게 해 보세요. 꿀벌을 잡아 핀셋으로 잡고 남편에게 허리에 벌침을 놓아달라고 하는 것입니다. 설마 그것까지 거부하겠어요. 몇 번 그렇게 하다보면 남편이 벌침에 친근감을 느끼고 그러면 자신도 벌침 놓아달라고 할 것입니다. 천리 길도 한 걸음부터 아니겠어요."

찾아온 아줌마가 안타까워서 금쪽보다 더 귀한 꿀벌(땀 흘리면서 잡은)로 벌침을 4방 놓아주었다. 그리고 꿀벌 잡기가 불편하다면 양봉원에 가서 꿀벌 한 통 구입해서 옥상 같은 곳에 놓고 벌침을 즐기면 된다고 알려주었다. 시간이 없다는 핑계를 대지 못하게 하려고.

160 _ 대체의학

검증이라는 말이 유행이다. 검증을 받으면 모든 것이 해결된다는 검증 만능주의 시대인 것처럼 보인다. 검증을 과학적으로 하는 방법이 없을까? 한 개인의 역사를 검증하는 것보다는 그 사람의 유전자를 분석하여 과연 정상적인 사람인지 확실히 했으면 좋겠다. 일부 몰상식한 사람들이 벌침에 대하여 검증도 안 된 대체의학이라고 떠벌리고 있다. 벌침은 대체의학이 아니다. 그냥 벌침이다. 마치 쌀이나 빵을 대체의학이라고 하지 않듯이 그렇다. 쌀이나 빵을 매일 접하고 그것 때문에 사람이 생명을 유지하고 있지만 특별하게 대하지 않는다. 벌침도 쌀이나 빵처럼 확실하게 임상실험이 있었다. 완벽한 검증을 했다는 것이다. 인류가 존재하면서부터 함께 했을 양봉(꿀벌을 키움)이 그것이다. 역사시대 이전부터 있었을 양봉을 하면서 인간들은 벌에게 쏘였을 것이다. 벌에게 쏘이는 것이 양봉인들의 일상이다. 그렇게 많이 벌에게 쏘인 양봉인들이지만 오히려 비양봉인들보다 더 질병에 걸리지 않고 오래 살았다는 것이다. 고혈압, 중풍, 뇌졸중, 신경통, 관절염, 디스크, 통풍, 편두통, 만성두통, 피부질환, 치매, 발기부전, 류머티스, 암, 심장병 등 노화와 함께 찾아오는 질병들이 그들에게 발견되는 경우가 거의 없다는 것이다. 벌침처럼 확실하게 검증되고 임상실험된 것이 없다. 실험용 쥐나 원숭이로 임상 실험한 것이 아니다. 보통의 사람들이 수천 년 동안 살아있는 임상을 한 것이다. 마치 쌀과 빵을 먹듯이 벌침도 인류와 함께 한 것이다. 벌침에 대하여 검증 운운하는 사람이 있다면 무식의 극치인 사람이라고 여기고 멀리 하는 것이 득이 될 것이다. 상식도 모르는 사람일 것이다. 양봉인들처럼 벌침을 생활화하면서 인체의 면역력을 키워 각종 질병의 공격을 막아내자는 것이 벌침이야기가 주장하는 내용이다. 그러면 아프지 않고 살다가 갈 수 있지 않을까?

161 _ 벌침이야기방

인간은 불과 수백 년 전까지만 해도 완전히 틀린 것을 신처럼 믿고 있었다. 지구가 공전하는 것을 하늘이 돌고 있다고 믿었던 것이다. 백여 년 전에 이제마 선생이 사람의 체질에 따른 질병 치료 방법을 주장했을 때, 많은 사람들이 그에게 손가락질하며 비웃었다. 심지어 체질 분별을 위해서 아낙네들에게 옷을 벗어보라고 한 것을 갖고 성희롱이라고 주장하기도 했다. 머지않은 미래에 도심의 거리에 등장할 것이 있다. '벌침이야기방' 이 그것이다. 꿀벌 잡기가 힘든 도심의 사람들이 언제나 쉽게 벌침을 스스로 즐길 수 있도록 만들어진 방이 '벌침이야기방' 이다. 요즘은 선술집, 다방, 호프집, 노래방, 인형방, 비디오방, PC방 같은 것이 도심 간판의 숲을 이루고 있다. 미래에는 '벌침이야기방' 도 합류하게 될 것이다. '벌침이야기방' 은 꿀벌 값만 내고 누구나 쉽게 벌침을 스스로 즐길 수 있게 꾸민 것이다. 꿀벌 값에 상당하는 비용은 아마도 커피 한 잔 값보다 적을 것이다. 출퇴근길에 잠깐 들러 스스로 벌침 몇 방 즐기는 풍경이 눈에 익게 될 것이다. 그런데 술집에 들러 술을 마시려면 성인인증이 필요하다. 하지만 '벌침이야기방' 에 출입하려면 주민등록증 같은 신분증이 필요한 것이 아니라, 그것보다 더 중요한 벌침 마니아 자격증이 있어야 할 것이다. 벌침 마니아 자격증은 스스로 취득하는 것이다. 자신의 신체를 벌침 적응 훈련을 하여 벌침을 밥 먹듯이 스스로 즐기는 사람을 벌침 마니아라 한다. 벌침 마니아가 되려면 벌침 이야기를 따르면 누구나 쉽게 될 수 있다. 뉴욕, 서울, 부산, 상하이, 베이징, 모스크바, 평양, 자카르타, 파리, 런던, 베를린, 부에노스아이레스, 월스트리트, 여의도, 브라질리아, 라스베가스, 워싱턴, 나고야, 아카사까, 대구, 광주, 마드리드, 카이로, 케이프타운, 이스탄불, 첸나이, 뉴델리, 뭄바이 등등 이런 도시에 '벌침이야기방' 이 들어설 날이 올 것이다.

162 _ 궁합과 사주팔자

벌침 마니아에 입문한 지 얼마 되지 않은 사람들에게서 종종 듣는 말이 '꿀벌이 자꾸 죽고 있다' 는 것이다. 아직 꿀벌 잡는 것이 서툰 그들이 이렇게 말하는 것이 무리는 아니다. 꿀벌의 수명이 그렇게 긴 것이 아니다. 1~3달 정도라고 한다. 열심히 일한 꿀벌은 빨리 죽고 그렇지 않은 꿀벌은 조금 더 수명을 연장하는 것이다. 그래야 몇 달이다. 사람들이 꿀벌을 키우면서 꿀을 빼앗으니 안달이 난 꿀벌은 더 열심히 일을 하게 되고 그래서 오래 살지 못한다고 믿고 있다. 궁합이라는 것이 있다. 어떤 조직에 조직원이 되었을 때 이상하게 자신과 맞지 않은 사람이 있다. 바로 그 사람이 자신과 궁합이 맞지 않은 사람이다. 궁합이 맞지 않는다고 상대방을 어찌 할 수 없는 것이 현실이다. 꾹 참고 아니면 그 사람과 잘 어울리려고 노력을 하여 무난하게 살아가는 것이 현실적인 방법이다. 그렇지만 그런 노력에도 불구하고 여전히 그 사람과 어울리는 것이 스트레스라면 근본적으로 문제를 풀어야 오래 살 수 있다. 그가 사라지든지 아니면 내가 떠나든지 해야 한다. 물건 싫은 것은 내다버리면 그만이지만 사람 싫은 것은 그렇게 할 수 없다. 절이 싫으면 중이 떠나야 하는 것이 일반적인 처방이지만 요즘은 절을 헐어버리는 경우도 종종 있다. 어느 것을 선택하든지 그것은 오로지 자신의 판단이다. 조상들은 그래서 궁합이라는 것을 애용했다. 사람마다 사주(태어난 연, 월, 일, 시)를 적용하여 동물들의 특성으로 궁합을 만들었다. 띠궁합, 속궁합, 겉궁합, 월궁합, 일궁합, 시궁합 등을 적용하면서 만에 하나 있을 지도 모를 사람과 사람 사이의 갈등을 미연에 방지하려고 한 것이다. 예를 들어 호랑이 띠인 아내와 토끼 띠인 남편이 살면 남편이 아내에게 잡혀

살게 된다고 궁합을 풀이했다. 띠만 문제 되는 것이 아니라 월, 일, 시 궁합도 서로 맞춰 보았다. 꿀벌도 궁합이 있다. 서로 다른 꿀벌통에서 태어난 꿀벌을 같은 통(곤충 채집용 플라스틱 통)에 함께 넣어 두면 궁합이 맞지 않으므로 서로 죽을 때까지 싸우게 된다. 몸에 지니고 있는 체취가 다르니 죽기 살기로 싸우는 것이다. 사람들도 흑인과 백인, 황인종이 있듯이, 같은 꿀벌이지만 약간의 유전적 차이가 있는 꿀벌들이 있다. 그들을 좁은 꿀벌통에 집어 놓으니 죽을 때까지 치고 박고 싸우게 되고 결국 약한 꿀벌은 죽게 되는 것이다. 가능하면 꿀벌의 궁합을 맞추는 것이 좋다. 때와 장소로 그렇게 하면 된다. 같은 시간대에 같은 장소에서 잡은 꿀벌을 한 통에 넣어두는 것이다. 그러면 대충 꿀벌들의 궁합을 맞추게 될 것이다. 그러면 꿀벌들이 자꾸 죽는다는 말을 덜 하게 될 것이다. 보기 싫은 사람(궁합이 맞지 않은 사람)과 사는 것은 사는 것이 아니다. 지옥이다. 그런 지옥에 살다보니 수명이 단축되는 것이다. 가능하면 궁합이 맞는 사람과 한 지붕 밑에서 사는 것이 좋겠다. 아니면 사주팔자를 바꿔야 하는데, 사주팔자를 바꾸려면 죽었다가 다시 태어나야 하니 어려운 문제이다. 그런데 사주팔자를 죽었다가 다시 태어나지 않고 바꾸는 비법이 있으니 적선을 많이 하는 것이다. 착한 일을 많이 하려는데 어떤 것이 착한 일인지 찾기가 어렵다. 쉬운 비법이 있으니 벌침 마니아가 되어 가족들 아픈 것을 아프지 않게 해 주는 것이 가장 큰 적선이라고 믿는다. 벌침 마니아가 되면 적선을 할 기회가 많이 있다. 벌침이야기를 따르면 사주팔자도 바꿀 수 있는 벌침 마니아가 될 수 있다.

163 _ 댓길이

저녁에 60대 말의 벌침 마니아 2년차인 아저씨를 만났다. 아저씨는 60대 초반의 아내와 둘이서 살고 있다.

"아저씨, 아랫배가 조금 들어갔는데요. 벌침을 많이 즐기시나보죠. 과하지 않게 적당히 즐기셔야 됩니다. 꿀벌 잡기 좋은 계절이라고 욕심 부리지 말고요."

"예, 적당히 즐기고 있답니다. 아내와 함께 말이에요. 새벽에 온도가 높을 때 인근 학교 운동장에 운동하러 나갔는데 이름 모를 나무에 꽃이 피었더라고요. 거기에 꿀벌이 날아와 있어서 몇 마리 잡아 벌침을 맞기도 했습니다."

"벌침 마니아 경력 2년 쌓은 기분이 어때요?"

"컴퓨터를 많이 사용해서 눈 침침 하던 것이 많이 좋아졌고요. 손가락 마디 아픈 것과 무좀은 완전히 사라졌습니다. 늘 피곤했는데 이제는 그렇질 않네요. 물론 똥배도 많이 들어갔고요. 골치 아픈 것이 사라진 기분입니다. 무엇보다도 고추에 벌침을 즐기고부터는 오줌발이 세졌고, 고추가 발기가 잘 되며, 발기 지속 시간이 길어졌습니다. 전에는 발기가 되어도 얼마 지나지 않아서 고개를 숙였는데, 벌침 서너 방 고추에 맞으면 그날은 거시기가 스멀거려서 이상한 생각이 들기도 합니다. 이제 작품이 만들어지고 있습니다. 고추에 벌침 맞은 것이 몇 달 되었으니까요. 그리고 전에는 사정하는 것이 하는 둥 마는 둥 시시했는데 요즘은 확실히 느끼게 되더라고요. 사정하는 힘이 세졌다는 것입니다. 정자 량도 늘었고요. 아내와 함께 벌침 즐기다가 거시기에 벌침을 맞는다고 하면 아내의 얼굴 표정이 밝게 변하더라고요."

"그럴 것입니다. 고추에 벌침을 즐기면 정자 생산력이 높아질 것입니다. 이유는 고환에 혈기가 왕성하게 되니 그럴 것이며, 전립선염 같은 것을 예방하니 그렇습니다. 노화와 세균으로 인해 약해진 남성 기능이 벌침을 즐기면서 활발하게 된다는 뜻입니다."

"아무튼 벌침 늦게 배운 것이 늘 아쉽습니다. 벌침을 거시기에 즐기는 것이 '댓길이' 입니다. 뭐라고 달리 표현할 말이 생각이 안 납니다."

아저씨는 언제나 벌침 늦게 배운 것을 안타까워했다. 벌침 마니아가 되면 누구나 그런 후회를 하게 된다. 아저씨에게서 중학교 시절 즐겨 쓰던 '댓길이' 라는 말을 오늘 들었다. 아저씨가 벌침이 좋긴 좋은 가보다.

164 _ 뱀과 벌침

어린 시절 개구리, 뱀 같은 것을 많이 잡아먹었다. 작대기 들고 논두렁, 밭두렁, 연못가로 다니면서 개구리, 뱀을 잡아서 구어 먹었다. 뱀은 껍질을 벗기어 불에 구어 소금 찍어 먹었고, 개구리는 하반신만 잘라 역시 껍질을 벗기어 불에 굽거나 삶아서 먹었다. 요즘은 개구리, 뱀 같은 보호동물을 먹으면 불법행위가 되어 징역이나 벌금을 많이 물게 되니 격세지감을 느낀다. 뱀을 잡아먹는 것이 불법이 아닐 때 정력이나 기가 약한 사람들은 알게 모르게 비싼 돈 내고 뱀탕을 즐겼었다. 뱀탕을 끓일 때 효능을 극대화하기 위한 비법이 있었다. 우선 독사(독을 지니고 있는 뱀)를 질그릇 항아리에 넣고 회초리를 준비했다. 그런 다음 회초리로 뱀의 머리를 툭툭 치면서 약을 올렸다. 그러면 뱀은 약이 올라서 아주 많은 독을 독주머니에서 만들었다. 이렇게 하여 독을 많이 만든 뱀으로 뱀탕을 끓였던 것이다. 뱀탕을 먹으면 뱀의 독이 몸 안에 들어가기 때문에 혈액순환이 활발하게 되어 얼굴이 금방 화끈거리고 몸이 개운하다는 느낌이 든다. 사람들이 몸에 좋다고 하는 약초들도 대부분 독성분이 있는 것이다. 다만 그 독성분을 치명적이지 않게 복용하면 혈기가 잘 돌아 기운이 솟는 것이다. 벌침도 마찬가지이다. 벌독이 인체에 들어가면 혈액순환을 활발하게 하여 면역력이 세지고 각종 세균을 죽이게 된다. 벌침을 잘 모르는 사람들은 벌침을 침 기능에 중점을 둔다. 벌침은 벌독 주사 기능이 대부분이다. 꿀벌의 침이 피부에 들어가는 깊이는 일반 침에 비하여 새 발의 피라 할 수 있다. 벌침은 기경팔맥 같은 어려운 용어를 사용하는 것이 아니다. 벌침은 일반인들이 돈 들이지 않고 벌독을 몸에 주입할 수 있는 비방인 것이다. 치사량 관리가 가능한 것이 벌침의 최대 장점이다. 뱀독이 인체에 좋지만 섭취 방법이 어려웠다.(탕, 구이) 복어 해장국을 먹으면 속이 시원한 기분이 든다. 이 역시 복어의 실핏줄에 미세하게 남아 있던 복어 독이 인체에 들어왔기 때문이다. 복어의 독은 너무 강하기 때문에 기술자가 복어를 손질한 후에 해장국을 먹어야 한다. 간혹 복국 먹고 사망한 일들도 있었다.

165 _ 불확실성

불확실성이라는 말이 있다. 한 치 앞을 알 수 없는 것이 세상일이다. 돌다리도 두들겨 보고 건넌다는 말도 있다. 그런데 불확실성에 사람들은 광분을 한다. 노름, 주식, 복권 등 모든 것이 불확실하지만 쪼는 맛을 즐기는 것이다. 스릴이 있어서 그러는 것이다. 돈이나 물질 같은 것을 걸고 스릴을 맛보는 것은 용서할 수 있으나, 자신의 목숨을 걸고 그런 짓을 한다면 미친 사람이라고 하겠다. 벌침은 양봉(꿀벌)으로 즐기는 것이 원칙이다. 양봉을 구할 수 없으면 토봉(토종 꿀벌)도 가능하겠다. 이유는 양봉과 토봉은 인간이 수천 년 동안 꿀을 얻기 위해 키워온 벌들이다. 벌을 키우면서 자연스럽게 벌침 임상실험이 이루어졌다. 살아있는 벌로 신체에 직접 벌침 임상실험을 많이 했으니 안전하기 때문이다. 그리고 꿀벌의 독성분 분석을 한 결과 신체에 해로운 것이 거의 없다는 것이 밝혀졌다. 하지만 땡벌, 잡벌, 왕벌 같은 벌은 인간이 키우지 않았기 때문에 불확실하다. 혹시라도 신체에 불리한 성분을 지니고 있는지 모른다는 얘기이다. 이 벌 저 벌 아무 벌로 벌침을 즐기고 싶어 하는 사람이 있다면 자신의 목숨을 걸고 불확실성에 도전하는 꼴이니 미친 사람 소리를 들을 수 있다. 꿀벌로 벌침 즐기면 되는데 굳이 잡벌, 땡벌, 왕벌 같은 벌로 벌침을 맞으려는 것은 목숨을 건 도박과 다름이 없다. 벌침은 살아있는 꿀벌로 잠자리체로 잡아서 즐기는 것이 가장 신선하고 안전한 방법이다. 벌침이야기가 벌침을 공짜로 즐기는 비법을 가르쳐 줄 것이다. 거시기 작품까지 만드는 비법도 공개되어 있다.

166 _ 남자가 생각나다

오늘 벌침을 즐겼다. 점심시간에 크로바꽃이 핀 곳에 가서 꿀벌을 80

여 마리 잡았다. 머리, 다리, 배, 팔, 어깨, 고추 등에 몇 방씩 맞으니 27방이나 즐기게 되었다. 이렇게 벌침을 많이 즐겨도 되는 것은 벌침에 완전히 적응을 했기 때문에 가능하다. 벌침 경력 3년차 미만인 경우의 사람들은 절대로 벌침을 많이 즐기면 낭패를 보게 되니 벌침이야기에 있는 벌침 적응 훈련 프로그램을 반복하면 좋다. 벌침을 즐기고 있는데 벌침 마니아 경력 3년차인 40대 아줌마가 왔다. 항상 잠자리채(양파 포장용 망과 옷걸이 철사를 이용하여 만든 것)와 핀셋을 가지고 다닌다. 아르바이트를 마치고 퇴근길에 꿀벌을 필요한 만큼 잡아서 나를 찾아온 것이다. 머리, 허리, 어깨에 벌침을 몇 방 놓아주고는 이런 얘기 저런 얘기를 나누었다.

"아저씨, 함께 아르바이트를 하는 60대 초반의 할머니 한 분이 있는데, 작년에 허리디스크와 무릎관절염을 앓고 있다고 하여 꿀벌을 몇 방 놓아드렸더니 스스로 꿀벌을 잡아서 벌침을 즐기는 벌침 마니아가 되었지요. 할머니가 배꼽 아래 부위에 있는 혈자리에 벌침을 즐기시더니 화장실에서 오줌을 눌 때 소리가 너무 커서 신경이 쓰인다고 말씀을 하더라고요."

"그럴 수 있습니다. 방광에 혈기가 왕성하게 되고, 혹시 있을 수도 있는 방광염 유발 균을 모두 죽이니 시원하게 오줌을 누게 된 것입니다."

"그렇군요. 그런데 요즘은 할머니가 배 부위 혈자리에 벌침을 맞지 않는다고 그래요. 이유는 벌침을 배꼽 아래에 즐기시니 남자 생각이 난다는 것입니다."

"남자 생각이 난다는 것은 여성으로서 당연한 것인데 왜 벌침을 배꼽 아래에 맞지 않는다는 것입니까?"

"바깥양반이 전립선염으로 인하여 수술을 받고 발기가 되지 않는다는 것입니다. 남편이 성 불능 상태인데 할머니가 남자 생각이 난들 무슨 소용이 있겠냐는 거죠. 괜히 마음만 아프니 남자 생각나지 않게 배꼽 아래 부위의 혈자리에 벌침을 맞지 않는다는 것이죠."

"할아버지도 일찍 벌침을 배웠더라면 전립선염으로 수술 받는 일은 없었을 것인데 안타까울 뿐입니다. 남자들은 누구나 전립선염이 발병할 수 있습니다. 특히 의자에 오래 앉아서 일하는 분들이나, 많은 여자들과 성관계를 한 사람이거나, 사정을 너무 하지 않아도 발병이 잘 됩니다. 또한 서구화된 식생활과 스트레스로 인한 면역력 저하로 인하여 전립선 질환이 많이 발병하고 있답니다. 아줌마도 빨리 아저씨에게 벌침 배워서 거시기에 벌침 즐기라고 하세요."

벌침은 빠르면 빠를수록 좋다. '버스 지나간 뒤에 손들면 택시가 선다'는 말이 있다. 버스비만 갖고 있는데 택시가 선들 무슨 소용 있겠나. 건강도 마찬가지이다. 조금이라도 건강할 때 미리 챙겨야지 이미 망가진 뒤에 허겁지겁 설쳐댄들 아무 소용이 없다. 벌침이야기가 세상에 나오기 전에는 벌침을 배우는 것이 하늘에 별 달기만큼 어려웠으나 (돈과 시간이 많이 들었음), 이제는 벌침이야기와 함께라면 누구나 쉽게 벌침 마니아가 될 수 있으니 관심만 있으면 된다. 공짜로 벌침을 즐기는 비법이 세상에 공개되었다.

167 _ 고수

인간관계를 하다보면 상대방에 대한 나름대로 평가를 하게 된다. 난

이도가 높은 사람, 난이도가 낮은 사람, 난이도를 적용할 수 없는 사람, 신선 같은 사람, 인간 속물, 의심쟁이, 바람둥이, 거짓말쟁이, 인간적인 사람, 짐승 같은 사람, 물새 똥구멍 같은 사람, 촉새 같은 사람, 깡통 같은 사람 등 평가 내용이 가지각색이다. 벌침을 사람들에게 가르쳐주면서 사람들을 세 가지 부류로 나누어 보았다.

먼저 고수인 사람의 경우이다.

왜 사람들이 꿀벌을 직접 잡아서 벌침을 즐기는 것일까? '아마도 뭔가 좋은 것이 있으니까 그럴 것이다. 벌침은 공짜인데 밑져야 본전이다. 벌침에 대한 자료를 인터넷이나 책자 등을 통해서 적극적으로 수집해야겠다. 건강이라는 것은 누구도 책임져주지 않고 오로지 자신의 책임이다. 늙어서 자식에게 짐이 되지 않겠다. 당장 벌침 적응 훈련을 해봐야겠다. 거시기에 벌침을 맞으면 정말로 오줌발이 세지고 정력이 좋아질 것이다. 벌침은 가장 많이 확실히 검증된 것이다. 인류 역사와 함께 양봉이 있었다. 양봉을 하면서 사람들은 꿀벌에 많이 쏘인다. 양봉인들은 고혈압, 중풍, 뇌경색 같은 질병이 거의 없다. 장수하는 사람들 중에 직업이 양봉인이 많다. 이와 같이 벌침은 쥐나 원숭이로 임상한 것이 아니라 사람이 직접 임상한 것이다' 이런 긍정적인 사고를 갖고 벌침에 적극적으로 접근하는 사람이 고수라고 본다.

또한 중수인 사람의 경우를 보자.

벌침을 아는 사람들이 실제로 즐기는 것을 눈으로 보고도 좀 더 기다리는 사람이다. 혹시나 하면서 역시를 기대하는 부류이다. 그러면서 세월이 가는 줄을 모른다. 사람은 태어나면서부터 아플 운명을 갖고 있다는 사실을 망각하고 사는 것이다. 이것도 아니고 저것도 아니며 재다가 몸이 아프게 돼서야 마지못해 벌침을 시도하려는 사람이 중수인 사람이다.

그리고 하수인 사람의 경우이다.

벌침 잘못 맞으면 큰일 난다는 말장난에 놀아나는 사람이다. 세상에 잘못하는데 큰일 나지 않는 것은 없다.(운전, 결혼, 등산, 수영, 스키, 여행, 결혼, 밤일 등 사람들이 매일 접하는 모든 일상사들이 잘못하면 큰일이 난다) 그래서 모든 것을 잘하면 문제가 없다는 사실을 망각하고 사는 사람들이 하수이다. 이런 하수인 사람들은 건강이 망가져 죽음으로 가는데도, 그래서 돈 잃고 몸 잃는데도, '잘못하면 큰일 난다'는 말장난을 성경말씀보다 더 소중히 간직하며 살아갈 것이다. 또한 벌침을 즐기는데 돈이 들어가는 것은 아닐까? 하고 노랭이 같은 믿음을 갖고 살아가는 것이 하수들의 현주소이다.

168 _ 선분홍색의 피

고추에 벌침을 맞다 보면 가끔씩 벌침을 꽂아 놓았던 곳에서 피가 조금 나오는 경우가 있다. 꿀벌의 침이 작은 혈관을 건드린 것이다. 종종 일어나는 것으로 크게 신경 쓸 필요는 없다. 고추와 머리는 혈관이 많기 때문에 그럴 경우가 발생하는 것이다. 피의 색깔이 너무 맑고 선분홍색이다. 벌독이 들어간 부위에서 나오는 피라서 그렇다. 벌독 성분이 걸쭉하고 혼탁한 피를 맑게 해주는 역할을 한다는 것이 사실인 것을 알 수 있다. 어려운 말로 청혈작용이라는 것이다. 그리고 벌침을 맞으면 붓는다. 붓는다는 것은 혈관단면적의 확대를 가져온다. 피가 잘 흐르도록 길에 아스팔트를 깔아주는 것이다. 흐르는 유체의 양은 흐르는 관의 단면적에 비례하는 것이 자연의 법칙이다. 공학적으로 증명되었다. 종합병원의 응급실에 가보면 뇌출혈, 뇌경색, 심근경색, 중풍 같은 말만 들어도 무시무시한 질병에 걸려 실려 오는 환자들이 많은 것을 알 수 있다. 모두가 신체의 특정부위에 혈액순환이 원활하지 않아서 오는 질병이다. 뇌혈관이 막히거나 터지는 경우, 심장의 혈관이 막힌 경우인 것이다. 관절염이나 류머티스 역시 연골부위에 혈액순환이 이루어지지 않아서 오는 질병이다. 누차 강조하지만 모든 질병은 혈액순환 장애가 원인이다. 혈액순환이 원활하지 않으면 인체 면역력이 약해지고 말단 세포에 산소공급이 잘 되지 않으니 세포가 죽어가는 것이다. 사람이 살아가는데 가장 중요한 혈액순환 개선에 최고의 효과가 있는 것이 벌침을 스스로 즐기는 벌침 마니아가 되는 것이다. 덤으로 벌독은 아주 강력한 천연항균 물질(페니실린의 1,000배 이상)이므로 신체에 침입한 지저분한 세균이나 바이러스를 퇴치시킨다. 뉴스를 보면 유명인들이 격무와 스트레스로 인하여 중병에 걸렸다는 소식을 종종 접한다. 분명한 것은 그런 힘든 생활을 하면서도 벌침 마니아가 되었다면 질병으로 고생하는 일은 없었을 것이다. 건강을 잃으면 전부를 잃는 것이다. 벌침은 돈 들이지 않고 스스로 즐길 수 있다. 고추에 벌침을 맞는다고 하니 무조건 절차도 공부하지 않고 맞으려는 사람이 있을 지도 모르겠다. 그러면 안 되는 것이 벌침이다. 절차를 무시하면 세상일은 꼬이게 되고 낭패를 보게 된다.

169 _ 비밀 장소

"벌침 좀 놓아주세요. 꿀벌 잡아 왔으니까요."
"날씨도 더운데 어디서 이렇게 꿀벌을 많이 잡아 오셨나요?"
"벌침 놓아주시면 꿀벌 잡기 쉬운 비밀 장소를 알려드리지요."
"알았어요."

이웃집 아줌마가 꿀벌을 잠자리채로 제법 많이 잡아왔다. 머리, 허리, 목, 어깨는 벌침을 스스로 즐기기가 어려우니 언제나 벌침을 맞고 싶으면 꿀벌을 잡아서 벌침이야기에게 협조를 요청하는 것이다. 벌침 마니아 3년차로 아줌마는 벌침을 꾸준히 즐기고 있다. 머리의 백회혈, 신정혈, 양백혈, 목의 천주혈, 어깨의 견정혈과 허리의 아시혈에 벌침을 놓아주었다. 10방을 놓아준 것이다. 아줌마는 스트레스를 받으면(신경을 쓰면) 눈 밑의 피부가 제 멋대로 떨리며, 허리에 신경통이 조금 있는 것 같은 기분이고, 편두통과 어지러움으로 벌침을 즐기기 전에 고생을 했었다.

"아저씨, 다리와 팔, 배 부위는 혼자서 벌침을 맞았어요. 24방정도요. 그럼 오늘 34방이나 맞았네요."
"꿀벌에 원수진 것도 아닌데 왜 그렇게 많이 벌침을 맞아요. 하루에

10방정도로 2~3일에 한 번 정도 즐기면 좋다고 했잖아요."
"비가 올 것 같아서요. 며칠 간 벌침을 맞지 못했거든요."
"그래도 그렇지 벌침은 욕심 부리는 것이 아닙니다."
"알았어요. 제가 오늘 꿀벌 잡은 비밀 장소를 알려드릴 게요. 얼마 전에 크로바꽃을 베어 버린 곳에 크로바꽃이 다시 피었더라고요. 그곳에 꿀벌이 많더라고요. 통닭집 사장님에게는 알려주시면 안 됩니다. 그 아저씨는 부인, 처형과 함께 벌침을 즐기니 꿀벌을 오토바이를 타고 다니면서 잡더라고요. 괜히 알면 우리가 꿀벌 잡기가 힘들어질 것이니까요."
"내가 비밀로 하지요. 흐흐."
아줌마가 잡아온 꿀벌이 많아서 나머지는 벌침이야기가 10여방 맞았다. 목의 아문혈, 팔의 주료혈, 수삼리혈, 다리의 곡천혈, 족삼리혈, 배의 관원혈에 벌침을 즐겼다. 떡 본 김에 제사를 지낸 것이다. 아줌마는 벌침을 너무 많이 즐기는 것 같다. 건강하게 오래 살고 싶은 그 마음이야 대견스럽지만 뭐든지 과하면 모자람만 못한 것이다.

170 _ 막걸리

사람들은 행동을 함에 있어 상반된 행동을 하는 경우가 많이 있다. '어려운 말 콤플렉스' 가 대표적인 경우라고 본다. 자신이 남에게 어떤 설명을 들을 입장이면 쉬운 말로 설명을 듣는 것을 좋아하고, 남에게 자신이 설명을 할 입장이면 어려운 말로 하려는 것이 바로 '어려운 말 콤플렉스'이다. 말이란 것이 의사소통이 우선이지 어려운 말을 사용하여 의미전달이 제대로 되지 않으면 말이 아니라 막걸리라 하겠다. 어떤 영화에서 조폭들의 대화중에 '말이여 막걸리여!' 라는 대사를 들은 적이 있다. 의미 있는 대사였다. 굳이 어려운 말로 상대방의 눈높이는 배려하지 않고 말을 하려는 것을 꼬집은 대사라고 본다. 말하는 사람의 책임도 크지만 말을 듣는 보통 사람들의 책임이 더 크다고 믿는다. '어려운 말 콤플렉스'가 생겨난 것은 말을 듣는 입장에 있는 보통 사람들의 사고방식이 낡았기 때문이다. 대화를 하면서 어려운 말, 영어, 한자어, 일본어, 프랑스어, 독일어, 스페인어, 태국어 등의 외국어 단어를 한두 개 섞어 쓰는 이가 있다면 우러러보는 버릇이 있는 것이 문제의 본질이다. 예를 들어 '피해(손해)를 보았다' 는 것을 '데메지(damage)를 입었다'고 말을 하는 이가 있다면 보통 사람들은 그렇게 말하는 이를 더 우러러보려고 한다.(사실은 더 빈 깡통인데) 바로 '어려운 말 콤플렉스'에 걸린 사람들이다. 벌침이야기는 보통 사람들이 한글만 깨우쳤다면 누구나 쉽게 벌침을 공짜로 즐길 수 있게 쉬운 말로 문어체보다는 구어체(보통 사람들의 말)를 사용하고 있다. 이것이 벌침이야기의 묘미이다. 어려운 말 콤플렉스를 완전히 제거한 것이다. 말이여 막걸리여! 여러 가지 건강 관련 자료들을 보았으나 모두 논문 수준으로 되어 있어서 보통 사람들이 그것을 따라 하기가 하늘에 별 달기보다 더 어려운 현실이 안타깝다.

171 _ 물리 화학치료

이빨을 닦을 때 치약을 칫솔에 발라서 닦는다. 어릴 때 치약은 가루 형태였다. 그러던 것이 언젠가부터 요즘 같은 형태로 변했다. 치약이 없을 땐 소금으로 이를 닦기도 했다. 물리치료와 화학치료라는 말이 있다. 칫솔만 가지고 이를 닦는 것을 물리치료라 한다면 화학치료는 치약만 가지고 이를 닦는 것이다. 칫솔에 치약을 발라서 이를 닦으면 물리 화학치료라고 할 수 있다. 일반 침이나 뜸, 찜질, 사혈 같은 것이 물리치료에 가깝다면 약을 먹는 것은 화학치료인 것이다. 상처 난 부위를 과산화수소로 닦아내고 실로 꿰맨다면 화학치료(과산화수소)와 물리치료(바늘로 꿰맴)가 이루어진 것이다. 마사지를 받으면 시원한 기분이 든다. 모세혈관을 물리적으로 자극을 주어 팽창을 하게 하니 혈액순환이 활발해지기 때문이다. 뜸, 찜, 침도 마찬가지 개념이다. 그런데 물리적으로만 자극을 주면 근본적인 변화를 주지 못하게 된다. 물리란 것이 사물의 본질인데 그 본질이 변하지 않으니 그렇다. 벌침은 물리적 화학적 작용을 인체에 하여 근본적으로 아픈 것을 사라지게 만든다. 이것이 벌침의 비교우위인 것이다. 물리적으로 혈자리를 자극하고(찌름, 붓는다) 화학적으로 혈액을 맑게 하여 점도를 낮추니 혈액순환이 원활하게 만드는 것이 벌침이다. 혈관 단면적을 확장하고 혈액을 맑게 만드니 혈액순환이 잘 될 수밖에 없다. 혈액순환이 원활하면 신체 구석구석에 영양공급이 잘 이루어지니 면역력이 세 지게 되어 질병의 공격을 물리칠 수 있게 하는 원리가 벌침인 것이다. 또한 벌독은 강력한 천연 항균 물질이므로 신체에 침입한 각종 세균이나 바이러스를 직접 죽게 한다. 이를 닦을 때 치약을 바르지 않고 닦는 것이나 치약과 물만 입에 넣고 우물거려서 이를 닦는다면 언제나 입에서 냄새가 나고 균이 바글거릴 것이다. 지저분하다는 얘기이다.

172 _ 고엽제

60대 초반의 벌침 마니아 아저씨가 있다. 아저씨는 월남에 자의 반 타의 반으로 파병을 갔었다. 무더위와 베트콩들과 싸우면서 살아서 돌아온 것을 감사하게 여기며 살아가고 있다. 그를 알게 된 것은 우연한 기회였다. 몇 해 전 도로 옆에서 꿀벌을 잡고 있는데, 다리를 절며 걸어가는 모습이 안타까워서 자세히 얼굴을 들여다보았다. 얼굴색이 거무튀튀한 한 것이 간장이 나쁘다는 것을 금방 알 수 있었다.

"아저씨, 어디가 불편하세요?"

"예, 무릎관절이 있어서요."

"혈색도 좋지 않은데요?"

"고엽제 때문에 간장이 많이 상했다고 합니다. 피부조직이 나빠지니 항생제 처방을 강하게 하게 되었고, 그로 인해 간장이 부실해졌다고 그래요."

"그러면 벌침을 배워 스스로 즐기세요. 밑져야 남는 장사가 벌침이니까요. 우선 무릎에 벌침 2방만 맞으세요."

"벌침 좋다는 소리는 많이 들었지만 이렇게 가까이서 벌침을 스스로 즐기는 분이 있는 줄은 몰랐습니다. 가르쳐 주세요."

이렇게 그와 인연을 맺게 되었다. 벌침 마니아가 된 이후로는 욕심 부리지 않고 벌침을 꾸준히 즐기시면서 무릎관절염은 완전히 아프지 않게 되었다고 했으며 얼굴색이 많이 밝게 되었다.

"야전에 있을 때 미군 비행기가 무엇을 마구 뿌리더라고요. 그래서 모기약인 줄로 알고 많이 고마워했지요. 모기가 많아서 잠을 설치는 일이 많았고 말라리아도 걱정이 됐었거든요. 어떤 전우는 미군이 뿌려대는 것을 일부러 몸에 접하기도 했지요. 밤에 모기가 오지 못하게 하려고요."

아저씨는 그래도 그 정도가 심한 상태가 아니어서 혼자서 처신할 수 있지만 매스컴에서 고엽제 환자들 보도를 보노라면 모기약(?)의 폐해가 이만 저만이 아니라는 것을 알 수 있다.

173 _ 크로바꽃

크로바꽃이 한창이다. '네 잎 크로바' 라는 노래 가사도 있었다. 사람들은 네 잎 크로바를 찾으려고 노력을 한다. 행운을 가져다준다는 속 절이 있기 때문이다. 벌침을 즐기는 벌침 마니아가 되어 보니 크로바꽃이 인간에게 아주 이로운 것이라는 사실을 알게 되었다. 굳이 네 잎 크로바 꽃이 아니더라도 인간에게 앞으로 매우 중요한 역할을 할 것이다. 질긴 생명력, 진한 향기, 꽃이 피어 있는 기간이 다른 꽃들에 비해 월등히 김, 특별히 퇴비 같은 것을 주지 않아도 잘 자람, 낮은 키로 인해 꿀벌 잡기가 쉬움, 장소를 가리지 않고 뿌리를 내림, 삽시간에 퍼지는 능력 등 이루 말할 수 없는 많은 것들이 다른 꽃들에 비해 비교우위이다. 양봉은 꿀이나 부산물(로얄제리, 프로폴리스)을 얻기 위해서 하는 것이라는 것이 지금까지의 고정관념이라면, 벌침이야기의 꿈은 '양봉은 벌침용 꿀벌을 키우는 것'으로 사람들의 고정관념을 깨는 것이다. 국민들 대다수가 벌침 마니아가 된다면 그것이 가능할 것이다. 꿀벌의 수요가 엄청나게 많게 될 것이니 양봉업이 발전할 것이다. 양봉을 하면서 벌침용 꿀벌을 포장판매 한다면 아주 높은 부가가치를 얻을 것이다. 국민들은 건강이라는 필수품을 얻고 양봉인들은 부가가치를 얻으니 일석이조가 될 것이다. 벌침은 잡벌로 맞는 것이 아니라 양봉으로 맞는 것이다. 벌침용 꿀벌을 키우려면 크로바꽃이 최고일 것이다. 크로바꽃을 심어놓고 양봉을 하면 신경 쓸 것이 별로 없다. 특별히 관리비용이 들어가는 것이 없을 것이다. 벌침 마니아 생활 몇 달만 하면 감기 같은 것은 잊어버리게 된다. 아주 사소한 질병 때문에 의료보험료 청구하는 일은 없게 되니 건강보험료도 흑자로 돌아설 것이다. 아무튼 앞으로 오는 세상은 '대한민국은 민주공화국이다' 라는 것보다는 '대한민국은 벌침공화국이다' 라는 말이 헌법에 올랐으면 한다. 국민들 누구나 공짜로 벌침을 즐길 권리를 가진 공화국이 벌침공화국이다.

174 _ 손이 가요

속말에 '여자와 과자가 옆에 있으면 손이 간다' 는 말이 있다. 남성들 입장에서 아름다운 여성이나 맛있는 과자가 가까이 있으면 손이 가고 싶다는 것이다. 여성의 아름다움과 과자의 달콤한 맛을 비교했지만 그렇게 틀린 말이라고 여기고 싶지 않다. 아름다운 여성을 꽃에 비유한다. 꽃이 아름다우면 만지고 싶다. 욕심이 많은 사람은 만지는 것으로 만족하지 못하고 꽃을 꺾어서 꽃꽂이를 하여 항상 옆에 두려고 한다. 꽃의 입장에서 보면 차라리 만지는 편이 훨씬 좋게 느낄 것이다. 꺾지는 말라는 것이다. 오래된 광고 송 중에 '손이 가요 손이 가 새우깡에 손이 가' 라는 가사의 노래가 있었다. 아마도 '여자와 과자가 옆에 있으면 손이 간다' 는 속말에서 힌트를 얻지 않았을까? 성기에 벌침을 즐기는 사람들은 자꾸 성기에 손이 간다. 스멀거리는 느낌이나 대견한 마음에 그런 행동을 자신도 모르게 하게 된다. 벌침을 성기에 즐기는 남자들은 각별히 조심해야 한다. 시도 때도 없이 성기를 손으로 만지면 보는 사람 입장에서 불쾌감을 느끼게 되고 심하면 성희롱에 해당될 수 있기 때문이다. 젖 먹는 사내아이가 종종 성기를 만지고 노는 것을 볼 수 있다. 그것은 누구나 이해할 수 있다. 하지만 성인 남성들이 그런 행동을 하면 올바른 행동으로 받아들여지지 않는 것이 현실이다. 벌침이야기에 성기에 벌침 맞는 요령은 제외하려고 했었다. 절제하지 못한 남성들이 혹시 성희롱 죄로 감옥에 가지 않을까 하는 노파심에서 그랬다. 이미 엎지른 물이 되었다. 벌침이야기가 세상에 그것을 공개했으니 스스로 절제하였으면 하는 바람뿐이다. 아무 때나 아무 곳에서나 손이 가면 안 된다. 진짜로 궁금한 것이 있다. 여성들도 예쁜 남자가 옆에 있으면 손이 가고 싶은 것인지 그것이 궁금할 뿐이다. 물론 여성들도 과자가 옆에 있으면 손이 가는 것은 알고 있다.

175 _ 기생

　벌침이야기는 좌파였다. 모든 것을 좌측 위주로 행동을 하였다. 초등학교 3학년을 기준해서 좌파에서 우파로의 변절을 시도했다. 주위 사람들의 권유가 결정타였다. 하지만 아직도 좌파의 잔재가 남아있다. 글쓰기, 밥 먹기, 던지기, 탁구, 당구 등 일상생활 대부분을 우파로 생활하고 있지만, 야구(배팅만)와 골프만은 좌파로밖에 행동을 할 수 없다. 그래서 양파가 된 것이다. 좌파, 우파의 기질을 전부 가지고 살고 있는 것이다. 다행인 것은 요즘은 좌파, 우파의 개념이 사라지고 실력파만이 대접을 받는 세상이 된 것이다. 아무튼 왜정 때까지 기생집에서 좌파들이 대접을 받았었다. 기생들이 좌파들을 진정한 양반으로 대했기 때문이었다. 우파들은 전부 상놈 대접을 했다. 이유가 있었다. 기생집에서 화대를 줄 때 왼손으로 주면 양반출신이고 오른손으로 주면 상놈출신이라는 불문율이 내려오고 있었다. 세상에서 가장 더러운 것이 돈과 똥이라고 믿었던 조상들은 돈을 주고받을 때 왼손을 사용했다. 양반체면에 더러운 돈을 감히 밥을 먹고, 글을 쓰는 오른손으로 사용하지 않았던 것이다. 물론 똥을 누고 뒤처리를 할 때도 왼손을 사용해야 했다. 양반들의 보이지 않는 편 가르기였다. 아무리 대학모를 눌러 쓰고 기생집을 드나들면서 양반행세를 해도 기생들은 화대를 주는 손을 보면 출신이 양반인지 상놈인지 알게 되었던 것이다. 그것도 모르고 일부 졸부가 된 사내들이 겉모습만 그럴 듯하게 차리고 기생집에서 돈을 펑펑 물 쓰듯이 기생들의 마음을 사려고 했지만 화대를 주는 불문율을 모르기 때문에 그녀들의 마음을 사로잡지 못했다. 당시는 기생들도 법도가 있었고 아무에게나 마음을 주지 않고 절개를 지키던 시절이었다. 요즘은 카드로 화대를 준다고 이손 저손 따지지 않는데 그래도 왼손으로 줘야 양반출신이라고 기생들이 대할 것이다. 돈 들어가지 않는 것인데 신경 좀 쓰면 가문에 먹칠하는 일을 없을 것이다. 벌침은 좌파, 우파, 양파, 양반, 상놈, 기생 등을 가리지 않는다. 성인이면 누구나 쉽게 공짜로 즐길 수 있다. 가장 평등한 자연의 섭리가 벌침인 것이다. 마음만 먹으면 된다. 벌침이야기가 벌침전문가가 되어 행복한 삶을 누리게 만들어 줄 것이다. 벌침은 공짜이다.

176 _ 친구 거시기

아저씨는 60대의 벌침 경력 2년 차인 벌침 마니아이다. 언젠가 그는 집 근처 공원에서 꿀벌을 잡아 벤치에 앉아 벌침을 즐기고 있었다. 그가 짜릿한 벌침 맛을 즐기고 있는데 60대 초반쯤으로 보이는 중년의 남성이 그에게 다가왔다.

"뭐 하세요?"

"벌침 즐기고 있네요."

"나도 벌침 좀 가르쳐 주면 안 되나요? 6년 전에 친구와 저녁을 먹는데 친구가 자신의 고추를 보여주더라고요. 여자 친구와 약속이 있어 거시기에 벌침을 맞고 나왔다고 하면서요. 그런데 고추가 엄청나더라고요. 주먹만 한 것이 난생 처음 보는 거시기였으니까요."

"친구가 왜 벌침 맞은 거시기를 보여주었을까요? 아마도 벌침을 배워 즐기라고 한 의미일 것입니다. 왜냐하면 친구이니까요. 벌침 맞은 고추까지 보여줄 정도면 친구를 무척 아끼는 사람일 테지요. 말이 필요 없잖아요. 그런데 결과는 어떻습니까. 친구는 벌침을 배워 거시기에 벌침까지 맞으며 인생을 즐기면서 살고 있는데, 그 당시 친구가 벌침 맞은 고추를 보여줄 때 친구가 전달하고자 했던 의미를 깨우치지 못한 것이 후회스럽지 않습니까? 6년 전에 친구가 전하고자 했던 메세지를 긍정적으로 받아들였더라면 지금쯤 완전한 벌침 마니아가 되어 행복한 인생의 맛을 볼 수 있었겠지요. 한마디로 6년을 허송세월로 보낸 것이라고 해야죠. 벌침을 배우는 것이 빠르면 빠를수록 좋은 이유는 가능하면 한 살이라도 젊었을 때 배우는 것이 쉽기 때문입니다. 벌독을 이길 수 있는 체력이 충분할 때 말입니다."

  늙으면 벌독을 이길 수 있는 체력이 부족하기 때문에 벌침을 즐기고 싶지만 곤란하다. 벌침 적응 훈련을 마칠 기초 체력이 부족해서 그런 것이다. 하루라도 빨리 벌침을 배우지 못하면 벌침이 아무리 좋더라도 늙어서는 그림의 떡일 수밖에 없다. 취하지 못하는 것은 짜증만 날 뿐이다. 벌침이 아무리 좋다고 입에 침이 마르도록 설명을 했지만 부정적인 사람은 벌침에 입문하기가 하늘에 별 달기만큼 힘이 들었다. 부정적인 사람은 적극적이지 않기 때문이다. 벌침 마니아가 되면 누구나 입에 침이 마르도록 벌침이 좋다고 말을 하게 된다. 이유는 벌침이 너무 좋기 때문이다. 다른 이유는 없다. 그저 아프지 않게 오래 살라고 그러는 것이다.

177 _ 엄마 옆에 오지 마세요

몸이 찬 사람들이 많다. 특히 여성들이 심하다. 벌침을 스스로 즐기는 벌침 마니아가 되면 몸이 찬 것을 완전히 극복할 수 있다. 벌침이 몸에 온열작용(열을 가하는 것)을 하므로 서늘한 기운에 시달린 사람들이 벌침을 즐기면서 느끼는 효과는 놀라움 그 자체일 것이다. 벌침을 맞으면 화끈거리는 것이 온열작용이다. 마치 몸에 뜸을 뜨는 것과 같은 효과이다. 뜸은 비교적 짧은 시간에 이루어지지만 벌침의 뜸 효과는 12시간 정도 간다. 벌침은 침, 뜸, 주사, 혈관단면적 확대, 청혈작용, 소염작용, 살균작용 등 인체에 도움을 주는 모든 작용을 하는 종합치료법이다. 그러므로 벌침 마니아가 되면 혈액순환이 활발하게 되어 모든 면역체계가 정상으로 작동되므로 잡병들을 예방할 수 있는 것이다. 병이란 병에 무조건 벌침이 좋은 것이다.

"엄마 옆에 오지 마세요. 엄마 몸이 뜨거워서 그래요."

벌침 경력 3년 정도 된 40대 중반의 벌침 마니아 아줌마가 딸과 함께 집 목욕탕에서 목욕할 때 딸로부터 들은 얘기이다. 벌침을 즐기는 아줌마의 몸이 뜨거워졌으니 그럴 만도 할 것이다. 벌침 즐기기 전에는 딸이 그런 말을 한 번도 하지 않았다고 했다.

"아저씨, 벌침을 즐기니까 몸이 많이 뜨거워졌어요. 전에는 어깨와 손발이 차서 늘 긴 팔 옷을 입고 자기도 했었거든요."

"아줌마, 벌침은 거짓말을 하지 않습니다. 자신도 모르는 사이 찬 몸이 뜨겁게 체질이 바뀐 것이랍니다. 몸이 찬 것은 만병의 근원인데 뜨거운 몸으로 바뀌었으니 앞으로 아프지 않고 살 수 있겠습니다."

"남편도 마누라 몸이 뜨거워서 좋다며 밤마다 파고들려고 하고요."

"사람들은 몸에 서늘한 기운을 없애려고 비싼 돈 내고 보약 같은 것을 지어 먹잖아요. 그것보다는 벌침을 스스로 즐기는 벌침 마니아가 되면 보약을 먹지 않아도 몸이 늘 화끈거릴 수 있는데 그런 비법을 모르고 있으니 사람들이 안타깝지요. 뼈 빠지게 번 돈 전부 병치레 하는데 다 쓰고 가게 됩니다, 벌침을 즐기지 않으면 말입니다."

벌침을 남편이 거시기에 맞고 부부관계를 하면 불감증이 사라진다. 아내가 화끈거리는 거시기의 촉감과 확대된 거시기를 느낄 수 있으니 그렇다. 일본과 미국 사람들이 솔로들을 위하여 성인용품 기구를 만들어 팔지만 자연산을 따라잡을 수 없는 것이 바로 화끈거리는 거시기의 온도이다. 벌침 몇 방이면 다른 세상맛을 볼 수 있다.

178 _ 몸에 도배하다

"아저씨, 무릎과 허리가 너무 아파요. 넓적다리도 아프고요 . 꿀벌 잡아다 놓은 것 있으면 벌침 좀 놔주세요."

"할머니, 저에게 벌침을 놓아 달라고 하려면, 잠자리채 만들어 꿀벌을 잡아 오세요. 그렇지 않으면 제가 꿀벌을 매일 잡아야 하잖아요. 저도 시간이 많지 않거든요. 오늘은 제가 벌침 몇 방 놓아드릴 테니, 다음부터는 꼭 꿀벌을 잡아서 오세요. 그리고 꿀벌을 잡아 직접 벌침을 즐겨서 벌침 마니아가 돼야 관절염, 요통, 신경통 같은 병을 퇴치할 수 있습니다. 벌침 몇 방 맞으면 금방 시원한 느낌이 들지만 아직 염증이나 통증 유발 균을 다 죽인 것이 아니니까요. 그런 잡균들을 완전히 죽일 때까지 벌침을 맞아야 됩니다."

그러면서 벌침을 7방 놓아드렸다. 할머니들의 다리와 허리, 넓적다리, 어깨 부위에는 언제나 파스가 붙여져 있었다. 마치 몸에 파스로 도배를 한 것처럼 보였다. 할머니들이 오죽 통증에 시달렸으면 없는 용돈에 파스로 몸에 도배를 하면서 산단 말인가? 할머니들에게 늘 벌침을 배워 스스로 즐기면 파스로부터 독립할 수 있다고 말을 해 준다. 그것이 힘들면 자식들이 벌침을 배워 놓아주면 될 것이라고 잔소리 아닌 잔소리를 하는 것이다. 벌침은 성의이다. 벌침을 맞으면 통증이 사라지는 것을 체험하고도 자신이 스스로 즐기지 못한다면 죽을 때까지 파스로 몸을 도배하면서 고통스러울 수밖에 없다. 파스에 의존하는 여성들이 늘고 있다.

"파스를 몸에 붙이고 사는 여성들이여, 지금 당장 벌침을 배워 맞으면 즐기면 지긋지긋한 파스로 몸에 도배하지 않아도 됩니다. 벌침 어디서 배우느냐고요? 벌침이야기를 따르면 됩니다."

179 _ 과소평가

벌침은 공짜이다. 꽃이 있는 계절이면 꿀벌이 사방으로 날아다니므로 잠자리채 만들어 꿀벌 잡아 즐기면 되는 것이다. 그런데 아직도 꿀벌을 돈을 주고 구입해서 벌침을 맞는 습관이 있는 사람들이 문제이다. 꿀벌은 아까운 것이 아니다. 꿀벌 하나로 벌침 한 방 맞으면 된다. 몸에 박힌 꿀벌의 침을 가느다란 핀셋을 사서 이곳저곳 맞으려는 사람들이 있다. 꿀벌이 꽃마다 있다는 사실을 모르는 사람들이다. 특히 초보자에게 (예를 들면 아내, 어머니, 아버지, 가족) 벌침을 놓을 때 주의를 해야 한다. 모든 사람들은 벌독 알레르기가 있다. 정도의 차이만 있을 뿐 사람이라면 몸에 이물질(독)이 들어가면 반응이 있는 것이다. 몸이 약하거나 컨디션이 좋지 않을 때 벌침을 맞지 않아야 하는 이유가 바로 이것이다. 초보자는 무조건 벌침을 아주 약하게 맞아야 한다. 너무 많은 양의 독이 몸에 급하게 많이 들어가면 혹시 과민반응을 일으키는 사람이 있을 수도 있기 때문이다. 초보자에게 벌침을 약하게 놓는 방법이 살아있는 꿀벌로 직침하는 것이다. 오른손으로 벌침을 놓고 왼손으로 몸에 박힌 꿀벌의 침을 뽑을 수 있다. 핸들링하기가 좋다는 말이다. 벌침을 놓고 몸에 박힌 꿀벌의 침을 빨리 뽑아야 몸속에 독이 약하게 들어간다. 서툰 솜씨에 꿀벌의 침을 핀셋으로 뽑아서 벌침 맞을 경우 침을 뽑을 때 시간이 지체될 수 있다. 이런 이유로 살아있는 꿀벌로 직침, 단침하는 것이다. 그리고 벌침을 남에게 놓을 때는 확실히 벌침 마나이가 된 후에 가능하다. 벌침이야기 내용에 따라 벌침을 완전히 이해한 후에 가능하다는 말이다. 그렇지 않으면 선무당이 사람을 잡을 수 있다. 절차에 따라 차근차근 행하는 것이 벌침이다. 진정한 벌침 마니아는 벌침 한 방의 위력을 절대로 과소평가하지 않는다.

180 _ 머리에 벌침을 맞다

"아저씨 허리에 벌침 좀 부탁드립니다. 목과 머리에도요."

"꿀벌을 어디서 잡았는데요?"

"인근 공원에 피어 있는 꽃에서 잡았어요."

"오늘은 날씨가 흐려서 그런지 꿀벌이 몇 마리 나오질 않았던데요. 어제는 영산홍꽃에 꿀벌이 바글거리더군요."

"오른쪽 허리가 좀 시원찮은 느낌이 들어요."

"알았어요. 허리를 보여주세요."

벌침 경력 3년 차인 40대 아줌마가 꿀벌을 열 마리 정도 잡아서 찾아왔다. 스스로 벌침을 즐기기가 불편한 부위인 허리, 목, 머리의 혈자리에 벌침을 놓아달라고 온 것이다. 오른쪽 허리 아시혈에 2방, 왼쪽 허리에 대칭으로 1방을 놓아주었다.

"오른쪽 허리는 따끔한 맛이 확실히 덜 합니다."

"벌침은 거짓말을 하지 않습니다. 오른쪽 허리 부위의 신경이 왼쪽보다 무뎌진 것이지요. 아프다는 말이 거짓말이 아니군요."

목의 천주혈, 머리의 백회혈, 신정혈, 이마에도 벌침을 6방 놓아주었다.

"아저씨, 작년까지만 해도 오른쪽 귀 밑 머릿속이 바늘로 콕콕 쑤시던 고통이 가끔씩 있었는데, 머리에 벌침을 즐기고 부터는 그것이 사라졌어요. 거짓말 같이요."

"아줌마는 솔직하네요. 머리에 벌침을 즐기면 두통관련 질병이 거짓말 같이 사라지게 됩니다. 이유는 간단합니다. 벌침을 맞으면 붓는 원리가 뇌혈관을 팽창시켜 머리에 혈액순환이 잘 되게 합니다. 아울러 벌독은 피를 맑게 해주는 작용을 하기 때문에 혈액순환을 배가시켜줍니다. 가장 많은 모세혈관이 있는 곳이 머리입니다. 복잡한 뇌혈관에 혈액순환이 왕성하게 되니 머리가 아플 틈을 주지 않게 됩니다. 또한 벌독은 강력한 천연 항균 물질이므로(페니실린의 1000배 이상), 뇌혈관에 있는 각종 통증 유발 균들도 없애줍니다. 외간 남자에게 벌침 놓아달라고 하지 말고 남편에게 놓아 달라고 하세요. 서로 벌침 놓아주면 좋잖아요."

"그래야지요. 남편이 늦게 퇴근할 때도 있으니 그래요."

벌침을 머리에 즐기면 스트레스, 편두통, 만성두통 같은 통증이 거짓말 같이 사라진다. 뇌혈관에 혈액순환이 잘 되게 하니 그럴 수밖에 없는 것이다.

하지만 벌침은 절차이기 때문에 처음부터 벌침을 머리에 맞으면 곤란하다. 심장에서 멀리 떨어진 혈자리부터 차근차근 벌침 적응 훈련을 한 후에 맞아야 한다. 그런 비법을 공개한 것이 벌침이야기이다.

181 _ 훈수불가

사람들은 어찌 되었건 훈수 두는 것을 좋아한다. 훈수라는 것은 정말로 상대방에게 이로움을 주려고 하는 의미도 있지만 때로는 상대방에게 큰 고통을 주기도 한다. 해로움을 주는 훈수를 달리 말하면 간섭이라고 할 수 있다. 훈수를 두는 사람이 직접 당사자보다 이해관계가 약하니 상황을 더 잘 볼 수 있다. 긴장감, 초조함, 망설임 같은 것이 없으니 그럴 것이다. 어떤 상황을 즐기려는 심보가 발동할 경우엔 대형 사고를 기다리는 군중심리처럼 상황의 악화를 바라기도 한다. 그것이 훈수꾼의 한계이다. 하지만 어떠한 경우에도 훈수를 둬서는 안 되는 것이 있다.

바로 부모를 모시는 것이다. 대부분 장남이 모시지만 집안 형편에 따라 작은 아들이나 딸들이 모시는 경우도 있다. 그도 저도 아니면 양로원에서 아니면 홀로 사시는 노인들도 있기는 있다. 어떤 형제(딸 포함)가 부모를 모시든 간에 이래라 저래라 훈수를 둬서는 안 된다. 그러면 형제들 간에 오해로 인하여 다툼이 있을 수 있고 때로는 남보다 더 거리가 멀어지는 상황이 올 수도 있다.

"엄마가 좋아하는 음식은 이런 것이다. 아버지가 즐기는 술은 그런 것이 아니라 저런 것이다. 잠자는 방이 너무 춥다. 옷에서 냄새가 난다. 목욕탕에 자주 모시고 가면 좋겠다." 등등 부모님 모시는데 관련된 그 어떤 주제라도 간섭을 해서는 안 된다는 것이다. 단 간섭을 할 자격이 있으면 문제가 없다. 부모님을 몇 년 직접 모셔본 형제라면 훈수를 둬도 된다. 그러나 일 년이라도 부모님 모시는 것을 하지 않은 형제는 훈수를 둘 자격이 없기 때문에 간섭을 하면 두들겨 맞는 일밖에 없을 것이다. 벌침도 훈수가 필요 없다. 꿀벌을 직접 잡아 스스로 벌침을 즐기는 벌침 마니아라면 훈수를 둘 자격이 있지만(성기에 벌침을 즐길 수 있는 벌침 마니아), 그렇지 않은 자들은 벌침에 대하여 왈가왈부할 자격이 없다.

182 _ 깽판

상대방에게 가장 두려움을 느끼게 만드는 수가 있다. 어린 시절 시골에서 특별한 놀이문화가 없었기 때문에 화투를 치는 것이 일상사였다. 어른, 아이 가리지 않고 화투와 친했다. 화투판에서 가장 끗발이 센 것은 '광땡, 장땡'이라고 대부분의 사람들은 알고 있다. 광땡이나 장땡보다 더 높은 끗발이 있다. 바로 '49 깽판'이다. 흑싸리(4)와 국화(9)의 열끗짜리 2개의 조합이 '49 깽판'이다. 상대방과 끗발 겨루기를 할 때 상대방의 패에 상관없이 베팅을 할 수 있는 화투족보이다. 한마디로 무서운 것이 없는 것이다. 왜냐하면 어차피 그 판은 깽판이기 때문이다. 손에 '49깽판' 패를 쥐고 무섭게 베팅을 하면 상대방이 게임을 포기하여 돈을 딸 수 있다. 손자병법에도 없는 상대방에게 두려움을 주어 상대를 제압하는 수는 무엇일까? 바로 함께 죽자는 수이다. 세상에서 가장 무서운 수이다. 함께 죽자고 달려드는데 당할 수 없다. 이때 필요한 것이 손자병법의 36계, 즉 도망치는 것이다. 세상을 살면서 함께 죽겠다고 달려드는 상대를 몇 번은 만나게 되는 것이 인생사이다. 그럴 경우 어리석게 맞받아치지 말고 피하는 것이 상책이다. 잘못하면 정말로 함께 죽을 수 있기 때문이다. 상대방이 가장 두려움을 느끼는 수가 함께 죽자는 수라는 것을 깨우쳤기 때문에 가끔 벌침이야기만의 수를 쓰는 경우도 있었다. 결과는 효과적이었다. 벌침은 함께 살자는 수이기 때문에 누구나 쉽게 공짜로 즐겨야 한다. 왜냐하면 천부적 권리이기 때문이다.

183 _ 누가 더 무식한 것일까

벌침을 여러 사람들에게 가르쳐 주면서 느끼는 것이 있다. 벌침에 대하여 너무 모르는 것이었다. 민초들에게 벌침을 쉽게 가르쳐 주는 사람들이 없다는 것을 알고 있기에 그러려니 하면서 입에 침이 마르도록 설명을 해주었다.

"너는 벌침을 너무 무식하게 놓는 것 같다. 다른 사람들은 꿀벌 꽁무니에서 침을 뽑아서 살짝 살짝 놓던데, 너는 살아있는 꿀벌로 직접 벌침을 놓으니 그렇다는 것이다."

"그러니? 내가 무식하게 놓는 것이 아니라 다른 사람들이 무슨 의도가 있어서 그렇게 놓는 것이다. 일반인들에게 쉽게 벌침을 가르쳐 주면 자신들의 이득이 줄어들게 되니 그것을 방지하려는 목적으로 그렇게 하는 것이라고 알고 있다. 어려운 말이나 숙달되기 어려운 것을 해야 민초들이 못 따라 하거든. 예를 들면 벌침에 직침법, 발침법, 단침법, 산침법 등의 용어가 있는데 정답은 직침법과 단침법이다. 직침법은 꿀벌로 직접 벌침을 놓는 방법이고, 발침법은 꿀벌의 침을 뽑아(작은 핀셋 이용) 놓는 방법인데 침을 놓기가 아주 불편하고 굳이 그렇게 할 필요가 없다. 벌침을 완전히 이해하지 못한 사람들이나 자신이 없는 사람들이 그런 행동을 한다. 단침법은 꿀벌 하나로 벌침을 한 방 놓는 것이고 산침법은 꿀벌의 침 하나로 여러 곳에 벌침을 놓는 것이다.(자연에 꿀벌이 많음) 벌침은 특별한 기술이 아니라 누구나 쉽게 즐기는 것인데 꿀벌의 꽁무니에서 벌침을 뽑아서 맞으려면 아주 힘들기 때문에 민초들이 쉽게 따라 하기 힘이 든다는 것이다. 벌침은 손가락으로도 즐길 수 있는 것이다. 꽃잎에 앉아 있는 꿀벌을 엄지와 검지로 잡아 벌침을 맞을 수 있다. 이제 누가 더 무식하게 벌침을 놓는 것인지 알 수 있겠니? 벌침은 싱싱하게 살아있는 꿀벌로 일반적인 핀셋이나 손가락으로 누구나 쉽게 즐기는 것이다. 어렵게 만들고, 어려운 말을 사용하는 것은 사람들에게 혼란만 주게 될 것이다."

한 친구와 언젠가 나눈 대화였다. 민초들을 더 이상 무식쟁이로 보는 행동을 하지 않으면 좋겠다. 날아다니는 꿀벌을 잡아 스스로 벌침을 즐기는 것이 벌침이 지니고 있는 최고의 경쟁력이다. 누구의 속박도, 간섭도 필요로 하지 않는다. 오로지 본인 스스로 잠자리채 만들어 즐기면 된다.

184 _ 살림살이

비가 온다든지 아니면 바람이 심하게 부는 날이면 가끔씩 벌침이 급한 사람들이 꿀벌을 몇 마리 얻으러 올 때가 있다. 물론 꿀벌을 비축해 놓은 것이 있으면 몇 마리 준다. 오죽 했으면 꿀벌을 얻으러 왔을까? 하는 생각에 아무 거리낌 없이 꿀벌을 주는 것이다. 그러면서 한마디 한다.

"집안에 쌀 떨어지는 것은 용서 받을 수 있으나 꿀벌 떨어지는 것은 용서 받을 수 없습니다. 쌀이야 매일 먹는 것이니 한 끼 굶어도 되지만(분식이나 외식 등으로 해결), 꿀벌 떨어지는 것은 살림을 제대로 하지 않는 것이라고 봅니다. 미리 일기예보 같은 정보를 보고 준비를 하면 아무 문제가 없을 것이니까요."

요즘 꿀벌이 많이 있는 꽃이 벚꽃과 앵두꽃이다. 회양목꽃과 살구꽃은 이미 꽃이 졌고 목련꽃에도 꿀벌이 있으나 꽃이 커서 잡기가 불편하다. 꿀벌이 너무 많다고 욕심내서 과하게 잡지 말고 적당히 잡아 다른 사람들도 꿀벌을 잡아 벌침을 즐길 수 있도록 배려를 했으면 좋겠다. 벌침 초보자들은 욕심이 나서 너무 많이 꿀벌을 잡고, 과하게 벌침을 즐기는 것을 보았다. 벌침의 문제점은 너무 많이 맞는 것이다. 벌침은 적당히 쉬면서 즐기는 것이다. 욕심 부릴 것이 따로 있지 벌침에 욕심을 부리면 낭패를 볼 수도 있다. 벌침을 배워 벌침 마니아가 되면 집안 식구들에게 벌침을 서비스할 수 있다. 그러면 웬만한 잡병으로는 고생하지 않겠다. 벌침은 절차다, 절차를 무시하면 제대로 되지 않는 것이 세상이치이다. 서두르지 말고 벌침이야기를 따라 벌침 적응 훈련을 하면 누구나 벌침 전문가가 될 수 있다.

185 _ 상식이 중요하다

누구나 알아야 하며 아무나 알 수 있어야 하는 것이 상식이다. 쉬운 것 같지만 가장 어려운 분야가 상식분야이다. 책이나 기타 언론을 통해서 알아야 하는 것은 물론이고 스스로 체험을 해야만 자신의 상식 창고에 저장이 된다. 상식은 시험범위가 없다. 오직 관심과 노력이 있을 뿐이다. 다른 학문들은 상식을 터득하기 위한 수단에 불과하다. 사회생활 하면서 가장 필요한 것이 상식이다. 인간관계를 하면서 상식적인 얘기가 필요한 것이지 미분 적분이 필요한 것이 아니라는 것이다. 벌침도 상식이다. 인간이라면 반드시 알아야 한다. 침, 뜸, 사혈, 마사지, 반신욕, 운동, 보약 등은 사람들이 건강을 유지하려고 아니면 망가진 건강을 되찾으려고 많은 관심을 갖고 행하는 것이다. 모든 것이 혈액순환을 활발하게 하려는 목적이다. 침은 특정 혈자리를 물리적으로 자극하여 혈기를 순환케 하고, 뜸은 서늘한 곳에 열을 가함으로써 혈관팽창 및 혈류량을 증가시킨다. 사혈이라는 것은 인체의 특정 부위의 피를 빼내면 피가 부족한 부위로 물이 흘러가듯이 피가 흐르는 원리로 혈액순환을 돕기 위한 수단이다. 과하게 피를 뽑으면 빈혈이 올 수도 있다. 그래서 가끔씩 헌혈을 적당히 하는 것도 좋은 것이다. 마사지는 혈액에 이물질(매연, 니코틴, 환경오염)로 인하여 막힌 모세혈관에 압력을 직접 가하여 혈액순환을 돕게 한다. 또한 반신욕은 뜨거운 것이 위로 향하는 자연의 법칙을 이용하여 강제로 혈액순환을 시키는 것이며, 운동은 심장이나 발바닥의 펌프력을 키워 혈관계 운동을 시키는 것이다. 보약은 식물이나 동물의 독소를 끓여 먹어 혈액순환 개선, 해로운 이물질 살균 등의 목적이 있다. 모든 것이 혈액순환 개선을 하기 위한 수단이다. 벌침은 이 모든 것들의 종합이다. 벌침은 혈자리를 자극함과 동시에 혈자리에 뜸을 뜨는 것이다. 벌침을 맞으면 후끈거리는 것이다. 또한 벌침을 맞으면 초기에는 붓고 가려운 것이 강제로 모세혈관을 팽창시켜 혈액순환을 활발하게 한다. 벌독은 강력한 항균물질이기 때문에 신체에 침입한 나쁜 바이러스, 염증이나 통증 유발 물질을 제거하는 역할을 한다. 이것이 벌침의 상식인 것이다. 다른 것들은 돈이 들어갈 수 있지만 벌침은 돈이 들어가지 않는다. 자연에 널려 있는 꿀벌을 잠자리채로 잡아서 스스로 즐기면 된다.

186 _ 낮잠

군대시절 한여름에 낮잠을 자게 했다. 한 시간 정도 낮잠을 잤는데 일어나면 오히려 기분이 맑지 않았다. 낮잠은 깊게 자는 것이 아니라 얕게 짧게 자는 것이 원칙인데 그냥 억지로 푹 자니 기분이 개운치 않았던 것이다. 군대문화라는 것이 획일적이어서 자기 싫어도 자야 했다. 낮잠이 심장병 예방에 도움을 준다는 말이 있다. 수긍이 가는 내용이다. 낮잠을 자면 심장이 과격하게 운동할 일이 없고 약하게 쉬면서 박동을 하니 심장이 휴식을 갖게 되어 그럴 것이다. 모든 것은 휴식이 필요하다. 자동차도 일정시간 달리고 나면 시동을 꺼서 휴식을 주면 수명이 늘어난다. 사람의 심장 또한 적당히 휴식(낮잠)을 주면서 무리하지 않게 박동할 수 있도록 하면 심장병이 생기는 것을 억제할 수 있는 것이다. 아무튼 낮잠을 자면 고혈압으로 인한 뇌경색 예방, 심장병 예방, 치매 예방에 도움이 된다고 한다. 운동에 모든 것을 걸려는 사람들이 있다. 운동도 지나치면 모자람만 못하다. 지나친 운동은 심장에 무리를 주고, 관절에 부담을 준다. 운동을 즐기는 사람이라면 반드시 낮잠도 즐겨야 한다. 심장의 휴식을 위해서 그렇다. 낮잠을 자니 밤에 잠이 오지 않아서 고생하는 이들도 있으나, 적당히 즐기면 그런 일이 사라질 것이다. 벌침도 운동과 비슷한 효과가 있다. 운동도 지나치면 오히려 역기능이 있듯이 벌침도 지나치면 역효과가 있을 수 있는 것이다. 벌침을 과하게 맞아 역기능이 있다면 일단 벌침을 중단하고 몸 상태가 안정된 다음 다시 즐기면 될 것이다. 벌침을 즐기면 혈액순환이 왕성하게 되어 심장의 부담을 줄여준다. 운동을 할 시간적 경제적 여건이 부족하다면 잠자리채 만들어 꿀벌을 잡아 벌침을 즐기면 모든 것이 술술 풀릴 것이다. 돈도 들어가지 않고 특별히 어려운 것도 아니기 때문이다.

187 _ 운전을 하지 마라

남자들은 오줌보 밑에 전립선이 있는데, 여기에 염증이 생기는 것이 전립선염이다. 전립선염이 때로는 전립선암으로 발전되기도 한다. 오줌을 누고 잔변감이 있고, 오줌이 늦게 나오고, 피곤하고, 오줌발이 현저히 약하게 되고, 심하면 오줌을 눌 때 통증을 느끼기도 하는 것이 전립선에 이상이 있다는 신호인 것이다.

"아저씨, 꿀벌 있으면 몇 마리 부탁드립니다. 제가 전립선염이 있어서요, 요즘 병원에서 치료를 받고 있어요. 귀찮고 찝찝해서 죽겠어요. 항문에 손가락을 집어넣고 검사를 하기도 하고 현미경으로 오줌을 검사하기도 하고, 영 죽겠어요."

"전립선염이 걸리는 경우는 많은 여성과 관계를 하던가, 아니면 너무 사정을 하지 않아 전립선 액을 배출하지 않아서 생길 수 있다던데요. 어느 쪽인지 모르겠네요."

"체질적으로 전립선염이 잘 걸리는 경우가 있다고도 합니다. 여성의 질 액이 약산성을 띠는데 거기에 민감하게 반응하여 요도염이 생기고 결국 전립선염까지 걸릴 수 있다는 거지요."

"결국 면역력이 약하면 걸릴 수 있다는 말이네요. 면역력이 떨어지는 것은 혈액순환 장애, 심한 스트레스, 과로, 영양부족, 운동부족, 환경오염 등의 영향이라고 봅니다. 그렇기 때문에 근본적으로 면역력을 강하게 해야 나쁜 전립선염 같은 질병에 걸리지 않게 되겠지요."

"저보고 운전도 많이 하지 말라고 합니다. 너무 오래 앉아 있으면 전립선에 압박이 가해져서 혈액순환 장애가 생기니 염증이 생길 수 있다는 것입니다."

"벌침을 즐기는 사람은 근본적으로 면역력이 강하게 됩니다. 붓는 원리와 피를 맑게 하는 벌독의 작용으로 혈액순환이 활발하게 되며, 천연 항균 능력으로 인하여(벌독은 페니실린의 1,000배 이상의 항균능력이 있음) 면역력이 세 지게 되는 것입니다. 그러니 웬만한 잡병들은 예방이 됩니다."

옆 집 총각이 꿀벌 몇 마리 얻으러 왔을 때 나눈 대화이다. 전립선염 병원 치료 완료하고 나서 꿀벌을 잡아 확실히 벌침 마니아가 되라고 말해주었다.

188 _ 독한 여자가 좋다

세상에 존재하는 모든 것은 독을 지니고 있다. 독의 강도만 차이가 날 뿐 나름대로 전부 독을 지니고 있는 것이다. 자신의 생존을 위해서 독을 품고 있는 것이다. 버섯 같은 경우를 보면 독의 강도가 센 것은 사람이 먹으면 죽고, 독의 강도가 약한 것은 먹어도 죽지 않는다. 독버섯의 특징은 외관이 화려하고 요란스럽게 보인다. 자신의 생존을 위해 다른 것들이 지니고 있는 독을 이용하는 지혜를 가지고 있는 집단이 많이 있다. 특히 인간이 대표적인 존재이다. 이독치독의 진리를 깨우쳤기 때문이다. 횟집에 가면 회를 접시에 담을 때 무우채 위에 얹어서 나온다. 몰상식한 사람들은 회를 조금 주기 위해서(회가 많게 보이려고) 그렇게 한다고 말을 한다. 무우채 위에 회를 담는 것은 회가 생식이다 보니 혹시 있을 지도 모르는 세균 번식을 억제하기 위해서 무우의 독성분을 이용하는 것이다. 무우는 사람이 먹어도 죽지 않을 정도의 독을 지니고 있다. 무우의 독성분으로 소화제를 만든다. 겨울철에 무우 먹고 방귀를 많이 뀌었던 추억이 있다. 회를 먹을 때 즐기는 고추냉이, 초장, 간장, 된장, 마늘, 고추, 상추, 깻잎 등의 음식들은 독이 제법 많은 것들이다. 생물로 먹는 회를 소독하기 위해서 그런 습관이 있는 것이다. 몸에 좋은 약은 쓰다고 한다. 쓰다는 것은 독이 많다는 것이다. 몸 안에 독성분이 들어가면 혈관팽창이 일어나서 혈액순환을 활발하게 만들어 면역력을 강하게 한다. 그리고 일부 독성분은 직접적으로 몸 안에 있는 바이러스를 죽이기도 할 것이다. 독이 몸에 좋은 것은 확실하다. 하지만 몸에 좋은 독을 섭취하는 것이 쉽지 않다. 뱀독도 몸에 이로우나 섭취하려면 불편하다. 뱀탕이나 뱀 가루를 내어 소량씩 섭취해야 하는 불편함이 있다. 그리고 허리 아픈 사람이 지네를 참기름 넣고 볶아서 가루를 내어 캡슐에 넣어 일정량씩 먹으면 허리 아픈 것이 낳는다고 한다. 지네의 독성분이 허리 통증을 없애는 것이다. 벌독도 인체에 이로운 작용을 한다. 그리고 벌독 섭취를 누구나 쉽게 할 수 있어서 벌침이 인간에게 최고의 선물인 것이다. 치사량 관리가 가능한 것이 벌침이다. 지지고, 볶고, 빻고 할 필요가 없다. 살아있는 꿀벌로 신선한 독을 필요한 만큼 즐길 수 있는 것이 벌침이다. 벌침은 여러 가지 약초(사실은 독초임)를 끓여서 먹는 불편함도 없고 돈도 들지 않는 비법인 것이다. 그 벌침 비법이 벌침이야기이다. 독의 이로움을 알기에 나는 독한 여자가 좋다. 독기가 넘치는 여자라면 특히 좋다.

189 _ 후회와 벌침

삶이 곧 후회요, 후회가 곧 인생살이다. 후회 없는 삶이란 존재할 수 없다. 후회와 후회 속에서 하루하루 살아가는 것이 사람들이다. 결혼은 해도 후회 하지 않아도 후회라고 했다. 어차피 그런 것이라면 결혼을 하고 후회하는 편이 좋을 것이다. 결혼을 하면 결혼에 대한 신비스러움이 허상이라는 것을 깨우치고 살아갈 수 있으니 그렇다. 벌침도 두 개의 후회가 있다. 첫째, 벌침을 맞지 않고 평생을 사는 경우에 생기는 후회이다. 벌침을 접하지 않고 살다보면 온갖 잡스런 질병의 공격을 늘 받게 된다. 인간은 바이러스, 박테리아, 병원균, 지방, 니코틴, 환경오염, 스트레스 등에 하루도 빠짐없이 시달리다가 결국은 항복하고 죽게 된다. 이런 경우 아무리 후회를 해도 때가 늦어 그저 벌어 놓은 돈 전부 치료비로 쓰고 그것도 모자라 물려받은 재산까지 소진하고 저승으로 가게 된다. 중병이 들면 벌침을 맞고 싶어도 벌독을 이길 수 없으므로 그림의 떡이다. 둘째, 벌침을 배워 벌침 마니아가 되었을 때 후회하는 경우이다. 왜 진작 이렇게 좋은 벌침을 빨리 배우지 않았던가? 이러면서 후회를 한다. 벌침을 3년 빨리 접하면 수명을 10년 연장할 수 있다는 말이 있다. 벌침은 성인이면 누구나 배워서 벌침 마니아가 되어야 하는 이유가 여기에 있는 것이다. 첫째 후회보다는 둘째 후회가 그래도 더 품위 있는 후회일 것이다. 벌침은 돈이 들어가는 것도, 어려운 것도 아니다. 누구나 관심만 가지면 쉽게 즐길 수 있는 것이다. 벌침은 사람에게 무조건 좋다. 면역력이 강하게 되어 각종 질병예방이 될뿐더러 사소한 질병은 금방 효과를 볼 수 있다. 늙어서 민폐 끼치지 않는 것이 아름다운 삶이다. 자식들을 진정으로 사랑한다면 더 늙기 전에 벌침 마니아가 되어

깔끔하게 인생을 마무리하는 것이 영광스런 삶인 것이다. 치매, 중풍, 암, 관절염, 디스크, 신경통, 고혈압, 저혈압, 비만, 전립선염, 당뇨 등 아주 고약한 노인성 질병에 걸리지 않을 노력은 최소한 하는 것이 멋진 인생이다. 그것이 벌침 마니아가 되어야 하는 이유이다. 세상에 나와 있는 웰빙 방법 중에 벌침이 으뜸이다. 왜냐하면 벌침은 공짜로 누구나 쉽게 즐길 수 있다. 벌침은 어려운 구석이 하나도 없다. 마음가짐만 있으면 되는 것이다. 그래도 하지 않겠다면 할 수 없다.

190 _ 밤에

기혼인 사람들은 결혼식의 추억이 대부분 있다. 청첩장을 돌리고 예식장을 예약하여 시간과 부대비용을 정한다. 물론 신혼여행 일정도 확정을 한다. 주말이나 공휴일에 결혼식을 갖는 것을 사람들은 좋아한다. 축하객들의 입장에서 참석하기 편리한 때를 맞추다 보니 그렇게 되는 것이다. 남인도에서 결혼식을 본 적이 있다. 대부분의 결혼식은 가정에서 주로 치루고 있었다. 우리나라 전통혼례도 마찬가지였다. 요란한 나팔소리, 북소리와 함께 떠들썩한 분위기가 결혼식이 있음을 알려주었다. 태평소 같은 고음의 나팔소리에 잠을 잘 수 없을 지경이었다. 다른 것은 신랑이 말을 타고 신부를 맞이하러 가는 것이었다. 자기 나라 풍습에 맞춰 결혼식을 하는 것에 대하여 왈가왈부하는 것은 도리가 아니다. 남인도 결혼식에서 배울 것이 있었다. 너무 더운 날씨라서 그런지 아니면 축하객들의 편리를 고려한 것인지 알 수 없지만 결혼식을 밤에 치루는 것이다. 밤 8~11까지 온 동네가 시끄럽지만 즐겁게 결혼식을 하는 것이었다. 밤에 결혼식을 갖는다면 굳이 주말이나 공휴일을 고집할 필요성이 없다. 우리나라도 밤에 결혼식을 치루는 것을 생각해 보면 좋겠다. 결혼식과 피로연을 함께 하고 다음날 아침에 일어나서 신혼여행을 간다면 '미친 년 널뛰기' 하는 것과 같은 결혼식은 하지 않아도 될 것이다. 돈은 돈 대로 들고 고생은 고생대로 하는 것이 우리나라의 결혼식 모습이다. 밀어내기 식으로 예약이 되어 있어서 조금이라도 시간을 지체하면 다음에 결혼식을 갖는 사람에게 민폐를 끼치게 될 것이다. 비행기 시간에 맞추기 위해서라도 서둘러야 하고 만에 하나 도로정체가 있다면 그야말로 피를 말리게 된다. 지친 상태로 신혼 첫날밤을 맞으니 허니문이 아니라 피곤한 여행이 될 수 있다. 벌침을 밤에 맞아도 되는 것입니까? 이런 질문을 받았다. 물론 벌침을 밤에 맞아도 된다. 하지만 취침 전 적어도 한 시간 이전에 맞는 것이 좋겠다. 그것은 벌침을 맞고 몸이 어느 정도 벌독에 적응이 된 후에 잠을 자야 하기 때문이다.

191 _ 카메라 앵글

가끔씩 흘러간 추억의 노래를 방송하는 텔레비전 프로를 볼 때가 있다. 그럴 때마다 느끼는 것이 있는데 바로 카메라 앵글의 문제다. 베테랑 카메라맨은 카메라 앵글을 잘 잡는데 사회 경험이 부족한 신입 카메라맨인 경우엔 민망한 앵글로 화면을 구성하기도 한다. 여성의 경우 특정 부위를 집중적으로 클로즈업하여 화면을 구성한다면 성희롱으로 느낄 수 있겠다. 물론 그것을 좋아하는 여성들도 있겠지만 대부분의 여성들은 기분이 좋지 않을 것이다. 젊었을 때 보았던 인기 여가수들이 나이가 중년을 넘어 팬들에게 노래를 불러주는 것이 고마울 뿐이다. 하나도 변하지 않은 목소리와는 다르게 몸은 세월의 시샘을 이기지 못한 흔적이 누구나 있었다. 팬인 나도 역시 세월을 거슬리지 못하고 흰머리에 주름살로 치장을 대신하고 있지만, 적어도 그녀들만이라도 세월을 이겼으면 하는 기대를 갖고 있었다. 카메라맨들이 중년의 여성들에게 절대로 사용하지 말아야 할 카메라 앵글이 있다. 바로 옆모습 앵글이다. 여성이 중년이 되면 대부분 아랫배가 볼록 나오게 된다. 열심히 운동을 하고 벌침을 즐기고 식이요법으로 몸매관리를 한 여성이라면 젊었을 때 몸매를 어느 정도 유지하겠지만 ,아이를 낳고 생활에 시달리며 살림살이를 하다보면 언젠가부터 몸매가 펑퍼짐하게 변한 자신을 발견하게 될 것이다. 아랫배가 유난히 돋보이는 모습의 과거 톱스타의 모습을 볼 때 세월의 무상함을 느끼게 된다. 아랫배가 볼록한 것은 뱃가죽에 지방이 많아서 그럴 수도 있지만 때로는 창자에 지방이 많이 끼여 있는 경우도 있다. 벌침 마니아가 되면 신체의 신진대사가 활발하게 되고 혈액순환이 왕성하게 되기 때문에 지방이 특정 부위에 몰리는 경우가 없을 것이다 아무튼 꿀벌을 잠자리채로 잡아 스스로 벌침을 즐기는 벌침 마니아가 된다면 혈액순환이나 신진대사 장애로 인한 체지방 증가는 억제될 것이다.

192 _ 짱돌

　사람들은 살아가면서 수 없이 많이 자빠진다. 굳이 얼음판을 다니지 않아도 그런 일이 허다한 것이 인생사인가 보다. 앞으로만 자빠지는 것이 아니라 옆으로, 뒤로, 아래로 등 사방으로 자빠지며, 남녀노소를 불문하고 자빠짐으로부터 자유롭지 못한 것이 현실이다. 그런데 자빠지는 사람들을 보면 대부분 아주 조그만 짱돌에 걸려 자빠지지, 아주 커다란 바위에 걸려 자빠지는 경우는 없다. 보일 듯 말 듯인 짱돌에 걸려 자빠지는 것이다. 그냥 무시하려고 하는 짱돌이 때로는 죽음을 가져오는 것이다. 그럼에도 불구하고 사람들은 큰 위험이 없는 바위들만 경계를 하고 있다. 자신에게 아무런 해를 입히지 않는 바위지만 지레 겁을 먹고 피하는 것이다. 바위를 피해 가려다 무시했던 짱돌에 걸려 자빠져서 죽는 것이다. 구르는 바위도 작은 짱돌에 걸려 멈출 수 있다. 실패를 경험한 사람들에게 실패의 이유를 물어보면 대부분 아주 작은 사소한 것을 무시했기 때문이라고 답을 한다는 것이다. 커다란 위험요소는 누구나 보이기 때문에 경계를 하지만 작은 짱돌 같은 것은 대수롭지 않게 여겨서 걸려 실패를 하는 것이다. 가장 중요한 건강 문제도 마찬가지이다. 그냥 무시하는 것들 때문에 명대로 살지 못하고 죽는 것이다. 모든 것을 다 챙기기는 쉽지 않다. 주변에 너무 많은 위험요소가 지천으로 널려 있으니 그렇다. 짱돌보다도 많은 건강 해코지 인자를 모두 피한다는 것은 불가능하다. 피할 곳도 피할 장소도 없는 것이 지구의 현실이다. 방법은 하나이다. 건강할 때 미리 벌침을 즐기는 것이다. 벌침 마니아가 되어 살아간다면 건강문제로 짱돌에 걸려 자빠지는 일은 없을 것이다. 벌침은 사소한 것이 아니라 아주 중요한 것이다. 벌침을 배우고 즐기는 데 돈이 들어간다면 모르겠지만 돈도 들어가지 않는 자연의 선물을 무시하다가는 아주 큰 코를 다칠 수 있다. 인생사는 바위보다는 짱돌을 조심해야 한다, 걸려서 자빠질 수 있으니까.

193 _ 회양목꽃

작년에 벌침을 가르쳐 준 이웃집 아저씨가 어제 꿀벌을 20여 마리 잡아왔다. 이른 봄에 꿀벌이 나오는데, 회양목꽃이 일찍 피니 잠자리채 만들어서 꿀벌 잡으면 된다고 알려 주었었다. 물론 냇가에 있는 버들강아지꽃에도 꿀벌이 날아든다고 말해 주었었다.

"어제 인근 공원에 가서 회양목꽃에 대해 확실히 알았습니다. 공원에 심어 놓은 나무에 푯말이 있어 알았습니다. 내가 서울에서 나서 자란 토박이라서 솔직히 회양목꽃이 어떻게 생긴 것인지 알 수 없었습니다. 그렇다고 창피하게 머리가 하얗게 돼서 회양목꽃에 대하여 상세히 물어 볼 수도 없었지요."

"아, 그렇군요. 서울에서 나서 자라다보면 그럴 수가 있겠네요. 특별히 실과 과목을 배우지 않았으면 말입니다. 저는 시골에서 자라다보니 웬만한 나무들은 알아볼 수 있지요. 어릴 때는 식목일에 나무를 심기도 했었으니까요. 회양목을 어릴 때 도장 나무라고 하기도 했지요. 목도장을 새기는 나무가 바로 회양목이었습니다. 요즘은 주로 화단 같은 곳에 많이 보이더군요."

"아무튼 벌침 때문에 회양목꽃이 어떤 것인 줄도 알 수 있었으니 고맙습니다. 하마터면 그것도 모르고 저 세상으로 갈 뻔 했네요. 머리하고 어깨에 벌침 좀 놓아 주세요. 나머지 꿀벌로 벌침 즐기시고요."

가르쳐 주려면 확실히 가르쳐줘야 한다는 것을 깨달았다. 자신의 입장이 아닌 상대방의 입장에 서서 그가 이해할 수 있도록 말이다. 나이가 웬만한 사람들은 나무를 해서 밥을 지어 먹던 시절을 겪었으니 회양목 나무 정도는 다 알고 있는 줄 알았다. 하지만 나이가 60대 말인 데도 회양목꽃이 무엇인지 모르는 사람도 있었다, 서울 토박이라서. 벌침이야기는 상대방 입장에서 아주 쉽게 설명을 했다. 누구나 한글만 깨우쳤다면 이해할 수 있을 것이다.

194 _ 엿듣기

동네에 있는 호프집에 갔었다. 간단하게 맥주 한잔 하자는 친구의 친절을 거절할 수 없어서 그랬다. 편안한 인테리어와 입담 좋은 호프집 여사장이 술을 마시지 않아도 스트레스를 풀어주는 역할을 하는 분위기 때문에 종종 가는 호프집이다. 이것저것 따지지 않고 그냥 자리를 잡고 앉았다. 생맥주가 싱겁다고 느끼기 때문에 병맥주를 주문해서 마셨다. 안주는 마른안주를 택했다. 술꾼은 안주를 좋아하지 않는다. 이유는 안주를 먹으면 위가 포만감을 주기 때문에 술을 많이 즐길 수 없어서 그런다고 한다. 옆 테이블에 서로 친구인 듯한 40대로 보이는 여자 손님 2명이 생맥주를 마시면서 얘기를 하고 있었다. 어설픈 칸막이로 인해 엿듣지 않으려고 했지만 그녀들의 대화가 자꾸 나의 귀를 자극했다. 대충 보기로 한 명은 뚱뚱한 편이었고 다른 이는 보통 체구를 가지고 있었다.
 "요즘 남편이 그것은 잘 해 주니?"
 "아니, 내가 살이 쪄서 그런지, 남편이 피곤해서 그런지 두어 달에 한 번 정도 마지못해서 일을 치르고 있어."
 "부부가 사는 것이 무엇인데 그러니? 서로 노력을 하면 상대를 이해할 수 있는 육체의 대화를 가질 수 있을 건데. 여성상위 시대이니까 네가 적극적으로 행동을 하면 좋을 것 같은데."
 "물론 나도 그러고 싶은데 자신이 없어. 아랫배에 삼겹살이 출렁이고 허리는 드럼통과 같이 굵게 되었으니, 어떻게 남편에게 그것을 훤히 보여줄 수 있니? 창피해서 절대로 내가 상위를 차지할 수 없어. 너는 원활한 부부생활을 하고 있겠구나."
 "나는 남편이 너무 피곤해 하는 것 같고 미안하다는 생각이 들어서 적극적인 행동을 할 수 없어. 괜히 밝히는 여자 취급을 받을까봐. 아무튼 남편이 너무 바쁘게 생활을 하고 있어. 오줌 누고 고추 볼 시간도 없다고 그래."
 호프집 구조상 중년 여성들의 대화를 엿듣게 된 것이지만 나의 호기심 집착증도 한몫을 했을 것이다. 입술이 근질거렸지만 참았다. 똥배가 출렁이는 수준의 아줌마는 벌침을 배워 즐기면 출렁이는 삼겹살이 사라질 것이고, 무척 바쁘게 살아가는 남성도 벌침을 배워 즐기면 애타는 아내에게 원 없이 서비스를 해 줄 수 있겠지만 그 말을 차마 하지 못했다. 본의 아니게 그녀들의 대화를 엿듣게 된 상황이었으니까.

195 _ 오늘의 운수

아침에 일간지를 보면서 오늘의 운수 란을 읽었다. 특히 오늘이 양력 2월 28일이라서 새롭게 시작되는 3월의 생기를 기대하면서 자세히 읽어 보았다. 재미로 보는 것이지만 그래도 자신의 띠를 기준으로 하루의 운세를 점쳐 놓은 것이 때로는 기다려지기도 했었다. 오늘은 반가운 사람을 만나거나 기분 좋은 소식을 들을 수 있다고 나와 있었다. 아파트 화단의 회양목에 꽃이 피어 있었다. 좁쌀 같은 노르스름한 꽃이 듬성듬성 피었다. 어떤 것은 꽃망울만 있고 햇볕을 잘 받은 쪽은 꽃이 활짝 피기도 하였다. 벌침 마니아가 되기 전에는 회양목꽃에 대하여 아무런 관심이 없었는데, 벌침을 즐기고 부터는 겨울의 긴 터널을 벗어나서 최초로 자연산 꽃에서 꿀벌을 잡아 벌침을 맞을 수 있는 기회를 주는 나무라서 이맘때가 되면 큰 기대를 걸며 자세히 살피게 된다. 작년에는 양력 3월 중순 경에 회양목꽃에서 꿀벌을 잡아 벌침을 즐기기 시작했는데, 지구 온난화 영향인지 금년에는 2월 28일 바로 오늘 벌침을 즐길 수 있었다. 꿀벌을 30여 마리 잡아 이십여 마리는 벌침이야기가 맞았고, 나머지는 이웃집 아줌마에게 벌침 보시를 했다. 머리, 배, 다리, 팔, 어깨, 성기에 벌침을 즐겼다. 쉬었다가 즐기는 벌침 맛은 벌침 마니아가 아닌 사람은 황홀한 그 맛을 알 수 없다. 오늘 아침 일간지에 나와 있는 오늘의 운수가 틀리지 않았다. 바로 기분 좋은 소식을 접한 것이다. 회양목꽃이 피었고 거기에 날아든 꿀벌을 잠자리채로 잡아 벌침을 즐겼으니 더 이상 기분 좋은 소식은 없을 것이다. 얼굴의 혈색이 밝아지는 기분과 기가 막히는 곳이 없고 눈이 맑아지며 혈액순환이 잘 되는 맛을 느낄 수 있었다. 늦은 겨울, 이른 봄의 햇살이 다정하게 다가오는 하루였다. 벌침은 늦게 배우면 늦게 배울수록 후회의 깊이가 깊어지고 수명을 연장할 수 없다. 모두들 빨리 벌침을 배워 벌침 마니아가 되어 건강 근심 덜고 살아가면 좋겠다. 아픈 사람이나 아프지 않은 사람이나, 뚱뚱한 사람이나 마른 사람이나, 여자나 남자나 무조건 벌침 마니아가 되어야 한다. 벌침을 3년 일찍 배우면 수명이 10년은 길어질 것이라고 믿는다. 왜냐하면 그것이 애국하는 길이고 돈 버는 길이기 때문이다.

196 _ 기대심리

왜 사람은 아픈 것일까? 아프지 않고 살면 덧나는 것일까? 신이 인간을 창조했다면 완벽하게 만들었을 것인데, 어찌 보면 나약한 너무나 나약한 것이 인간이 아닐까? 태어나는 것은 순서가 있으나 죽는 것은 순서가 없다는 말이 있다. 그러니까 선생선사(先生先死)의 순리가 종종 작용하지 않는 것이 현실인 것이다. 여러 가지 이유가 있겠지만 인간의 수명을 결정하는 것은 욕심이 많고 적음의 문제라고 본다. 모든 것에 기대심리가 크면 만족도도 크겠지만 실망도 또한 상당할 것이다. 만족도가 인간의 건강에 플러스로 작용하는 것보다도 실망도가 건강에 마이너스로 작용하는 것이 죽음에 이르는 지름길이다. 믿었던 사람에게 보증을 서고 잘못되었을 때, 믿었던 이성에게 배신을 당했을 때, 자식들이 기대에 못 미치는 행동을 할 때 등의 경우를 보자. 똑 같은 금액의 손실을 입어도 믿었던 사람에게 보증 잘못 섰을 경우가 가장 큰 실망감이 있을 것이다. 노름이나 술을 마셔서 금전적 손실이 있는 것보다 아마도 100배 이상의 실망감이 자신을 죽음으로 빨리 인도하게 된다. 믿었던 이성에게 배신을 당했을 경우도 마찬가지이다. 믿었다는 것은 그만큼 기대심리가 컸다는 것인데, 배신을 당했다면 믿지 않던 이성에게 배신을 당한 것보다 훨씬 실망도가 크게 되고 결국 그 자체만으로 자살을 하는 경우도 있다. 자살하지 않는다면 정신적 충격으로 인한 정상적인 삶을 가지지 못할 수도 있다. 자식들 문제 역시 큰 기대심리 때문에 실망도 역시 그 어떤 것보다 클 것이다. 다른 집 애들이 사회적 기대에 못 미치는 행동을 할 경우보다 내 자식이 그럴 경우 느끼는 충격은 말로 표현할 수 없을 정도일 것이다. 욕심을 그럴 듯하게 표현한 것이 기대심리이다. 2층에서 떨어지는 것보다 10층에서 떨어지는 것이 충격이 크며 죽을 확률도 높아지는 것이 세상일이다. 보증을 서려면 술 먹었다고 생각하고 보증을 서 주면 좋겠다. 너무 믿지 말고 말이다. 이성 친구 역시 너무 높은 기대심리로 사귀지 말자. 배신당하거나 헤어지는 아픔이 죽음을 재촉할 수도 있기 때문이다. 회자정리라는 사실을 인정하면서 적당히 사귀면 된다. 자식들 문제 또한 '내 자식만은 그러면 안 된다' 는 기대심리보다는 '내 자식도 그럴 수 있다' 라는 평범한 진리를 받아들이는 것이 선생선사의 순리를 따르는 길이다. 세상에 사람들이 높은 기대심리를 가져도 무방한 것이 하나 있다. 바로 벌침이다. 벌침 마니아가 되어 보면 기대심리보다 훨씬 높은 만족감을 맛볼 것이다.

197 _ 운칠기삼

운칠기삼이라는 말이 있다. 세상일이 운 70%에 기술 30%로 결정된다는 것이다. 아닌 게 아니라 세상살이가 그런 것 같다. 서민들이 좋아하는 고스톱 화투판을 보면 이 말이 맞는 것 같다. 먹기만 먹으면 설사를 하는 날이 있고, 치기만 치면 피박, 광박 등으로 대형 사고를 당하고, 광을 팔 기회도 없는 날이 있다. 어떤 이는 고스톱을 칠 때 반드시 아궁이가 아닌 굴뚝 쪽에 자리를 잡고 친다. 어떤 이는 마누라 속옷을 뒤집어 입기도 하고, 때로는 돈을 딴 사람의 자리를 돈 주고 사서 치기도 하지만 돈을 잃는 것은 마찬가지이다. 운을 바꿔 돈을 따려고 했지만 쏟아지는 소나기는 어쩔 수 없는 것이다. 그래서 나온 말이 '소나기는 피해가는 것이 상책이다' 는 것이다. 운이 나쁘게 작용할 때는 잠시 비켜 앉아 액운이 피해갈 때를 기다리는 것이다. 무리하게 액운에 맞서 싸우지 말고 몸을 납작 엎드려서 기다리는 것이다. 운칠기삼이 아니라 운삼기칠을 믿는 사람들도 있다. 운보다는 기술이 세상일에 더 비중 있는 것이라고 확신하는 사람들이다. 몰래카메라, 형광물질로 특수 제작한 화투, 이어폰, 특이한 표시, 같은 편끼리 짜고 치는 것, 미인계 등등 화투판에 첨단기술이란 기술은 다 동원하여 돈을 따려는 사람들이 그들이다. 심지어 화투나 카드를 치면서 손톱으로 긁어 자기만의 표식을 하는 경우도 있다. 그럴 경우를 대비해서 노름판에서는 서너 번 친 화투나 카드는 버리고 새로운 것으로 치기도 한다. 화투를 사는 것도 노름판이 벌어지는 인근에서 사지 않고 멀리 떨어진 곳까지 택시 타고 가서 사는 것이다. 기술에 비중을 두는 사람은 감옥에 가는 경우가 많고, 운이 중요한 요소라고 믿는 사람은 감옥에 가는 일이 거의 없다. 운이 없다고 한탄하는 사람들은 잠시 소나기는 피해가는 것이 좋다는 것을 명심하고 벌침 이야기를 따라서 벌침을 즐기면서 소나기가 멈출 때를 기다린 후에 다시 인생이라는 화투판에 어울리는 것도 나쁘지는 않겠다.

198 _ 욕심

"따르릉"
"여보세요. 누구십니까?"
"서울에 사는 사람인데요. 벌침을 즐기다가 궁금한 것이 있어서 전화를 걸었습니다."
"그러세요. 금년에 나이가 얼마나 되셨는데요?"
"올해 60세이고 집사람은 55세입니다. 밥맛이 없을 때 벌침을 어느 혈자리에 맞으면 좋지요?"
"위장 부근이나 팔 쪽의 혈자리가 좋습니다. 벌침 즐기신 지는 얼마나 되셨는데요?"
"2달 정도 됐습니다. 벌침을 하루에 얼마나 많이 즐길 수 있습니까? 어제 집사람과 벌침을 70방 정도 맞고는 멍해서 많이 애먹었습니다."
"벌침과 원수진 일 있나요. 뭣 때문에 벌침을 무리해서 맞습니까. 벌침 경력 2달이면 하루에 10방 정도로 2~3일에 한 번씩 즐기면 적당합니다. 뭐든지 과하면 탈이 나게 마련인 것이 세상일이니까요. 벌침을 반드시 맞아야 한다는 강박관념보다는 심심할 때 그냥 벌침 즐긴다는 자세로 벌침을 대해야 됩니다. 그러다 보면 아픈 것이 어느 날 사라진 것을 알 수 있을 것입니다."

"집사람이 류머티스 관절염으로 고생을 많이 하고 있다 보니 욕심이 생기더라고요. 관절 부위에서 누런 고름을 수도 없이 짜냈으니까요. 빨리 병이 나으려고 욕심을 부렸습니다."

"그래도 벌침은 욕심내면 절대로 안 됩니다. 벌침을 너무 과하게 즐기면 벌독이 몸에 무리를 줄 수 있으니까요. 벌침이야기의 벌침 즐길 때 주의사항을 무시하면 안 됩니다."

"집사람이 통화를 하고 싶어 하니 바꿔줄게요."

"여보세요. 어디가 아파서 벌침을 욕심내는지요?"

"제가요, 류머티스 관절염으로 손가락 마디마디를 비롯해서 뼈마디마다 고통이 심했거든요. 아픈 부위에 벌침을 즐기다보니 과하게 맞게 되었습니다."

"벌침을 하루에 10방 정도로 꾸준히 2~3일에 한 번 정도 즐기시다 보면 자신도 모르게 아픈 통증이 사라지게 될 것입니다. 그리고 벌침 경력이 6개월 정도가 되면 환부 등에 집중적으로 벌침을 즐길 수 있습니다. 아직 경력이 짧으시니 욕심 부리지 마시고 즐기면 좋겠습니다. 류머티스 관절염인 할머니 여러 명에게 벌침을 가르쳐 드렸더니, 벌침을 맞으면 시원하니까, 대부분 벌침에 욕심을 내는 것을 보았습니다. 그래서 벌침 적당히 즐기시라고 말리는 일이 힘들었습니다. 그것은 벌침이 류머티스 관절염에 효과가 있다는 것을 의미하는 것 아니겠습니까? 사모님께서도 벌침을 알맞게 즐기시다 보면 류머티스 관절염 통증이 사라지게 될 것이라고 믿습니다. 새털 같이 많은 세월 초조해 하지 말고요. 벌침을 즐기시는 혈자리가 애매하시면 벌침이야기에 있는 벌침 적응 요령을 반복해서 벌침을 즐기시면 됩니다."

오늘 서울에 사시는 중년의 부부가 전화를 걸어왔다. 일반적인 얘기지만 아주 중요한 것이다. 벌침은 욕심 부리는 것이 아니라 적당히 즐기는 것이라고 강조해 주었다.

199 _ 조지려면 확실히 조져라

할머니 한 분이 무릎이 부어서 찾아왔다. 작년에 무릎이 아프다고 하여 벌침을 가르쳐 주면서 스스로 벌침을 즐기라고 말해 준 적이 있었다.

"아저씨, 크로바꽃에 있던 꿀벌을 가끔씩 잡아서 벌침을 맞을 때는 몰랐는데 꿀벌 잡기가 쉽지 않아서 벌침을 즐기지 않으니 무릎관절 부위가 다시 부었어요."

"아들이나 딸에게 꿀벌 좀 잡아 달라고 하면 되잖아요."

할머니는 60대 말로 딸이 직장생활을 해서 외손자들을 돌봐 주고 있었다.

"품안에 자식이라는 말이 있잖아요."

"아니 세상에 친정엄마가 자기 자식들 돌봐 주는데 휴일 날 꿀벌 몇 마리 잡아 주는 것이 뭐가 그리 어려운 것이라고요. 그리고 사위도 그래요. 장모가 다리가 불편하여 벌침을 맞으면 좋다고 하는데 그것을 모른 척하고 있냐고요?"

"신경쓸까봐 내가 얘기를 하지 않았어요."

"할머니 염증성 무릎관절염은 벌침을 즐겨야만 됩니다. 벌독은 페니실린보다 1,000배나 넘는 강력한 살균능력이 있거든요. 염증을 일으키는 세균이나 바이러스를 적당히 조져서는 다시 붓고 아프고 합니다. 조지려면 확실히 조지라는 말이 있잖아요. 벌침 몇 방 맞으면 우선 아프지 않고 부기도 빠지지만 아직 염증 유발 균이나 바이러스가 다 죽은 것은 아니지요. 그것들이 완전히 죽어야만 되는 것이지요. 죽은 척하고 있는 염증 유발 균을 죽은 것으로 여기면 다시 살아나니까요."

"벌침을 어느 정도 맞아야 염증을 일으키는 세균이나 바이러스를 확실히 조지는 것입니까?"

"보통 한두 달 정도면 되는데 사람마다 차이가 있지요 .다만 원인적 치료를 병행하지 않는다면 꾸준히 즐기면 좋겠습니다. 그래서 벌침을 밥 먹듯이 즐기는 벌침 마니아가 되면 편리하다는 것입니다. 돈이 들어가면 좀 어려운 문제지만 지천에 널려 있는 꿀벌을 잡아 벌침을 즐기면 그런 걱정하지 않아도 되잖아요. 그러면 무릎관절염 뿐만 아니라 몸이 확실히 좋아지는 것을 느낄 수 있을 것입니다. 피로감, 감기, 가래, 천식, 비염, 눈 침침, 뻐근함, 어깨결림, 소화불량, 밥 맛 없음, 편두통, 스트레스, 짜증과 같은 것들은 금방 효과가 있다는 것을 느낄 수 있습니다."

"그렇군요."

"할머니, 남편과 자식은 부려 먹으라고 있는 것이니까요, 꿀벌 잡아 달라고 하세요. 아끼라고 있는 것이 아닙니다. 할머니가 벌침을 즐겨서 아프지 않는 것이 오히려 자식이나 남편을 생각해 주는 것이지요. 아파서 누워 보세요. 천덕꾸러기가 확실하게 될 것이니까요."

200 _ 이웃사촌

사람들은 아주 멀리 있는 것, 이루어질 수 없는 것, 자신에게 아무런 도움이 되지 않는 것에 푹 빠지는 경향이 있다. 가까이 있는 가족의 사랑이나 이웃들은 관심의 대상이 아니다. 자신에게 아무런 관련이 없을 세계 최고 갑부를 존경하며(그 사람이 소주 한 잔 사줄 리 만무함), 세계 최고의 모델에게 관심을 기울인다. 그러다가 자신에게 어려움이 닥치면 가족이나 이웃들의 도움을 은근히 바란다. 건강에 이상이 생기면 평상시 별로 존경하지 않던 의사들을 때로는 한 없이 존경하게 되고, 외로움을 느끼거나 실연당했을 때 비록 순대 안주에 소주 한 병이지만 자신의 하소연을 들어줄 친구들의 다정함에 눈물을 흘리기도 한다. 세계 최고 권력자, 갑부, 모델들이 자신에게 도움을 주는 것이 아니라 평상시 관심도 없었던 사람들이 위로를 해주고 소주잔을 기울여 주는 것이다. 어떤 사람들은 대화를 나눠 보면 자신과 아무 상관이 없는 멀리 있는 사람 얘기만 한다. 도대체 이해할 수 없다. 자신과 아무 관계가 없는 사람의 얘기를 하는 이유를 모르겠다. 뜬구름 잡으려는 사람이니 한심스럽다.

"그런데 그 사람이 당신에게 소주 한 잔 사준다고 합니까?"

이렇게 질문을 하면 아무 말도 못하면서 그런다는 것이다. 멀리 있는 친척보다 가까이 있는 이웃사촌이 좋다. 자신에게 소중한 것은 가까이 있으면서 항상 말벗이라도 되어 줄 수 있는 사람이다. 미국이나 소련 대통령이 중요한 것이 아니라 이웃에 사는 덥수룩한 아저씨나 펑퍼짐한 아줌마가 진짜 중요한 사람이다. 벌침도 이웃사촌 같은 존재인 것이다. 누구나 쉽게 즐길 수 있으며 아무에게나 차별이 없는 벌침이야말로 진정 우리가 소중하게 여겨야 할 자연의 선물인 것이다.

201 _ 바닥다지기

속말에 '동 트기 전이 가장 어둡다' 는 말이 있다. 세상 이치가 그렇다. 사람들이 살아가는 것도 그런 것이다. 국가 또한 사람들이 모여 사는 곳이니 이 법칙을 벗어나지 못할 것이다. 악재는 악재를 부르는 것이다. 나쁜 일이 있으면 뒤로 자빠져도 코가 깨지는 것처럼 나쁜 일은 한꺼번에 등장한다. 그때가 바닥이다. 되는 일이 없고 온갖 재수 없는 일들만 나타날 때가 바닥인 것이다. 바닥은 다지기가 필요하다. 바닥다지기가 시원치 않으면 부실공사인 것이다. 부실공사로 집을 지으면 얼마 지나지 않아 무너질 것이다. 이처럼 바닥다지기는 아주 중요한 과정이다. 세상을 살아가면서 가장 중요한 바닥다지기는 무엇일까? 적선을 하는 것, 저축을 하는 것, 기초를 닦는 것, 친구를 사귀는 것, 적을 만들지 않는 것, 책을 많이 읽는 것, 열심히 일하는 것, 사랑하는 것 등등 무수히 많은 바닥다지기가 있다. 수없이 많이 듣던 말이다. 귀가 따가울 정도로 들었고 눈이 가려울 정도로 보았던 말들이다. 뭐니 뭐니 해도 인생의 바닥다지기는 건강관리일 것이다. 하지만 사람들은 죽어봐야 아픈 줄 아는 것이다. 건강관리가 제대로 되지 않으면 위와 같은 바닥다지기조차도 할 수 없는 것이다. 세상이 시끄럽다. 바닥다지기라고 여기고 조용히 비켜 앉아 자신의 건강관리에 관심을 기울이는 것도 나쁘지는 않겠다. 밥 잘 먹고 가끔씩 벌침 즐기는 것이 인생 바닥다지기의 전부이다. '나는 건강 하나 만큼은 타고난 사람이다' 고 믿고 있는 사람이 있다면 건강이 바닥난 사람이니 반드시 바닥다지기를 해야 한다. 그렇지 않으면 앓다가 죽는 일만 기다릴 것이다.

202 _ 도전정신

많은 사람들과 벌침이야기를 했다. 그러면서 느낀 점이 있다. 세상 경험이 짧은 사람들은 벌침을 무서워하는 눈치였다. 반면에 세상 경험이 많은 사람들은 벌침을 아주 적극적으로 받아들이는 경향이 있었다. 결론은 자신감과 도전정신의 차이라고 본다. 어떤 이는 벌침에 대하여 몇 마디 하지 않았지만 가르쳐 달라고 조르기까지 하였고 어떤 이는 벌침을 입에 침이 마르도록 얘기해 주었지만 반신반의하는 것이었다. 자신감이 넘치고 도전정신이 많은 사람들이 전자였고 후자는 그와 대칭되는 사람들이었다. 그리고 자신감이 없으므로 모든 것이 의심스러운 사람들은 이리 재고 저리 재다가 돈 잃고 몸 상하는 일을 반복하는 것이었다. 벌침은 돈이 들어가지 않는다고 설명을 했지만 먹히질 않았다. 도전정신이 모자라는 사람들이 그랬다. 아무튼 세상을 향하여 미래를 향하여 자신감과 도전정신이 있는 사람들은 벌침 마니아가 되어서도 적극적으로 이웃 친지들에게 벌침의 효능에 대하여 입에 거품을 물듯이 설명을 해 주는 것이었다. 반면에 재고 재다가 벌침 마니아가 된 경우의 사람들은 이웃 친지들에게도 적극적으로 벌침에 대하여 설명을 하지 않았다. 자신에 대한 자신감이 없으니 남들에게 적극적으로 설명할 수 없는 것이다. 그러면서 벌침을 즐긴다. 혼자만 좋은 것보다는 여럿이 함께 좋은 것이 만 배 이상 행복한 기분이 든다는 사실을 모르는 모양이다. 좀 솔직하게 살면 좋겠다. 벌침 마니아가 되니 벌침 즐기기 전보다 확실히 몸과 마음의 건강 상태가 좋아지지 않았는가?

203 _ 카바레

카바레라는 곳이 있다. 춤을 취미로 살아가는 사람들이 만나는 장소를 그렇게 부르는 것이다. 쉬운 말로 말하면 댄스홀이라고 하기도 한다. 사람마다 취미가 다양하기 때문에 춤을 취미로 즐기는 사람들 또한 많이 있는 것이 사실이다. 낚시, 등산, 여행, 탐석, 산채, 골동품 모으기 등과 같이 여러 가지 취미 중의 하나가 춤을 추는 것이다. 입장료 몇 백 원에 카세트테이프 틀어 놓고 춤을 추는 카바레도 있고, 12인조 생음악 밴드가 살아있는 음악을 연주하는 규모가 큰 카바레도 있다. 장바구니 들고 춤을 추러 갔다가 단속에 걸려서 망신을 당하는 기사들이 과거에 종종 텔레비전 뉴스 시간에 나왔다. 열심히 일해야 할 시간에 퇴폐적인 춤을 춘다는 논리로 아줌마들의 취미 생활을 단속했던 것이다. 싸구려 카바레에 가서 춤을 출 때 조심해야 할 것이 있다. 카바레 마루에 잘 미끄러지라고 윤활제를 미리 뿌려 놓는데 사람들이 슬로우 슬로우 퀵 퀵 하면서 춤을 출 때 그 가루가 먼지가 되어 입으로 코로 들어가는 것이다. 예전에 춤꾼 중에 폐결핵 환자들이 많았다고 한다. 그리고 아줌마들이 카바레에 자주 가는 것은 춤이 좋아서가 아니라 이성이 그리워서 그런다는 말이 있다. 침침한 네온 등불 아래서 남편이 아닌 이성의 손을 잡고 몸을 밀착시키면서 춤을 출 때 일부 여성은 황홀감을 느끼기도 했다. 남자들보다 여자들이 춤에 푹 빠지기 쉬운 것이 바로 이런 환경 때문이라고 한다. 춤에 몰입해서 세상일 모두 잊고 스트레스 풀려고 하는 사람들이 때로는 부러울 때가 있다. 세상 얼마나 산다고. 슬로우 슬로우 퀵 퀵! 벌침은 슬로우 퀵 슬로우 퀵이다. 벌침을 놓을 때는 서서히 몸에 박힌 침을 뽑을 때는 빨리 뽑아야 한다.

204 _ 비석

　명절에 무척 바빴다. 본가, 처가의 성인들에게 벌침을 놓아주려니 그렇게 되었다. 꿀벌을 잠자리채로 잡아 일인당 평균 10여 방 정도로 벌침을 놓아 주었다. 아마도 30여 명에게 벌침을 서비스 했다. 명절에 다른 곳에 여행을 가려고 해도 사람들이 기다리는 것 같아서 갈 수 없게 되었다. 벌침 놓아주기 귀찮아서 도망친 것이라고 오해를 하지 말라는 법이 없기 때문이다. 빨리 벌침을 스스로 배워 즐겨야 남에게 신세지지 않게 된다고 강조를 하면서 벌침 서비스를 했다. 잠자리채도 만들어 주었다.
　"부모님 산소에 벌초를 하고 비석을 놓아드리니 가슴이 뿌듯하더이다."
　이웃 아저씨가 부모님 산소에 비석을 세우고 벌초를 하고 와서 하던 말이다. 돌아가시기 전에 하지 못한 효도 돌아가신 후에라도 하고픈 것이 자식의 심정일 것이다. 부모에 대한 효도는 어떤 자식을 막론하고 중요한 것이다. 부모들이 살아계셨을 때 자식들에게 아프다는 말을 잘 하지 않는다. 자식들 마음 상할 까봐서 그런다는 것이다. 어리석은 자식들은 정말로 부모가 아픈 곳이 없는 줄 알고 자신의 행복 찾기에만 노력을 할 뿐 부모에 대한 관심을 기울이지 않게 된다. 관절염, 디스크, 편두통, 혈액순환 장애, 불면증, 고혈압, 저혈압, 동맥경화, 정맥류, 소화불량, 천식, 비염, 눈 침침, 이명, 변비, 류머티스, 피로감, 골치 아픔, 오십견, 전립선염, 어지러움, 손발 저림, 수족냉증, 당뇨 등의 온갖 성인병에 노출되어 고생을 하시는 것이 부모들이다. 부모가 돌아가시어 산소에 비석이나 세우고 벌초를 열심히 하여 뿌듯함을 느끼는 것보다 부모님 살았을 적에 벌침 놓아드리는 것이 수 천 배 더 뿌듯한 마음이 된다는 것을 강조하고 싶다. 한 번만이라도 해보면 그 기분을 느낄 수 있다.

205 _ 노부부

벌침을 배우려고 노력 중인 노부부가 있다. 60대로 자식들 모두 출가시키고 노부부는 단둘이 살고 있다. 남편에게 먼저 벌침을 가르쳐 주고 있는데 며칠 벌침을 즐기던 남편이 아내를 데리고 와서 벌침을 함께 배우겠다는 것이다.

"아내가 죽으면 나는 개밥에 도토리 같은 존재가 될 것이 확실한데 그냥 있을 순 없잖아요."

"그럼요. 남자들은 무조건 아내보다 먼저 죽어야 행복한 것이라고 봅니다. 늙은 홀아비로 산다는 것이 매우 처량한 것일 테니까요."

"아내가 과거에 신장염을 앓았었는데 지금도 혈색이 밝지 않아서 늘 걱정이었어요. 벌침을 즐기면 혈색이 살아나는지요?"

"사람마다 차이는 있지만 벌침을 즐기면 혈액순환이 왕성하게 되고 염증 유발 균을 죽이게 되니 그렇게 될 것입니다."

"벌침을 40대에 배웠더라면 더 많은 즐거움을 갖고 살았을 텐데요."

"늦다고 생각할 때가 가장 빠른 때라고 하지 않나요. 부부가 함께 벌침 마니아가 되어 여생을 보내는 것도 행복 중의 행복이라고 봅니다."

60대 남자의 본심을 알 수 있었다. 아내를 진정 사랑하고 안하는지는 알 수 없지만 분명한 것은 아내가 아프면 자신이 곤란해질 것이라는 사실을 믿고 있다는 것이다. 그것을 예방하려고 아내를 데리고 와서 벌침을 가르쳐 달라는 것이다.

"새해엔 성기에도 벌침을 맞아 보렵니다. 오줌발이 약해서요."

60대 남자의 새해 꿈은 벌침을 배워 성기에 벌침을 즐기는 것이었다. 벌침에 푹 빠진 것이다.

206 _ 외간 여자

"아저씨, 허리에 벌침 좀 부탁드립니다. 꿀벌 5마리 잡아왔거든요."

"젊은 아줌마가 벌써 허리가 아프다고 하니 큰일이네요. 밤에 큰일을 많이 저지르나 봅니다."

"아니요, 밤일 때문이 아니라 낮일 때문에 그래요. 낮에 아르바이트를 하니 허리에 통증이 생기더라고요. 이상한 아르바이트가 아니고 청소하는 아르바이트요."

"남편에게 벌침 놓아달라고 하면 되잖아요."

"그런 남편이면 매일 업어줄 수도 있지요."

"남편하고 헤어지세요. 그래 마누라가 아르바이트 해서 허리가 아프다고 하는데 벌침 놓아주지 않으면 어쩌란 말입니까? 빠르면 빠를수록 좋으니 찢어지라고요. 흐흐."

"굶어 죽을 까봐 그러지 못하는 심정 이해해 주세요."

"나도 마누라가 알면 곤란하잖아요. 외간 여자들의 허리나 배, 어깨, 머리 등에 벌침을 놓아주는 것을 보게 되면 기분이 좋지는 않겠지요. 그러니 부부는 함께 벌침을 즐겨야 됩니다. 혹시 남편 오래 살 까봐 벌침 가르쳐 주지 않은 것은 아니겠지요?"
"모르지요. 지겨운 남편 바꾸면 좋겠다는 생각을 가끔씩 했지요. 흐흐."
잡아온 꿀벌로 허리에 3방, 머리에 2방 벌침을 놓아주었다.
"나는 아침에 출근하면서 호박꽃과 국화꽃에서 35방 벌침 맞았어요. 그러니 이렇게 생생하잖아요."
"국화꽃에 꿀벌이 많군요."

207 _ 제사음식

"아저씨, 꿀벌 잡아놓은 것 있으면 목, 허리, 머리에 벌침 좀 부탁할게요."
"추석 음식장만 때문에 걱정이 돼서요?"
"벌침 맞지 않으면 엄두가 나지 않을 것 같아서요."
40대 말의 맏며느리인 커리우먼이 추석 제사 음식장만 걱정 때문에 벌침을 미리 맞아야겠다는 것이었다. 명절에 대한 여성들의 스트레스가 아직도 만만치 않음을 알 수 있었다. 대가족으로 살 때는 시댁식구들과 매일 부대끼며 생활을 하니 명절이라도 특별히 스트레스를 받지 않았을 것이다. 핵가족화로 서로 떨어져 살다가 명절 때 가족들이 잠시 만나는 것인데 남자들은 음식 장만에 대한 부담이 없고, 자신들의 친형제들을 만나게 되니 즐거운 기분으로 명절을 보낼 수 있지만, 여성들은 사정이 좀 다른 것 같다. 여성들도 친정에 가서 제사를 지내고 음식장만을 한다면 정신적인 부담은 없을 것이다. 출가외인이지만 자신의 친부모, 형제를 만난다는 것이 즐거운 일이기 때문이다. 일체유심조라는 말이 있듯이 모든 것은 마음먹기 나름이다. 시댁을 친정처럼 친정을 시댁처럼 여기든지 아니면 시댁과 친정의 구분을 굳이 하지 않으려는 마음가짐을 갖는다면 여성들이 명절에 대한 부담을 줄일 수 있다.

"아줌마, 꿀벌 빌린 것 언제 다 갚을 건데요? 백회혈, 견정혈, 신정혈, 천주혈, 허리의 아시혈, 신문혈, 족삼리혈에 벌침을 즐겼으니 꿀벌이 총 12마리네요. 추석 지내고 반드시 갚아야 합니다."

"그럴게요. 추석 지내고 봅시다."

아줌마가 한편으론 안타까운 생각이 들었지만 벌침이라도 맞고 명절을 원만하게 보내려고 하는 그 정신이 대견스러웠다. 벌침 좋은 것은 알아 가지고.

208 _ 눈 침침

　벌침에 입문한 지 일 년이 조금 넘은 사십대 초반의 가정주부가 꿀벌을 47 마리나 잡아서 찾아왔다. 꿀벌을 잡지 못해서 아쉬워하여 꿀벌이 많은 곳을 알려 주었었다.
　"아저씨, 목과 머리에 벌침 좀 부탁드려요."
　"다른 곳은 제가 스스로 맞을 수 있으나 그런 곳은 남편이 출장 중이라 맞을 수 없어서요."
　"알았어요."
　목의 천주혈과 머리의 백회혈에 벌침을 3방 놓았다.
　"아저씨, 꿀벌을 잡는데 가끔씩 꿀벌이 희미하게 보일 때가 있어요."
　"노안이 시작되는 기분입니다."
　"그럴 때 벌침을 어느 곳에 즐겨야 좋은 지요."
　"아줌마는 벌침 적응된 지 일 년이 넘었으니 눈이 거짓말 같이 맑아지는 곳을 알려 줄게요."
　그러면서 양백혈에 벌침을 2방 놓았다.
　"눈 관련하여 먼저 벌침 경력 일 년 미만인 경우 이마의 신정혈에, 그리고 일 년이 넘었을 경우 양백혈과 사백혈에 벌침을 즐길 수 있습니다. 양백혈은 눈썹 중앙에서 이마 쪽으로 약간 올라간 부위이고 사백혈은 눈 아래 2센티 정도 되는 곳이랍니다. 양백혈과 사백혈은 얼굴에 있는 혈 자리이기 때문에 본인이 거울을 보고 직접 즐길 수 있지만 초기에는 타인의 도움을 받아야 합니다. 빨리 벌침을 뽑아야 하니까요. 벌침을 놓자마자 침을 뽑지요. 저는 오른손으로 벌침을 놓고 왼손 엄지손가락과 검지로 뽑았어요. 눈물이 핑 돌 정도로 처음에는 따갑답니다."

양백혈에 벌침을 2방 맞은 아줌마가 거짓말 같이 눈이 맑아진 느낌이라고 했다.

그날 아줌마는 벌침을 31방 맞았다. 스스로 배, 팔, 다리, 발, 손 등의 혈 자리에 벌침을 26방 즐기고 천주혈, 백회혈, 양백혈은 나의 도움을 받았다. 아줌마가 벌침을 즐기는데 60대 중반의 아저씨가 보고는 그것 참 신기한 일이라며 자신도 벌침을 배워 벌침 마니아가 되겠다고 했다.

209 _ 공동주택

아파트, 빌라, 연립주택 등을 공동주택이라고 한다. 벌침 마니아가 되면 아쉬운 것이 꿀벌이다. 꿀벌이 많은 지역의 벌침 마니아들은 별로 불편한 것을 느끼지 못하지만 그렇지 않은 지역 마니아들은 항상 꿀벌에 신경을 쓸 수밖에 없다. 앞으로 이런 세상이 오면 좋겠다. 공동주택 같은 곳에서 꿀벌 통을 옥상이나 일정 장소에(아이들이 접근하지 못하게 하여) 비치하여 모든 주민들이 언제나 마음 놓고 벌침을 즐기게 하는 세상이다. 관리사무실 등에서 벌통을 관리하면 될 것이다. 아주 이른 봄이나 겨울의 입구에 설탕물을 며칠만 주면 관리할 것도 없겠다. 꿀벌 스스로 꽃을 찾아 먹이를 찾기 때문이다. 공동주택 화단 같은 곳에 있는 꽃이나 인근에 핀 꽃을 찾아다닐 것이다. 관리비 추가 걱정은 하지 않아도 될 것이다. 조족지혈과 같기 때문이다. 꿀벌은 새끼를 많이 치기 때문이다. 세대 당 월 몇 백 원 정도면 되겠다. 상상해 보면 얼마나 좋은 세상인가? 벌침 마니아들이 바라는 세상은 이런 세상이다. 누구나 쉽게 벌침을 즐길 수 세상이 온다면 이웃 간의 정도 묻어날 것이고 단합도 잘 될 것이다. 무엇보다도 주민들 건강이 좋아지니 웃음이 가득 찬 사회가 만들어질 것이다.

210 _ 월동준비

비도 내리지 않고 바람도 불지 않는 요즘 신난 사람들은 벌침 마니아들이다. 본격적인 벌침 시즌이다. 햇볕이 든 둔치의 키가 작은 잡꽃에 꿀벌들의 역사가 분주하다. 머지않아 모든 꽃들이 질 것이라는 확신을 갖고 꿀벌들은 노동을 하고 있다. 겨우내 꿀벌의 애벌레들이 먹을 식량을 확보해야 하는 숙명이 그들을 더욱 바쁘게 만들고 있다. 잠자리채 들고 20여 분간 꿀벌을 잡는다. 50~100여 마리 정도 꿀벌을 잡아 벌침을 20여 방 즐기고 나머지는 내일을 위해 보관한다. 금년에 꿀벌이 활동할 기간도 길어야 두어 달 남았다. 벌침을 가을에 충분히 즐겨 겨울철 감기나 기타 질병과 추위 같은 것을 예방하면 좋다. 벌침이 면역력 강화와 신체에 대한 온열작용으로 추위도 덜 타게 만드는 것이다. 11월 중순 정도면 꿀벌은 밖으로 나오지 않는다. 온도가 15도씨 아래에서는 활동을 하지 못하는 것이 꿀벌이다. 꿀벌이 애벌레를 위해 식량을 준비하듯이 벌침 마니아들 또한 겨울철 건강을 지키려고 위해 벌침을 충분히 즐기기 위해 분주한 것이 양력 9월의 모습이다. 가을철에 벌침을 충분히 즐기면 겨울에 꿀벌 통을 구입해서 벌침을 즐기지 않아도 될 것이다.

"아저씨 도로변에서 꿀벌을 잡는데 지나가던 사람들이 자꾸 관심을 갖고 물어봐서 귀찮아요. 좀 창피한 생각도 들고요. 애들처럼 잠자리채 들고 꿀벌 잡을 때 말이에요."

"아줌마. 남들이 아줌마 건강에 관심이 있을까요. 남들이 아줌마 건강하라고 보태주는 것 있냐고요."

211 _ 처녀가 애를 낳더라도

우리나라 속담에 처녀가 애를 낳더라도 할 말이 있다는 말이 있다. 예전부터 처녀들도 애를 낳을 수 있다는 사실을 알고 있었다. 시집만 가지 않았지 사실상 부부 생활을 하는 처녀들이라면 애를 배서 낳을 수 있다. 세상은 이처럼 처녀도 애를 낳을 수 있다. 불가능한 것이 없다. 독자들로부터 여러 가지 질문을 받고 있다. 그 중의 하나가

"왜 벌침이야기는 벌침의 장점만 강조 되어 있습니까? 벌침의 단점은 없습니까?"

라는 것이다. 독자들의 느낌이 틀린 것이 아니라고 본다. 세상 모든 일에는 동전의 양면이 있듯이 좋은 것이 있으면 나쁜 것이 있고, 밝은 것이 있으면 어두운 것이 있다. 좋은 것만 있고 나쁜 것이 없다는 것은 존재하지 않을 것이다. 벌침에 대하여 동전의 양면 이론을 대입해 보면 어떻게 될까? 벌침의 장점은 신체를 리모델링하여 만병을 예방하는 것이다. 어느 한두 가지 질병에만 효과가 있는 것이 아니라는 것이다. 이 병,저 병,그 병과 어떤 병이라도 벌침을 즐기면 효과를 볼 수 있다. 그리고 벌침은 복잡한 것이 아니다. 누구나 쉽게 공짜로 원 없이 즐길 수 있

는 것이 벌침이다. 잠자리채와 핀셋만 있으면 된다. 벌침 즐기는 방법은 벌침이야기만 따르면 된다. 아픈 사람도 아프지 않은 사람도 즐길 수 있다. 노인도 젊은이도, 남자도 여자도 벌침을 즐기는 벌침 마니아가 될 수 있다. 벌침도 단점이 있다. 벌침이 단점을 가지고 있지 않는 것이 바로 벌침의 가장 큰 단점이다. 장점만 있으니 벌침을 모르는 사람은 처음에는 의심을 한다, 세상에 단점이 없는 것이 어디 있냐고. 혹자는 벌침 적응 훈련 초기에 몹시 가렵고 붓는 것이 벌침의 단점이라고 하겠다. 하지만 잘못 알고 있는 것이다. 벌침 초기에 가렵고 붓는 것은 단점이 아니라 벌침의 장점이다. 벌침에 입문하려면 통과의례가 있어야 한다. 최소한의 안전장치가 바로 가렵고 붓는 것이다. 벌침의 남용을 방지하고 애들이 쉽게 접근하지 못하도록 그런 과정이 벌침에게는 있는 것이다. 안 밴 애를 낳으라고 사람들이 요청하지만 내가 처녀라면 모를까 남자인 나는 절대로 애를 낳을 수 없다. 벌침의 심정도 나와 같을 것이다. 벌침에게 없는 단점을 만들어 내라는 것은.

212 _ 발기부전

벌침 마니아가 되면 성기에 벌침을 즐기게 된다. 과하게 즐기지만 않는다면 정력증강에 상당한 효과가 있는 것이 사실이다. 여러 사람들에게 성기에 벌침 즐기는 요령을 가르쳐 주었다. 성기에 벌침을 즐기게 되면 초보자들은 성기를 남들에게 자랑하려고 한다. 기특하게 변화된 성기가 너무 가상해서 그러는 것인지 아니면 스스로 왜소하다고 느끼며 살다가 변화된 성기가 너무 신기해서 그러는지 알 수 없지만 아무튼 대부분 남자들은 성기에 벌침을 즐기게 되면 얼마 동안은 자꾸 성기를 보여주려고 하였다. 발기부전의 원인은 대부분 심인성 요인이다. 심한 스트레스(직장, 직업, 돈 문제, 사업 문제, 자식들 문제, 아내와의 다툼, 왜소 콤플렉스, 업무 문제, 이사 문제 등)가 주범이다. 그리고 종종 심한 과음과 흡연이 그것을 유발하기도 한다. 사람들이 벌침을 성기에 즐기는 초기에 남들에게 보여주려는 행동을 하는 것을 보면서 느낀 것이 있다. 작지도 않지만 스스로 작다고 주눅 들어 살고 있는 남자들이 많다는 것이다. 그렇지 않고서야 벌침 맞은 성기가 대견스러워 남들에게 보여주려는 행동을 하지 않을 것이다. 멀쩡한데도 목욕탕에서 구석으로 맴도는 남자들은 심적으로 많은 부담을 갖고 성생활을 할 것이다. 그것이 심하면 발기부전이 될 수도 있다. 뭐든지 자신감이다. 자신감이 생기질 않으면 벌침을 배워 성기에 즐겨 보자. 벌침이야기에 벌침 성기에 즐기는 요령이 있다. 가장 맛있는 섹스를 하는 비법이 있다. 섹스 할 때는 섹스만 신경 쓰는 것이다.

213 _ 납골당

"아저씨, 꿀벌 잡아 놓은 것 있으면 몇 마리만 부탁드립니다."
"어째서요?"
"어제 시골로 벌초를 하러 다녀와서 몸이 전국적으로 쑤시니 벌침 좀 맞으려고요. 시골에 가면 꿀벌 많이 잡을 것 같아서 잠자리채 가지고 갔는데 꿀벌이 보이질 않더군요."

"어릴 때 반딧불이 많이 있었지만 요즘은 많이 보이지 않더라고요. 바로 농약 때문에 그렇지요."

"맞아요. 농약 때문에 꿀벌이 날아들지 못하나 봐요. 그리고 양봉 하시는 분들도 많이 줄었고요. 생산성이 떨어지니 그런가 봐요."

사십대 말의 부인이 남편과 함께 벌초를 다녀왔다며 꿀벌을 몇 마리 얻으러 왔다. 여덟 마리를 주었더니 자신이 필요한 부위에 벌침을 직접 즐기고 갔다.족삼리혈,수삼리혈,합곡혈,태충혈 등에 벌침을 놓았다.

"조상들 묘지 관리 용이하게 하기 위해 이곳저곳에 있던 묘지를 한 곳으로 모두 모았는데, 남편이 장남이니 벌초를 늘 해야 합니다.물론 기계로 하지만 보통 힘이 드는 것이 아니더군요. 앞으로가 더 걱정이겠어요. 아이들이 줄어드니까요. 그래서 아버님께 납골당 말씀을 드렸어요. 지금 있는 묘지야 할 수 없지만 앞으로는 화장을 해서 납골당을 만들어 사용할 것이라고요. 아버님께서도 흔쾌히 허락하시더군요. 물론 우리 부부도 화장하기로 합의를 봤고요."

"지금이야 벌초니 뭐니 하여 조상들 묘지 관리에 정성을 쏟지만 앞으로는 그것이 점점 힘들어질 것 같아요.자식을 많이 낳지 않으니 말이에요. 글로벌화로 하나밖에 없는 자식이 외국에서 근무하는 경우도 있을 것인데 난감해지기 십상이죠. 외주처리 하면 편리할 것인데요."

"그러면 조상들이 정성이 부족하다고 할까봐서요."

214 _ 경계인

이쪽도 저쪽도 그쪽도 아닌 사람을 경계인이라고 한다. 좌파도 아니고 우파도 아니고 중도파도 아니다. 오직 그런 것들의 경계에 서서 살아가는 사람이다. 경계인으로 산다는 것이 어떤 의미에서는 진정한 자유인으로 살아가는 것이라고 본다. 벌침이야기도 경계인으로 살고 싶다. 이 여자 저 여자에게 속하지 않고 오직 벌침이야기를 사랑하는 사람에게 가끔씩 다가가서 대화를 나누고 싶을 뿐이다. 부르주아에 속하지도 프롤레타리아에 속하지도 않고 오직 사람과 사람들이 어울리며 사는 그런 사회가 있다면 기웃거리고 싶다. 경계인으로 살면 외로울 것이지만 대신 자유를 마음껏 누리고 사니 외로움이라는 것은 사치품에 불과할 것이다. 세상 모든 것의 경계에 서서 살고 싶지만 예외가 있다. 바로 벌침이다. 벌침에 대해선 경계인이 아니다. 벌침이 좋다는 사람과 벌침이 나쁘다는 사람의 경계에 서고 싶지 않다는 것이다. 벌침이 좋다는 사람들에게 속하고 싶다. 벌써 벌침이 좋다는 사람으로 살아가고 있다. 벌침에게는 경계인이 없다. 벌침을 스스로 즐기는 경지에 도달한 벌침 마니아라면 경계인으로 살아가는 사람은 없기 때문이다. 벌침은 무조건 좋은 것이기 때문에.

215 _ 감기와 조류독감

환절기가 되면 감기가 잘 걸린다. 공기 중에 있는 감기 바이러스가 면역력이 떨어진 사람을 공격하여 감기를 앓게 만드는 것이다. 모든 사람이 감기에 걸리지 않고 일부 사람에게만 감기가 걸리는 것은 바이러스를 이길 힘이 없는 사람 즉 면역력이 약한 사람에게만 감기가 발병한다는 것을 증명하는 것이다. 새가 감기에 걸리면 조류독감이라고 한다. 그런데 조류독감 바이러스가 사람에게 감염이 되고 그리고 조류독감에 걸린 사람에게서 다른 사람에게 조류독감이 옮겨지는 것을 막으려고 세계보건기구에서 무척 많이 신경을 쓰고 있다. 조류독감에 걸리면 사람이 많이 죽을 수도 있기 때문이다. 벌침 마니아가 되면 감기를 모르고 산다. 벌침을 즐겨서 면역력이 강해졌기 때문이다.

"아저씨, 뭐 하세요?"

"벌침 맞고 있는데요."

"벌침이라고요? 나도 2년 전에 벌침을 두 달간 맞았어요. 버스 타고 가서요. 그 뒤로는 감기를 모르고 살아요. 콧물감기나 목감기 한번 앓지 않았네요."

60대 할머니가 벌침을 2년 전에 두 달간 맞고 그 이후로 감기를 잊고 산다고 자랑을 했다. 나 또한 벌침 마니아가 된 이후로 감기는 모르고 살고 있다. 벌침 마니아들이 농담 삼아 하는 말이 있다. 충치 치료를 하기 위한 치과 방문 외에는 그 어떤 병원도 가지 않았다.

"조류독감이든 스페인, 파나마, 홍콩 독감이든 사스이든 올 테면 오라지. 하나도 겁나지 않으니깐."

216 _ 발목이

69세의 할머니가 발목 관절에 염증이 있다고 벌침을 배워 즐기려고 한다. 잠자리채와 핀셋을 하나씩 준비하고 벌침이야기 내용을 믿고 열심히 배우는 중이다.

"아저씨, 내 얘기 좀 들어 보세요. 혈액암이라는 말 들어보았나요. 멀쩡하던 남편이 그 병에 걸려 투병생활을 하느라고 고생이 많은데, 벌침 맞아도 됩니까?"

"지금 항암제 투여 받으시고 있으니 곤란하겠네요. 투병생활 다 마치고 벌침 마니아가 되시면 좋겠습니다. 투병생활하신지 얼마나 되셨는데요?"

"공직 생활 40년 하고 퇴직 후에 운동을 좋아하시며 생활하셨는데, 2년 전에 갑자기 그런 병에 걸렸습니다. 20여 알씩 약을 먹는 모습을 보노라면 기가 막힙니다. 글쎄 죽지도 않고 고생만 하는 병이라고 합니다."

할머니가 남편 병간호하느라고 고생이 많았다. 퇴직도 했고 자식들도 다 출가시켰고 둘이서 여행이나 다니려고 맘먹고 있었는데 남편이 희귀병에 걸려서 꼼짝할 수 없다고 했다. 며칠 전에는 남편이 숨이 막힌다고 하여 구급차를 불러 이 병원 저 병원 다니다가 서울까지 갔었고, 검사결과 별다른 원인을 찾지 못했다고 했다.

"할머니 원래 사람이란 그런 것 같아요. 힘들게 번 돈 치료비로 다 쓰고 가나 봅니다. 그래서 평소에 건강관리에 소홀함이 없어야 합니다. 할머니도 발목 관절이 아프니 열심히 벌침 즐기세요. 꿀벌 잡으면서 운동도 하고 벌침 맞아서 염증도 치료하고 면역력도 세지고 그냥 좋은 것이 벌침이니까요."

"그래야지요. 설마 내 남편에게 그런 병이 올 줄은 상상도 못했답니다. 완벽하게 사시는 남편이었으니까요."

"질병은 예고가 없이 누구에게나 찾아올 수 있습니다. 그러니 건강할 때 건강관리가 필요합니다."

다리가 불편하여 절뚝거리면서 남편의 혈액 암 투병생활 뒷바라지를 하시는 할머니의 모습을 바라보면서 삶이 결코 단순하지 않다는 믿음을 가져 본다. 할머니가 벌침을 배워 발목 관절염이라도 완쾌되기를 빌 수밖에 없었다.

217 _ 퇴행성관절염

"아저씨, 저 꿀벌 잡아 왔어요. 어깨에 벌침 좀 놓아 주세요"

오늘 반바지 차림의 중년 부인이 긴 잠자리채에 꿀벌을 여러 마리 잡아서 나를 찾아 왔다. 꿀벌이 11마리였다. 30분 정도 여유시간이 있었는데 잠을 잘 것인지 꿀벌을 잡으러 나갈 것인지 망설이다가 꿀벌을 잡으러 나왔다는 것이다. 어깨 결림이 심해서 벌침 마니아가 된 부인이었다.

"요즘 오른쪽 무릎관절 부위에 약간의 통증이 있어요."

"이제부터 서서히 관절 부위가 아플 나이가 되었지요. 여자들은 서서 일을 많이 하니까요."

"내 나이가 40대 중반인데 벌써 관절 부위가 아프다니 걱정이에요.

60살은 돼야 무릎이 아플 줄 알고 있었는데요."

"무릎 연골 같은 것은 정량제인 것 같아요. 사람마다 일정량의 연골이 있는데 많이 사용한 사람은 빨리 닳아서 아프게 되고 아껴서 사용한 사람은 퇴행성관절염이 늦게 찾아온다고 봅니다. 무리하게 뛰고 등산하는 것이 무릎 연골을 혹사시킬 수도 있다는 것이지요."

견정혈과 곡지혈 그리고 무릎관절이 아픈 부위와 족삼리혈에 벌침을 7방 놓아주었다.

"한 방 더 맞으면 좋겠는데요. 관원혈에요."

"안 됩니다. 나머지는 남편이 퇴근 후에 맞아야 해요."

부인은 자신이 벌침을 한방 더 맞으면 좋은 줄 알고 있지만 4마리는 남편을 위해 맞지 않았다. 부부사랑이 이런 것이다. 배우자를 배려하는 것이 진정한 사랑이 아닐까. 오랜만에 부부사랑을 체험하게 되니 기분이 좋았다. 음식 끝에 마음 상한다는 말이 있지만 벌침 끝에 부부사랑 확인했으니.

218 _ 간이 콩알만 한

여자와 남자를 비교해 보면 신체의 특정 부위가 무조건 크다고 좋은 것도 아니고 무조건 작아서 좋은 것도 아니다. 모든 것이 적당하게 크고 적당하게 작아야 되는 것이 사람이다. 여자들은 가슴이 커지기를 기다리고 남자들은 성기가 커지기를 바란다. 타고난 신체 크기대로 살면 되지만 사람의 욕심이 내버려두지 않는다. 그래서 무리하게 수술을 한다.

가슴확대 수술과 음경확대 수술, 코 높이는 수술, 눈 쌍꺼풀 수술, 입술 크게 보이는 수술, 등이 있다. 반대로 작아지게 하는 수술도 있다. 얼굴 작게 보이는 수술, 예쁜이수술, 아랫배 지방 제거 수술, 콧구멍 작게 보이는 수술 등이 그것들이다. 이와 같이 큰 사람은 작게 보이려고 하고 작은 사람은 크게 보이려고 하는 심리가 바로 사람의 심리이다. 남자인 벌침이야기가 감히 여자들 심리를 논한다는 것이 문제가 있지만 남자들 심리가 그렇다는 것은 확실히 알고 있다. 벌침을 여러 사람들에게 가르쳐 주면서 느낀 것이 있다면 남자들의 가장 큰 관심사는 성기에 있다는 것이다. 그런데 간이 콩알만 한 남자들이 많았다. 간이 작다보니 벌침을 무서워하는 남자들이다. 간 확대 수술은 아직 없다는 것이 문제인 남자들이다. 벌침을 무조건 즐기면 간도 커지고 성기도 커진다. 간도 작고 성기도 작은 남자들이 있다면 눈 딱 감고 벌침 마니아가 되면 모든 문제가 풀릴 것이다. 그리고 여자들도 몸짱, 얼짱, 맘짱이 되려면 그냥 벌침 마니아가 되면 문제가 풀린다. 돈 들이지 않고 얻어지는 결과는 돈 들인 것보다 훨씬 효과가 있을 테니까. 여성들도 성기에 벌침을 즐기면 좋은 결과를 얻을 수 있다. 물론 각종 부인병도 예방할 수 있고 다이어트, 피부미용에도 좋다.

219 _ 아시혈과 통증

아시혈이라는 것이 있다. 손가락으로 아픈 부위를 눌렀을 때 '아, 거기' 라고 저절로 말이 나오는 곳이다. 벌침을 아시혈에 맞으면 곧 통증이 사라지는 기분을 맛볼 수 있다. 벌침의 편리함이다. 손가락으로 눌러서 통증을 느끼는 곳에 벌침을 스스로 즐길 수 있는 것이다. 사람들은 수많은 통증에 시달리며 살고 있다. 허리디스크, 목디스크, 어깨결림, 손발저림, 수족냉증, 심한 운동 후 근육이 뭉친 곳, 이유 없이 피로하고 근육이 아픈 것, 비가 오면 쑤시는 곳, 건초염, 관절염, 신경통, 삔 곳, 타박상으로 멍이 든 부위 등등 통증이 있는 아시혈에 벌침을 즐기면 금방 효과를 느낄 수 있다. 그렇지만 아시혈에 벌침을 즐기려면 반드시 신체를 벌침에 적응시킨 후에 가능하다. 벌침이야기에 벌침 적응 훈련 요령이 있다. 어느 누구의 도움을 받지 않고 스스로 벌침을 맞을 수 있다. 잠자리채로 꿀벌을 잡아 벌침을 맞으면 된다. 벌침은 이런 지엽적인 통증을 없애는 것이 목적이 아니다. 컴퓨터를 오래 사용하여 바이러스에 오염이 되었을 경우 포맷을 하여 다시 사용하는 것 같이 벌침을 즐기면 인체를 포맷하는 것과 같은 효과가 있는 것이다. 벌침 마니아가 되려는 목적이 바로 이것이다. 인체를 포맷하여 각종 질병 인자를 사전에 제거하는 것이 벌침을 즐기는 이유인 것이다. 부모가 모두 암으로 돌아가신 어떤 사람이 벌침 마니아가 되었다. 이유는 자신도 암에 걸릴 수도 있기 때문에 벌침 마니아가 되어 면역력이 강화된 상태로 살아가면 암 발병 억제에 도움이 될 수도 있다는 계산에서 벌침 마니아가 되었다는 것이다. 벌침 마니아는 벌침을 밥 먹는 것과 같이 여기는 사람을 가리킨다. 꿀벌을 보면 잡아서 자신의 신체에 직접 즐기는 이유는 아프지 않고 즐겁게 오래 살려고 그러는 것이다. 벌침이야기는 벌침 마니아가 되는 비법인 것이다.

220 _ 수지침 할아버지

벌침 마니아인 할아버지가 다른 할아버지 한 분을 데리고 왔다. 벌침 마니아인 할아버지가 잠자리채로 꿀벌을 잡아 벌침을 즐기는 것을 보고 벌침에 대하여 궁금한 것이 있다고 하여 데리고 온 것이다.

"이 할아버지에게 벌침 설명 좀 해 주세요."

"벌침 그까이꺼 설명할 것이 있나요. 관심만 있으면 되는데요. 할아버지는 어디가 불편하신가요?"

"내가 74살인데 허리디스크가 있어요. 그러니 행동에 많은 제약이 따르네요. 서울에 큰 병원에 가서 진단을 받았는데, 나이가 많아서 그러는지 수술할 필요는 없다고 합니다. 그냥 요대만 하고 있어요."

"벌침 맞으면 허리가 시원해지는 것을 맛볼 수 있을 거에요."

"벌침을 아무데나 맞아도 되나요?"

"기본적인 혈자리와 아시혈 정도는 알아야 하지요."

"노인대학에 다니면서 수지침을 배웠어요. 그래서 혈자리 몇 곳은 알고 있답니다."

"수지침과 벌침은 완전히 다른 것입니다. 수지침은 침이고 벌침은 벌독 주사가 우선입니다. 벌침은 부수적으로 침, 뜸 효과도 동시에 볼 수 있답니다."

며칠 후에 수지침 할아버지가 꿀벌을 6마리 잡아서 찾아왔다.

"글쎄, 친구가 벌침을 놓아주더니 안 놓아 주는 거에요. 몸에 두드러기가 조금 났는데 말이에요."

수지침 할아버지가 벌침을 놓아달라고 자꾸 졸라서 벌침 마니아인 할아버지가 몇 방 놓아주었고 벌침 맛을 본 수지침 할아버지가 허리가 시원하게 되니 점점 욕심을 부리게 된 것이다. 그러다가 수지침 할아버지에게 두드러기가 조금 나니 벌침 마니아 할아버지는 더 이상 벌침을 놓아줄 수 없다는 것이었다. 벌침 때문에 이웃 할아버지의 우정에 금이 갈 수도 있는 상황이었다.

"할아버지, 벌침을 초보자가 너무 욕심을 부리면 안 됩니다. 과유불급이고요. 친구 할아버지에게 신세질 필요 없이 아들이나 며느리에게 벌침을 놓아달라고 하면 되잖아요. 낮에 꿀벌을 잡아 놓았다가 밤에 도움을 받으면 그만이지요. 벌침이야기에 있는 벌침 적응 요령에 따라 벌침을 즐기면 문제는 해결 됩니다."

수지침 할아버지도 결국 벌침 마니아가 되었다.

221 _ 엽기적인 사람들

벌침 마니아가 되면 모든 것이 즐겁다. 일단 신체가 아프지 않으니 즐겁고, 스트레스와 짜증이 없으니 또한 즐겁다. 피부가 고와지고 잔주름이 생기질 않으니 즐겁다. 그리고 몸매가 되살아나고, 살이 찌지 않으니 날아다니는 것 같은 기분이 되어 즐겁다. 목감기와 비염, 눈병, 귓병, 피부질환 등이 사라지니 즐겁고, 똥배가 들어가니 즐겁다. 입에서 위산 냄새가 나지 않고, 오줌발이 세지고 성기가 만족스럽게 되니 즐겁다. 배우자의 불감증이 사라지니 또한 즐겁다. 각종 바이러스성 질환으로부터 독립을 하게 되니 즐겁다. 그 뿐만 아니라 벌침 마니아가 되면 지구상에 있는 질병이라는 이름을 갖고 있는 것들에게 당당하게 맞설 수 있게 되어 즐겁다. 벌침을 모르는 사람들이 벌침을 즐기는 사람을 보면 엽기적이라는 생각을 한다. 살아있는 꿀벌로 자신의 신체에 벌침을 즐기니 그렇게 생각할 수 있겠다. 하지만 벌침 마니아가 되어 보면 오히려 벌침을 즐기지 못하는 사람들이 더 엽기적이다. 모든 질병에 노출되어 언제 병원에 가서 고생하다가 죽을 지도 모르면서 그것을 예방할 수 있는 벌침을 즐기지 않는 것이 엽기적이다 못해 차라리 불쌍하게 느껴지는 것이다. 돈이 들어가는 것도 아닌데 그렇게 사는 것을 보니 엽기적이고 측은한 생각이 든다. 벌침을 즐기게 되면 인생의 참맛을 맛볼 수 있다. 벌침을 늦게 배운 것을 후회하기도 한다.

222 _ 후유증

사람이 살다보면 본의 아니게 사고를 당하는 경우가 있다. 내가 아무리 방어운전을 하며 주의를 기울이지만 상대방이 와서 박는 데야 뾰족한 수가 없는 것이 세상사이다. 그런 일이 자주 있으면 자신의 사주팔자를 들여다보기도 한다. 삼재가 들어 있는 것이 아닌지 따지기도 한다. 태어난 해만 가지고 삼재를 따지기만 사실은 이 세상에 태어난 연월일시 모두를 따져야 진정한 사주팔자가 아닐까? 돼지해에 소달에 돼지날에 호랑이시에 태어났다면 그 사람은 역마살이 끼여 장군이 되어 세상을 들었다 놓았다 할 팔자인데 그렇게 살지 못하면 몸이 피곤하고 아픈 것이다. 그리고 올해는 시가 날삼재이고 내년에는 달이 들삼재이다. 모든 면에 주의를 하며 살지만 교통사고로부터 자유스럽지 못한 것이 현대 사람들의 운명이다. 불의의 사고로 몸을 다쳐 수술을 하고 퇴원을 하고 물리치료를 받지만 그래도 욱신거리는 사고 후유증에 벌침이 좋다. 사고로 목이 뻐근하고 타박상을 입은 어깨에 통증이 있고 발목을 접질러 고통스럽다면 벌침 마니아가 되면 좋다. 벌침을 즐기면 통증과 고통은 사라질 것이다. 그리고 수술을 하여 피부를 절개했다가 봉합했을 경우에 절개했던 부위의 양쪽에 벌침을 즐기면 좋다. 신경이 재생하는데 벌침만한 것이 없다. 그런데 벌침을 즐기려면 절차에 따라 벌침 적응 훈련을 한 이후라야 한다. 아무리 좋은 약이라도 먹을 준비가 되지 않은 사람에게는 무용지물이다. 평소에 벌침 적응 훈련을 하여 벌침 마니아가 된다면 무슨 걱정이 있을까?

223 _ 아픈 다리

벌침 마니아인 주부가 어제 나를 찾아왔다. 벌침에 입문하여 열심히 벌침을 즐겼는데 올 여름의 장마와 무더위로 벌침을 중단했다가 며칠 전부터 다시 벌침을 즐기고 있다.

"꿀벌 잡기가 힘이 드네요. 무궁화꽃에서 몇 마리씩 잡아서 벌침을 즐기고 있으니 감칠맛이 나요. 높은 곳에 있는 무궁화꽃에 있는 꿀벌을 잡을 수가 없어요."

"그러니까 잠자리채가 필요하다고 말했잖아요. 그래 오늘은 몇 마리나 잡았어요?"

"8마리밖에 잡지 못했어요. 쑤시는 곳은 많은데요."

"감칠맛 나게 맞는 벌침이 진짜 벌침이지요."

잡아온 꿀벌로 그녀는 어깨에 3방, 팔꿈치(천정혈)에 1방, 엄지손가락 부위 아픈 곳에 좌우로 각각 1방씩, 다리의 족삼리혈과 중봉혈에 벌침을 맞았다.

"아저씨, 그것 참 이상한데요. 제가 양쪽 다리가 가끔씩 무거워서 벌침을 많이 즐겼잖아요. 항상 왼쪽 오른쪽 다리에 동시에 벌침을 즐겼는데, 요즘 꿀벌이 귀해서 더 아픈 왼쪽 다리만 벌침을 놓았었지요. 그런데 어젯밤에 잠자리에 들려고 누웠는데, 왼쪽 다리는 없고 오른쪽 다리만 있는 기분이었어요. 그러니까 오른쪽 다리가 조금씩 쑤시고 아프니 그런 느낌이 오더라고요."

"이제 벌침을 맛을 조금 볼 줄 아네요. 다리가 없어진 것 같은 느낌이 바로 벌침의 맛입니다."

아줌마의 솔직한 표현에 군더더기 말이 더 이상 필요 없겠다. 아픈 다리가 없어진 것 같은 느낌 그것이 바로 벌침 마니아들만이 즐기는 행복감이다.

224 _ 자유인

벌침 마니아들은 진정한 자유인이라 할 수 있다. 일단 아픈 것을 걱정하지 않아도 되고, 누구에게 자신의 건강문제를 의존하지 않아도 되기 때문에 그렇다. 자유인이라면 정신과 신체가 다른 사람의 간섭을 받지 않아야 한다.

"아저씨, 이제는 벌침 없이는 못살 것 같아요."

마흔네 살의 사모님이 종종 만날 때 하는 말이다. 그녀가 말하는 것이 틀리지 않다는 것을 벌침 마니아는 알고 있다. 인사치레 말이 아니다.

"오늘 벌침 맞으셨어요?"

벌침 마니아들이 나누는 인사말이다. 어릴 때 동네 어른들을 만나면 '진지 잡수셨어요?' 라는 말로 인사를 했었다. 그 말이 이제는 '벌침 맞으셨어요' 로 바뀌었다. 벌침은 절대로 강요가 아니다. 쓸데없는 생각을 하며 망설이는 사람들이 있다. 하기야 평양감사도 제 하기 싫으면 그만인 것이다. 몸이 상하도록 열심히 노력하여 번 돈을 결국엔 망가진 몸 치료하는데 다 쓰고 죽는 것이 인생이다. 벌침은 적극적인 사람들에게 문이 활짝 열려 있다. 차별이 없다. 소극적인 사람들은 적극적인 마음이 된 후에 벌침에 입문해야 한다. 그렇지 않으면 괜히 고생만 할 것이다.

225 _ 누구세요

성형수술이 많은 사람들의 관심이다. 몸이 곧 재산인 연예인들을 비롯하여 취직하려는 젊은이들까지 성형수술 공화국이 된 듯하다. 텔레비전에 나오는 사람들 대부분이 성형수술을 했다. 그것은 그들의 표정을 보면 아무리 화장발로 얼굴을 위장했지만 말을 할 때나 웃을 때 얼굴 근육의 움직임이 아주 어색하다. 마치 일본에서 만든 로봇 얼굴표정과 비슷하다. 얼굴 근육의 움직임이 자연스럽지 못하고 따로 움직이기 때문이다. '누구세요 성형수술' 이라는 것이 있다. 얼굴의 모든 부위를 비롯하여 몸매까지 손을 보는 다시 말하면 알고 있는 사람들이 잘 알아볼 수 없을 정도로 뜯어 꼬치는 성형수술을 말한다. 사회생활에 지장을 줄 정도로 문제가 있다면 성형수술이 필요한 것이지만 무조건 성형수술은 자신의 개성을 파괴하는 행위이다. 사람들 모습이 전부 비슷해지는 것 같다. 그 여자, 저 여자, 이 여자와 그 남자들의 모습이 전부 거기서 거기다. 벌침을 즐기면 피부미용과 살빼기 효과가 있다. 혈액순환이 잘 되니 얼굴색이 화사하게 되고 얼굴에 있던 지방 살이 빠져서 갸름한 얼굴이 되며 여드름 같은 피부트러블도 사라진다. 탈모 방지도 되며 흰 머리 생기는 것도 많이 억제된다. 얼굴 피부뿐만 아니라 전신의 피부가 좋아진다. 뱃살과 어깨살, 허벅지살도 빠지고 피부표면에 있는 사마귀나 티눈도 사라진다. 짜증과 스트레스가 없으니 항상 밝은 모습으로 대인관계를 할 수 있어 좋은 인상을 광고하는 효과도 있다. 벌침을 즐기면 '여보세요 성형수술'을 한 것처럼 된다.

"여보세요, 뭣 때문에 그렇게 예뻐졌나요? 비결이 무엇입니까?"

"비결이라기보다는 그냥 벌침 마니아가 되면 저절로 이렇게 됩니다."

226 _ 배꼽 아래

일 년 전에 벌침을 가르쳐준 벌침 마니아인 주부를 만났다.

"사부님, 벌침 좀 놔 주세요. 장마와 무더위로 벌침을 즐기지 않았더니, 온 몸이 찌뿌듯하고 개운치 않아서요. 무궁화꽃에 갔으나 꿀벌을 찾을 수 없었어요."

"개 눈에는 똥밖에 띠지 않는다고 내 눈에는 꿀벌이 보이던데요. 아무튼 스승이 제자에게 벌침을 얻어맞아야 하는데 오늘은 거꾸로 제자가 스승에게 벌침을 얻어맞네요. 내가 아주 찐하게 벌침 맛의 진수를 보여줄게요."

이렇게 중얼거리면서 그녀의 신정혈과 배꼽 아래의 관원혈(단전)에 아주 맵게 벌침을 2방 놓았다.

"벌침 맛있지요. 굶었다가 맛보는 벌침 맛이 3년 만에 돌아온 서방 맛보다 찐할걸요."

"벌침 입문 일주년 기념으로 기념행사를 가져야 하는데 어쩌지요?"

운동 삼아 무궁화꽃이 있는 곳에 나가서 꿀벌 25마리를 잡았다. 15마리는 벌침이야기 몸에 직접 벌침을 즐겼고 나머지 8마리는 아내와 딸이 벌침을 맞았고, 2마리는 벌침 제자 아줌마가 즐겼다. 벌침 파티가 다 끝난 후에 이웃집 아저씨가 왔으나, 꿀벌이 사라진 뒤였다. 제자 아줌마의 배꼽 밑을 보니 굵은 애기줄(배꼽에서 음모 쪽으로 검은 줄이 있다. 그것을 그냥 애기줄이라함)이 하나 있었다. 배꼽 밑의 혈자리에 벌침을 많이 즐겨서 검은 줄이 생긴 것이었다. 확실한 벌침 마니아였다. 40대 아줌마의 아랫배에 벌침으로 애기줄을 다시 만든 것이다. 남자인 나도 배꼽 밑에 애기줄이 있는데 그 스승에 그 제자였다.

227 _ 불황과 의료비

경제 불황으로 인하여 선진국에서도 아픈 주부들 중의 많은 이들이 건강검진을 받지 못하고 병원에 치료 받으러 가지 않고 있다는 보도를 보았다. 경제난으로 가계지출을 줄이려고 발버둥을 치고 있는 것이다. 불황기에는 무조건 지출을 줄여 마이너스 가계부를 만들지 않으려고 하는 주부들의 궁여지책이 돋보이게 된다. 오죽했으면 의료비 지출을 줄이려고 할까? 라는 생각도 해보았지만 의료비를 무조건 줄인다는 것이 그렇게 좋은 것은 아니다. 호미로 막을 것을 가래로 막아야 하는 상황이 올 수도 있기 때문이다. 나이가 중년에 가까워지면 자궁암, 유방암, 난소암, 갑상선암, 위암, 대장암, 중풍, 관절염, 신경통, 스트레스, 두통, 불면증 등의 발병이 활발해지는데 미리 건강검진을 하여 초기에 암을 발견하는 것이 현대의학(서양의학)의 최선의 치료법이라고 한다. 그런데 검사비가 만만치 않아 검진을 받지 못한다고 하니 경제 불황이 심각한 수준인 모양이다. 벌침이야기는 감히 주장한다. 서양의학이 암을 조기에 발견하여 치료하는 것에 비중을 둔다면 벌침이야기는 암이 신체에 발병하지 못 하도록 하는 것에 초점을 두고 싶다. 암이 발병하는 원인은 여러 가지가 있겠지만 어떤 암이든 신체의 면역력이 약할 때 발병할 것이다. 면역력이 약하게 되는 것은 혈관이 좁아지거나(매연, 니코틴, 먼지, 지방질, 스트레스 등의 영향),혈액이 걸쭉하게 되어 혈액순환이 신체 구석까지 원활하게 이루어지지 않기 때문이다. 그렇다면 혈관이 좁아지는 것을 방지하고 혈액이 걸쭉하게 되는 것을 막는다면 면역력을 강하게 유지할 수 있을 것이다. 이 문제를 해결하는 데 가장 확실한 방법은 벌침을 즐기는 것이다. 벌침을 맞으면 붓는 원리로 인하여 혈관이 팽창되고, 벌독성분이 혈액을 맑게 묽게 만드는 역할을 한다. 이것은 양봉을 오래 한 사람들이 일반인들보다 노인병이나 성인병에 잘 걸리지 않고 건강하게 산다는 것에서 확인이 가능하다. 양봉은 수천 년 전부터 인간이 해왔다. 늘 꿀벌에 쏘이면서 살아가는 양봉인들처럼 일반인들도 그런 생활을 한다면 수많은 질병의 공격으로부터 자신의 건강을 지킬 수 있을 것이다. 벌침을 그냥 밥 먹듯이 스스로 자유롭게 즐기는 사람을 벌침 마니아라고 한다. 성인이면 누구나 벌침 마니아 생활을 해야 한다고 벌침이야기는 강조한다. 그러면 경제난으로 병원에 가지 못하더라도 건강에 대하여 그다지 걱정하지 않아도 되기 때문이다. 관절염, 신경통, 손발 저림, 수족냉증, 어깨 결림, 건초염, 생리통, 월경불순, 편두통, 이명, 동맥경화, 장염, 간염, 류머티스, 건망증, 중풍, 불면증, 허리 아픔, 디스크, 하지 정맥류, 탈모, 당뇨, 눈 침침, 비염, 똥배, 방광염, 스트레스, 요도염, 감기 등등 수많은 질병으로부터 괴롭힘을 당하면서도 돈이 없어서 병원에 잘 가지 못하는 주부들이지만 자신의 자식들이 아프면 병원에 간다고 했다. 그것이 모정인 것이다. 눈 딱 감고 벌침을 공짜로 스스로 즐기면서 이 어려운 경제 불황을 극복해야겠다. 배가 고픈 사람보다 몸이 아픈 사람이 더 불쌍하다고 한다. 배고픈 사람은 음식을 먹으면 그만이지만 몸이 아픈 사람은 건강이 망가지면 회복할 수 없는 치명타를 입게 된다. 벌침은 절차이기 때문에 절차에 따라 스스로 행하면 된다.

2부

벌침 실전2

1장

관절염 뿌리 뽑기 프로그램

001 _ 지긋지긋한 관절염(퇴행성, 류머티스, 세균성, 외상성)

사람은 누구나 관절염으로부터 벗어날 수 없다. 관절 하나만큼은 건강하다고 자부하는 사람도 나이가 들면 퇴행성관절염이 생기는 것이다. 하물며 관절에 커다란 충격을 받은 사람이거나 무리하게 운동을 많이 한 사람, 직업특성상 관절을 무리하게 사용한 사람들은 더 말할 것도 없다. 무릎관절에 물이 차서 걸음을 잘 걷지 못하거나(때로는 무릎관절 부위의 외경이 허벅지나 장단지 보다 비정상적으로 크게 됨) 무릎을 제대로 꿇지 못하며, 책상다리 자세로 앉지를 못하는 사람들이 많이 보이는 것이 현실이며 특히 여성들에게 이런 증상들이 많이 나타나고 있다. 지긋지긋한 관절염 통증으로 인하여 밤잠을 잘 이루지 못하는 경우도 있으며 심하면 우울증 증세를 보이는 사람들도 있다. 치료를 받으면서 사진 찍고, 약 먹고, 물리치료도 받아보지만 신통치 않는 경우가 대부분이다. 그럴 경우에 수술을 하기도 한다. 여러 가지 획기적인 수술 방법이 있지만 아직은 불완전한 현실인 것을 부인할 수 없다. 벌침이야기가 관절염과의 전쟁을 선포하는 심정으로 '관절염 뿌리 뽑기 프로그램'을 만들었다. 사람이면 누구나 닥치게 될 관절염과의 전쟁에서 일방적으로 승리할 수 있는 비방일 것이다. 혹시 돈이 들어가는 것이 아닐까? 하고 걱정하는 사람들이 있다면 천만의 말씀이다. 벌침이야기를 접하는 사람이라면 평생 관절염으로 고생하는 사람들은 없을 것이다.

002_ 관절염 뿌리 뽑기 프로그램 도전에 앞서

관절염 뿌리 뽑기 프로그램에 도전하고자 하는 사람들은 반드시 벌침이야기에 있는 벌침 적응 훈련을 미리 마쳐서 벌침을 자유롭게 스스로 즐길 수 있는 벌침 마니아가 되어야 한다. 벌침 마니아는 벌침이야기 내용에 따라 신체에 벌침 적응 훈련을 한다면 누구나 쉽게 될 수 있다.

003_ 관절염 뿌리 뽑기 프로그램 실전

누구나 벌침에 신체를 완전히 적응시킨 다음에 관절염 뿌리 뽑기 실전에 임해야 한다. 자격미달인 사람은 절대로 해서는 안 된다.

1) 첫째 날

- 꿀벌을 잡아 다리의 족삼리혈(좌, 우)과 태충혈(좌, 우)에 벌침을 4방 놓는다.

- 왼쪽 무릎의 슬개골(종지뼈)을 위에서 내려다 볼 때 슬개골(종지뼈) 좌측 끝 중앙 부위와 우측 끝 중앙 부위에서 슬개골(종지뼈) 밖으로 1cm 정도 떨어진 부위에 벌침을 2방 놓는다.

- 오른쪽 무릎의 슬개골(종지뼈)을 위에서 내려다 볼 때 슬개골(종지뼈) 좌측 끝 중앙 부위와 우측 끝 중앙 부위에서 슬개골(종지뼈) 밖으로 1cm 정도 떨어진 부위에 벌침을 2방 놓는다.

- 슬개골(종지뼈) 부위에 벌침 맞고 난 후에 팔의 수삼리혈(좌, 우)과 합곡혈(좌, 우)에 벌침을 4방 놓는다.

벌침을 12방정도 맞았으나 이미 벌침 적응 훈련을 마쳤기 때문에 벌침이 시원하게 느껴진다. 관절염을 심하게 앓고 있는 사람들은 벌침을 맞고 꿀벌의 침을 오래 꽂아 놓으려는 경향이 있으나, 벌침을 맞고 빨리 (놓자마자) 침을 뽑아야 한다. 오른손으로 핀셋을 이용하여 꿀벌을 잡아 벌침을 놓고 왼손의 검지와 엄지손가락으로 침을 뽑으면 편리하다. 다만 벌침을 1년 이상 즐긴 사람은 벌침을 조금 늦게 뽑을 수 있겠으나 가능하면 빨리 뽑는 것이 벌침 맞은 흔적이 나타나지 않게 되어 좋다. 벌침 속도도 3분에 1방 정도로 천천히 놓아야 한다.

2) 둘째 날

- 첫째 날 벌침 맞고 48시간 정도 지나서 다리의 곡천혈(좌, 우)과 삼음교혈(좌, 우)에 벌침을 4방 놓는다.

- 왼쪽 무릎의 슬개골(종지뼈)을 위에서 내려다 볼 때 슬개골(종지뼈) 위 쪽 끝 중앙 부위와 아래 쪽 끝 중앙 부위에서 슬개골(종지뼈) 밖으로 1cm 정도 떨어진 부위에 벌침을 2방 놓는다.

- 오른쪽 무릎의 슬개골(종지뼈)을 위에서 내려다 볼 때 슬개골(종지뼈) 위 쪽 끝 중앙 부위와 아래 쪽 끝 중앙 부위에서 슬개골(종지뼈) 밖으로 1cm 정도 떨어진 부위에 벌침을 2방 놓는다.

- 슬개골(종지뼈) 부위에 벌침 맞고 난 후에 다리의 장단지 부위에 있는 승근혈(무릎 뒤쪽 접히는 부위의 중앙 부위에서 아래쪽으로 15cm 정도 떨어진 곳)에 벌침을 좌, 우로 2방 놓는다.

- 발목 안쪽의 중봉혈(좌, 우)에 벌침을 2방 놓는다.

- 팔의 신문혈(좌, 우)에 벌침을 2방 놓는다.

벌침을 14방정도 맞았으나 이미 벌침 적응 훈련을 마쳤기 때문에 벌침이 시원하게 느껴진다. 특히 관절염이 있는 부위가 시원하게 느껴진다. 벌침을 맞고 빨리(놓자마자) 침을 뽑아야 한다. 오른손으로 핀셋을 이용하여 꿀벌을 잡아 벌침을 놓고 왼손의 검지와 엄지손가락으로 침을 뽑으면 편리하다. 다만 벌침을 1년 이상 즐긴 사람은 벌침을 조금 늦게 뽑을 수 있겠으나 가능하면 빨리 뽑는 것이 벌침 맞은 흔적이 나타나지 않게 되어 좋다. 벌침 속도도 3분에 1방 정도로 천천히 놓는다.

3) 셋째 날

- 둘째 날 벌침 맞고 48시간 정도 지나서 다리의 승근혈 6cm 정도 아래에 있는 승산혈(장단지에 힘을 주었을 때 장단지와 근육이 횡으로 갈라지는 곳의 중앙 부위)에 벌침을 좌, 우로 2방 놓는다.

- 왼쪽 무릎을 앞에서 바라봤을 경우에 슬개골(종지뼈)을 열십(十)자로 나누었을 때 12시 방향(자신의 머리 방향)과 3시 방향의 가운데 지점에서 슬개골(종지뼈) 밖으로 1cm 정도 떨어진 부위와(시침 기준으로 1시 30분 방향) 6시 방향과 9시 방향의 가운데 지점에서 슬개골(종지뼈) 밖으로 1cm 정도 떨어진 부위(시침 기준으로 7시 30분 방향)에 벌침을 2방 놓는다.

- 오른쪽 무릎을 앞에서 바라봤을 경우에 슬개골(종지뼈)을 열십(十)자로 나누었을 때 12시 방향(자신의 머리 방향)과 3시 방향의 가운데 지점에서 슬개골(종지뼈) 밖으로 1cm 정도 떨어진 부위와(시침 기준으로 1시 30분 방향) 6시 방향과 9시 방향의 가운데 지점에서 슬개골(종지뼈) 밖으로 1cm 정도 떨어진 부위(시침 기준으로 7시 30분 방향)에 벌침을 2방 놓는다.

- 슬개골(종지뼈) 부위에 벌침 맞고 난 후에 발목의 복사뼈 안쪽과 바깥쪽의 아래 끝 중앙 부위에서 발바닥 방향으로 1cm 정도 떨어진 부위에 벌침을 좌, 우에 4방 놓는다.(좌, 우 발목에 2방씩 4방임)

벌침을 10방 정도 맞았으나 이미 벌침 적응 훈련을 마쳤기 때문에 벌침이 시원하게 느껴진다. 특히 관절염이 있는 부위가 시원하게 느껴진다. 벌침을 맞고 빨리(놓자마자) 침을 뽑아야 한다. 오른손으로 핀셋을 이용하여 꿀벌을 잡아 벌침을 놓고 왼손의 검지와 엄지손가락으로 침을 뽑으면 편리하다. 다만 벌침을 1년 이상 즐긴 사람은 벌침을 조금 늦게 뽑을 수 있겠으나 가능하면 빨리 뽑는 것이 벌침 맞은 흔적이 나타나지 않게 되어 좋다. 벌침 속도도 3분에 1방 정도로 천천히 놓으면서 욕심을 부리지 않는다.

4) 넷째 날

- 셋째 날 벌침 맞고 48시간 정도 지나서 뒷다리의 종아리와 허벅지의 경계선의 가운데 부위로 무릎을 꿇었을 때 접히는 부위의 중앙인 위중혈(좌, 우)에 벌침을 2방 놓는다.

- 왼쪽 무릎을 앞에서 바라봤을 경우에 슬개골(종지뼈)을 열십(十)자로 나누었을 때 3시 방향(자신의 머리가 12시 방향 기준임)과 6시 방향의 가운데 지점에서 슬개골(종지뼈) 밖으로 1cm 정도 떨어진 부위와(시침 기준으로 4시 30분 방향) 9시 방향과 12시 방향의 가운데 지점에서 슬개골(종지뼈) 밖으로 1cm 정도 떨어진 부위(시침 기준으로 10시 30분 방향)에 벌침을 2방 놓는다.

- 오른쪽 무릎을 앞에서 바라봤을 경우에 슬개골(종지뼈)을 열십(十)자로 나누었을 때 3시 방향(자신의 머리가 12시 방향 기준임)과 6시 방향의 가운데 지점에서 슬개골(종지뼈) 밖으로 1cm 정도 떨어진 부위와(시침 기준으로 4시 30분 방향) 9시 방향과 12시 방향의 가운데 지점에서 슬개골(종지뼈) 밖으로 1cm 정도 떨어진 부위(시침 기준으로 10시 30분 방향)에 벌침을 2방 놓는다.

- 슬개골(종지뼈) 부위에 벌침 맞고 난 후에 다리의 족삼리혈(좌, 우), 삼음교혈(좌, 우), 태충혈(좌, 우)에 벌침을 6방 놓는다.

- 팔의 주료혈(좌, 우)에 벌침을 2방 놓는다.

　벌침을 14방정도 맞았으나 이미 벌침 적응 훈련을 마쳤기 때문에 벌침이 시원하게 느껴진다. 특히 관절염이 있는 부위가 시원하게 느껴진다. 벌침을 맞고 빨리(놓자마자) 침을 뽑아야 한다. 오른손으로 핀셋을 이용하여 꿀벌을 잡아 벌침을 놓고 왼손의 검지와 엄지손가락으로 침을 뽑으면 편리하다. 다만 벌침을 1년 이상 즐긴 사람은 벌침을 조금 늦게 뽑을 수 있겠으나 가능하면 빨리 뽑는 것이 벌침 맞은 흔적이 나타나지 않게 되어 좋다. 벌침 속도도 3분에 1방 정도로 천천히 놓으면서 욕심을 부리지 않는다. 벌침을 맞지 않으면 서운한 마음이 들 정도로 관절염 부위가 좋아지는 것을 느낄 수 있다.

5) 다섯째 날

- 넷째 날 벌침 맞고 48시간 정도 지나서 목의 천주혈(좌, 우)과 백회혈에 벌침을 3방 놓는다.

- 팔의 양계혈(좌, 우)과 곡지혈(좌, 우)에 벌침을 4방 놓는다.

- 배의 중완혈과 관원혈(단전)에 벌침을 2방 놓는다.

- 엉덩이와 다리의 경계선에 횡으로 생기는 주름의 가운데 부위인 승부혈(좌, 우)에 벌침을 2방 놓는다.

- 허벅지 뒷부분에 있는 승부혈 아래로 18cm 정도 떨어진 은문혈(좌, 우)에 벌침을 2방 놓는다.

- 발목의 복사뼈 바깥 부위와 발뒷꿈치 사이에 있는 곤륜혈(좌, 우)에 벌침을 2방 놓는다.

● 다리의 족삼리혈(좌, 우)과 태충혈(좌, 우)에 벌침을 4방 놓는다.

벌침에 완전히 적응되지 않은 사람(벌침 경력 3개월 미만)은 관절염 뿌리 뽑기 훈련을 함에 있어서 침을 빨리(놓자마자) 뽑아야 한다. 벌침 마릿수도 본인의 몸 상태에 따라 적게 맞는 것은 가능하지만 많이 맞는 것은 금해야 하며, 벌침 맞는 날짜도 늦게 맞는 것은 가능하나 앞당기는 것은 금해야 한다. 벌침을 놓을 때는 충분한 시간을 가지고 속도를 늦춰서 맞아야 한다. 3분에 1방 정도 이상의 속도를 유지해야 한다. 관절염을 뿌리 뽑기 위하여 아시혈에도 벌침을 즐겨야 하지만 다른 신체의 주요 혈자리에도 벌침을 맞아야 한다. 이는 관절염을 유발할 수 있는 근육의 부실을 막기 위한 것이다. 무릎관절염의 경우 허벅지 근육과 종아리 근육이 함께 살아나야지만 원인적 치료가 되기 때문이다. 근육이 부실한 사람은 관절염에 걸리기 쉽다. 이유는 관절 부위에 받는 충격을 연골만으로 완충해야 하기 때문에 연골 마모가 심하게 되어 관절염이 발생할 가능성이 매우 높은 것이다. 관절 부위가 받는 충격을 근육이 함께 완충시켜 준다면 연골의 부담을 확 줄이게 될 것이다. 그리고 원인 없는 결과 없다는 것이 세상의 이치이므로 반드시 관절염을 발생시킨 내외적 요인도 함께 제거할 수 있도록 해야 한다. 신발 형태, 지나치거나 부족한 운동, 부실한 음식, 걷는 자세, 허리 이상 유무, 지나치게 비만이거나 마른 체중, 폐경기나 자궁 들어내는 수술로 생기는 여성 호르몬의 부족 등도 함께 보완한다면 벌침으로 관절염 뿌리 뽑기 전쟁은 반드시 승리할 것이다. 신발은 가능하면 충격을 완충해 줄 수 있는 것을 신어야 하며 신발 밑창이 편마모가 생기는 원인도 제거하는 것이 좋다. 결국 걷는 자세(발바닥 전체를 사용해서 쿵쿵거리며 걷지 말고 사뿐사뿐 걷는 것이

관절염 예방에 효과적임)도 시간을 갖고 본인 스스로 고쳐야 하는 것이다. 운동이 좋다고 하니깐 자신의 운동 능력을 초과해서 하는 것도 관절염에 좋지 않다. 바로 과유불급이 잘 어울리는 것이 운동인 것이다. 지나치면 모자람만 못하다는 진리를 항상 따라야 아프지 않고 살 수 있는 것이다. 여성의 경우 여성 호르몬 분비가 폐경기를 지나면 줄어들게 될 것이다. 그러므로 최대한 폐경기를 늦추는 노력도 해야 한다. 바로 여성도 성기에 벌침을 즐겨야 하는 이유이다. 여성 호르몬이 부족하면 남성화가 되기 때문에 똥배가 나오고 허리에 튜브를 차고 물놀이 하는 사람 모습으로 변하여 무릎관절, 발목관절, 허리관절에 상당한 부담을 주게 되어 관절염으로 여성들이 많은 고생을 하는 것이다. 여성 성기에 벌침 적응 요령은 별도로 다루었다. 벌침이야기에 있는 벌침 적응 훈련을 할 때 신체의 주요 혈자리를 익혔을 것이다. 벌침 마니아 생활을 하면서 그런 혈자리에도 벌침을 종종 즐겨서 신체에 혈기가 늘 왕성하도록 하는 것도 관절염 예방에 도움이 된다.

6) 여섯째 날

- 벌침 경력 3개월 미만인 사람은 벌침으로 관절염 뿌리 뽑기 실전 훈련을 첫째 날부터 반복한다.

- 벌침 경력 3개월 이상인 사람은 자신의 몸 상태에 따라 벌침 맞는 부위를 바꿀 수 있으며(아픈 부위인 아시혈에 벌침을 집중할 수 있음), 벌침 경력이 6개월 지나면서 신체가 벌침에 완전히 적응이 된 사람이라면 1회에 벌침을 30방 정도까지 늘려도 된다. 다만 벌침 맞는 날짜는 격일로 하는 것이 좋다.

퇴행성관절염이 심하거나 물이 차는 증세가 심한 사람은 관절염 뿌리 뽑기 훈련을 마친 후에 매일 환부에 벌침을 5~10여방 정도로 벌침을 맞으면서 집중적으로 관절염 뿌리 뽑기를 하는 것도 나쁘지 않다. 다만 벌침 마릿수는 하루에 30여 방을 넘지 않아야 한다. 통증 부위에 벌침을 여러 방 놓으면 마치 그곳에 불이 난 것처럼 후끈거리는 경우가 있으나 아주 좋은 현상이니 걱정하지 말아야 한다. 환부에 뜸을 12시간 이상 뜨는 효과를 보기 때문이다. 하지만 자신의 몸 상태가 부실하다고 느끼는 사람은 절반인 15방 정도로 훈련을 하거나 심한 경우엔 격일로 훈련을 해야 하는 것이다. 벌침으로 관절염을 뿌리 뽑았을 경우라도 관절염 발생 원인을 완전히 제거할 수 없기 때문에 꾸준히 벌침 마니아 생활을 하는 것이 좋다. 벌침으로 관절염을 뿌리 뽑고 얼마 지나지 않아서 다시 재발하는 경우가 종종 있다. 바로 원인적 치료를 하지 않은 사람들이다. 그러므로 벌침을 취미로 즐기는 것이다. 늘 질병 발생 원인들이 사람들을 괴롭히기 때문이다.

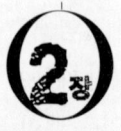

여성 성기에 벌침 적응 요령

001 _ 여성도 성기에 벌침을 즐겨야 한다

　남성과 마찬가지로 여성도 성기에 벌침 적응 훈련을 하려면 반드시 신체를 벌침에 적응시킨 다음에 해야 한다. 벌침이야기의 벌침 적응 훈련을 마치고 벌침 마니아가 된 이후에 가능한 것이다. 많은 여성들이 나이가 들어가면서 고약한 부인병 등으로 말 못하는 고생을 하고 있는 현실을 고려할 때 여성의 성기 벌침 적응 요령을 공개해야만 하는 필요성을 인식하여 과감하게 비방을 공개하기로 했다. 더구나 남성의 성기보다 여성의 성기는 세균의 공격을 쉽게 받을 수 있는 구조라서 보다 적극적으로 여성들도 벌침을 즐겨야 한다. 다만 노약자와 중환자, 임신 중이거나 임신을 하기 위하여 노력하는 부부들은 벌침을 금해야 한다. 부부가 서로 벌침 적응 훈련을 시켜 주면 좋다.

002 _ 여성 성기에 벌침 적응 요령 실전

1) 첫째 날

- 꿀벌을 핀셋으로 머리와 몸통을 동시에 잡아서(꿀벌의 머리 부분이 핀셋의 손잡이 쪽을 향하도록, 핀셋을 잡는 사람의 어깨 방향) 확실히 움직이지 못하도록 한 상태로 음핵(클리토리스)을 덮고 있는 표피의 중앙 부위에 벌침을 1방 놓는다. 오른손으로 핀셋을 이용하여 벌침을 놓고 왼손의 검지와 엄지손가락으로 침을 빨리(놓자마자) 뽑는다.

　신체가 이미 벌침 적응 훈련을 마쳤기 때문에 그다지 붓지 않는다.

종종 많이 붓는 사람도 있으나 시간이 지나면 부기가 사라지니 걱정할 필요 없다. 따가움의 강도가 처음이므로 만만치 않지만 기가 확 도는 느낌이 들고 참을 만하다.

2) 둘째 날

- 첫째 날 벌침 맞고 48시간 정도 지나서 좌측 소음순의 바깥 부위 중앙에 벌침을 1방 놓는다. 마찬가지로 꿀벌을 핀셋으로 머리와 몸통을 완전히 잡고 놓아야 한다. 벌침 놓고 침을 빨리(놓자마자) 뽑는다.

이미 신체가 벌침에 완전히 적응이 된 이후라서 그다지 붓지 않을 수 있으나 때로는 많이 붓는 이들도 있다. 하지만 모두 걱정할 필요 없다. 시간이 지나면 부기가 빠질 것이고 붓지 않은 이들도 벌침에 적응이 되어 신체가 살아나면 붓는 경우가 있으며 그 또한 시간이 지나면 사라질 것이다.

3) 셋째 날

- 둘째 날 벌침 맞고 48시간 정도 지나서 우측 소음순의 바깥 부위 중앙에 벌침을 1방 놓는다. 마찬가지로 꿀벌을 핀셋으로 머리와 몸통을 완전히 잡고 놓아야 한다. 벌침 놓고 침을 빨리 뽑는다.

이미 신체가 벌침에 완전히 적응이 된 이후라서 그다지 붓지 않을 수 있으나 때로는 많이 붓는 이들도 있다. 하지만 모두 걱정할 필요 없다. 시간이 지나면 부기가 빠질 것이고 붓지 않은 이들도 벌침에 적응이 되어 신체가 살아나면 붓는 경우가 있으며 그 또한 시간이 지나면 사라질 것이다. 후끈거리는 느낌이 그다지 나쁘지 않다.

4) 넷째 날

- 셋째 날 벌침 맞고 48시간 정도 지나서 첫째 날 벌침 맞은 부위인 음핵(클리토리스)을 덮고 있는 표피의 중앙에 벌침을 1방 놓는다. 꿀벌을 핀셋으로 완전히 잡고 벌침을 놓아야 한다. 꽁무니를 움직이지 못하게 잡는 것이다. 벌침을 놓고 침을 빨리(놓자마자) 뽑는다.

이미 신체가 벌침에 완전히 적응이 된 이후라서 그다지 붓지 않을 수 있으나 때로는 많이 붓는 이들도 있다. 하지만 모두 걱정할 필요 없다. 시간이 지나면 부기가 빠질 것이고 붓지 않은 이들도 벌침에 적응이 되어 신체가 살아나면 붓는 경우가 있으며 그 또한 시간이 지나면 사라질 것이다. 후끈거리는 느낌이 그다지 나쁘지 않다. 배 방향으로 기가 확 퍼지는 것을 느낄 수 있다.

5) 다섯째 날

- 넷째 날 벌침 맞고 48시간 정도 지나서 소음순(좌, 우)의 바깥 부위 중앙에 벌침을 각각 1방씩 2방 놓는다. 벌침을 놓고 침을 빨리(놓자마자) 뽑는다.

이미 신체가 벌침에 완전히 적응이 된 이후라서 그다지 붓지 않을 수 있으나 때로는 많이 붓는 이들도 있다. 하지만 모두 걱정할 필요가 없다. 시간이 지나면 부기가 빠질 것이고 붓지 않은 이들도 벌침에 적응이 되어 신체가 살아나면 붓는 경우가 있으며 그 또한 시간이 지나면 사라질 것이다. 후끈거리는 느낌이 그다지 나쁘지 않다. 얼굴까지 열이 나는 느낌이다.

6) 여섯째 날

- 다섯째 날 벌침 맞고 48시간 정도 지나서 벌침을 첫째 날, 둘째 날, 셋째 날 맞은 부위에 각각 1방씩 3방 놓는다. 침을 빨리(놓자마자) 뽑는다.

처음 벌침을 맞을 때보다 따가움의 강도가 약해지는 느낌이 든다. 많이 붓더라도 시간이 지나면 부기가 빠지니 걱정할 필요 없다. 남성이나 여성이나 성기에 벌침을 즐기는 것은 질병예방이 목적이다. 객기를 부려서도 안 되며 욕심 부리지 말고 적당히 자신의 몸 상태를 고려하여 느긋하게 즐긴다면 나쁜 질병들의 발병을 막을 수 있을 것이다.

003 _ 부수적인 것

여성과 남성의 성기구조를 비교해 보면 재미있는 사실을 알 수 있다. 남성의 귀두에 상응하는 것이 여성의 음핵(클리토리스)이고, 남성이 포경수술 전에 귀두를 덮고 있는 표피에 상당하는 것이 음핵(클리토리스)을 덮고 있는 표피와 소음순일 수 있다. 남성들이 성기에 벌침을 즐길 때 절대로 귀두에 즐기지 않는 것처럼 여성들도 벌침을 음핵(클리토리스)에 직접 맞아서는 안 된다. 남성이 질병예방을 위하여 성기에 벌침을 즐길 때 성기보정 효과를 얻는 것처럼 여성도 음핵(클리토리스)을 덮고 있는 표피에 벌침을 즐긴다면 굳은살 같은 것이 생기게 되어 성기보정 효과를 볼 수 있다. 조그만 굳은살 같은 것이(실리콘을 넣은 것처럼) 볼록하게 생기므로 섹스 할 때 마찰로 인하여 그것이 음핵(클리토리스)을 자극하게 되어 쉽게 오르가즘에 도달하게 되니 불감증 예방에 도움이 된다. 여성이 성기에 벌침 적응 훈련을 하여 벌침을 즐기려는 것은 어디까지나 부인병 예방을 위한 것이지 성기보정 목적이 아니라는 것을 명심해야 한다. 부인병 예방을 위하여 특정 부위에 벌침을 즐기다보면 부수적으로 성기보정 효과를 보게 되는 것이다. 특히 성기에 벌침으로 욕심을 부리는 어리석은 사람들이 절대로 있어서는 안 될 것이다. 지나치면 모자람만 못한 것이 세상일이기 때문이다.

3장

진정한 벌침 마니아

❶ 꿀벌을 핀셋으로 잡을 때 왼손 엄지손가락 손톱을 활용하여(왼손 잡이는 오른손 엄지손가락) 정확하게 꿀벌을 잡는다. 곤충 채집용 플라스틱 통이나 벌침용 꿀벌을 구입할 때 사용하는 꿀벌 보관용 플라스틱 통을 양파 포장용 망 같은 것으로 만든 잠자리채 속에 넣고 뚜껑을 열어서 꿀벌들이 나올 때 잡는다. 오른손으로 핀셋을 잡고 잠자리채 속으로 집어넣으면서 왼손으로는 잠자리채 밖에서 잡으려는 꿀벌이 있는 부위를 살짝 눌러 꿀벌이 움직이지 못하게 한 후에 잡으면 된다. 오른손으로 핀셋을 이용하여 잡은 꿀벌을 꺼내어 왼손의 엄지손톱 부위에 꿀벌의 꽁무니(침이 있는 부위)를 향하게 하여 확실히 꿀벌을 잡으면(머리와 몸통이 핀셋을 잡은 사람의 어깨 방향으로 향하도록) 특정 부위에 오차 없이 벌침을 놓을 수 있다. 특히 얼굴, 성기에 맞을 땐 꿀벌을 확실하고 정확하게 잡는다.

❷ 오른손으로 핀셋을 이용하여 꿀벌을 잡아 벌침을 놓고 왼손의 엄지손가락과 검지을 이용하여 침을 빨리(놓자마자) 뽑으면서(잘 잡히지 않을 땐 검지 손톱으로 긁어서 뺌) 동시에 오른손에 힘을 주어 핀셋의 손잡이를 눌러 벌침을 놓은 꿀벌을 죽이면 편리하다. 벌침을 놓기 전에 미리 휴지 한두 장 꺼내 놓았다가 죽은 꿀벌의 시체를 싸서 버리면 된다.

❸ 벌침 마니아가 벌침 마릿수(1회에 맞는 벌침 마릿수)를 늘리면서 벌침을 즐기려면 벌침 맞는 시간 간격을 늘려야 한다. 일반적으로 10분에 벌침 10방을 맞는 벌침 마니아라면 벌침 마릿수를 늘릴 때

는 30분에 15방을 맞아야 한다. 즉 벌침 맞는 속도를 분당 1방에서 2분당 1방으로 늘리면서 전체 마릿수를 조금씩 늘려야 하는 것이다. 이와 같이 하는 것은 소주 3잔을 10분에 마시는 것보다는 20분에 4잔을 마시는 것이 신체에 부담을 줄여 주는 것과 같은 이치이다.

④ 벌침을 맞고 침을 빨리(놓자마자) 뽑는 것은 벌침 맞은 부위에 작은 흔적이 생기는 것을 예방할 수 있다. 꿀벌에서 빠진 벌침이 피부와 접촉하는 시간이 길어지고 면적이 넓어지게 되면 흔적이 만들어질 가능성이 높게 된다. 좁쌀만 한 화농이 생길 수 있다. 그리고 벌침을 늦게 뽑으면 쓸데없는 고통을 당하는 것이다. 꽈배기처럼 몸을 뒤틀면서 침을 빨리 뽑지 않는 것은 어리석은 짓이다. 차라리 벌침을 빨리 뽑으면서 한 방 더 즐기는 것이 현명한 벌침 마니아다. 자연에 넘치는 것이 꿀벌이다. 다만 성기에 벌침을 즐길 때(남성) 벌침을 꽂아 놓는 경우도 있으나(성기도 아프면 빨리 뽑아야 함) 빨리 침을 뽑으면서 괜한 고문당하지 않는 것도 좋다.

⑤ 질병치료가 목적이 아니라면 벌침에 절대로 욕심을 부리지 않는다. 그렇지만 질병에 걸려 고생하는 벌침 마니아라면 질병퇴치를 위해서 열심히 꾸준하게 벌침을 맞아야 한다. 하지만 과하면 모자람만 못하다는 진리를 잊어서는 안 될 것이다.

⑥ 벌침을 맞을 때 절대로 객기를 부리지 않는다. 가령 1회에 벌침을 50여방 즐길 수 있는 신체조건을 가졌더라도 특별한 경우가 아니라면 1회에 20여방 정도로 즐긴다. 다른 사람을 위해서 꿀벌을 양

보하는 것도 미덕이고 이미 면역력이 강하게 되었기 때문에 욕심 부릴 필요가 없는 것이다.

❼ 벌침 마니아들은 매일 맞는 벌침 맛보다는 쉬었다가 즐기는 벌침 맛이 훨씬 더 좋다는 것을 깨우친 사람들이다. 목마를 때 마시는 물 한 모금의 맛이 세상에서 가장 맛있는 음식이라는 것을 알고 있기 때문이다.

❽ 아픈 사람을 보면 벌침 마니아들은 무조건 벌침을 가르쳐 준다. 벌침의 효능을 확신하고 살기 때문이다. 머뭇거리는 사람은 아직 벌침 마니아가 완성되지 않은 사람이다.

❾ 벌침 마니아들은 호들갑을 떨지 않는다. 벌침은 해롭지도 무섭지도 않고 오로지 이롭기만 한 것이라는 것을 믿기 때문이다.

❿ 진정한 벌침 마니아들은 벌침을 무조건 누구나 쉽게 즐길 수 있도록 대중화되어야 한다고 믿는다. 그러면 많은 사람들이 양봉을 벌침용 꿀벌을 키우는 것으로 전환하여 세상에 꿀벌이 넘쳐날 것이다. 벌침 마니아들이 폭발적으로 늘어나야만 하는 이유이다. 너도 나도 벌침을 즐기는 세상이 되면 아픈 사람도 줄어들 것이고 혼자서 벌침을 즐기기 어려운 혈자리(목, 머리, 허리, 등, 어깨)에 서로 벌침을 놓아줄 수 있어서 좋다.